현대 건강 백과 5

難治病 早期發見과
난 치 병 조 기 발 견

豫防 治療法
예 방 치 료 법

황 종 찬 지음

(보건학 박사 · 전 서울대 교수)

각종 암·심장병·뇌졸중·에이즈·기타 불치병

일찍 발견하면 완치할 수 있다!

太乙出版社

☐ 책머리에

무슨 일이 있어도
'죽음의 병'만은 피해가자

건강하게 오래 사는 것만큼 행복한 삶이 또 있을까?

죽음에 대한 공포를 느끼지 않고 자신의 일생을 마감할 수 있다는 것, 그것만큼 축복받은 인생은 더 없을 것이다.

'건강'이야말로 '행복의 대명사'라는 말은 정말 적절한 명훈(銘訓)임에 틀림없다.

이 세상에는 여러 종류의 불행이 우리의 인생을 가로막고 있다. 그 중에서도 병고(病苦)에 시달리는 불행만큼 가슴 아픈 상처도 없을 것이다. 한 번 건강을 잃어본 적이 있는 사람이라면 그 어떤 악몽보다도 빨리 떨쳐 버리고 싶은 악성(惡性) 불행이 바로 질병의 늪에 빠지는 것이 아닌가 싶다.

이와 같이 질병의 고통은 우리의 삶에 있어서 어두운 그림자로 예고없이 찾아오는 불청객이다.

그 불청객 중에서도 다시 오지 못할 인생의 강을 건너가게 만드는 '죽음의 병'이라는 공포의 질병에 걸리는 것만큼 섬뜩한 일도 없을 것이다. '백약이 무효'라는 말도 있거니와 어떠한 대가로도 환원받을 수 없는 고귀한 삶에 대한 단절은 일순간에 세상의 모든 것을 앗아가 버린다. 그 허무하고도 아찔한 경험을 피해가기 위해서는 어떻게 해야 하는가?

인생의 여정에서 행복의 부피를 덜어가고 고통의 무게를 더해 주는 그 공포의 질병으로부터 벗어나는 길은 없을까?

무슨 일이 있어도 '죽음의 병' 만큼은 피해가야 한다.

이 책은 바로 이러한 취지에서 기획되고 집필되어졌다. 무슨 일이 있어도 '죽음의 병'만큼은 피해가야 한다. 그 고통과 공포의 시간으로부터 탈출하여 건강한 인생을 보장받기 위해서는 이 책에서 강조하고 있는 '예방 의학'의 지표를 신속히 좇아야 한다.

'죽음의 병'을 피해가기 위해서는 무엇보다도 '어떠한 징후'에 민감하게 반응해야 한다. 초기에 제압하지 못하면 일단 난치병이 되거나 귀중한 생명을 잃는다는 두려움 앞에 직면하게 된다. 이 책에서는 최소한 '생명은 건질 수 있는' 그 '징후'에 대해서 상세하게 설명한다.

한 번 걸리면 생사(生死)를 장담할 수 없는 그 공포의 질병들은 현재 크게 4가지로 분류할 수가 있다. 이 책에서 각 장(章)으로 나누고 있는 바, 각종 암(癌), 뇌졸중(腦卒中), 심장병(心臟病), 에이즈(AIDS)가 바로 그것이다.

일상 생활에서 얼핏 나타났다가 사라지는 증상이나 다소 느낌이 이상한 정도의 깃털같은 징후의 이면에는 의외로 거대한 공포의 몸체(죽음의 병)가 도사리고 있을 가능성도 배제할 수 없다.

따라서 '확실한 증상' 뿐만 아니라 '미미한 징후'에도 예의 주시하고 신속하게 대응할 수 있는 평소의 건강 관리 체제가 정립되어야 할 것이다.

그 중의 한 좋은 예는 '정기 검진'이다. 흔히 건강 진단(검진)은 몸에 이상 징후나 증상이 발견되었을 때 실시하는 것으로 잘못 인식하고 있는 사람들이 많다. 그러나 어떠한 증상이 나타났을 때는 이미 늦는 경우가 많다.

치료는 초기에 하지 않으면 효과가 없고, 예방만이 죽음의 병으로부터 신변 안전을 보장받는 확실한 생명 카드이다.

그 방법은 바로 건강할 때 수시로 검진(건강 진단)을 받아 체크하고 이상 유무를 확인하는 일이다. 이것만이 가장 확실하게 당신의 인생을 지켜주고 미래를 보장해 주는 행복의 패스포트이다.

이 책에서는 바로 그 방법을 가르쳐 주고, 당신에게 어느 날 불쑥 찾아올 지도 모르는 공포의 불청객을 물리칠 수 있는 비책을 알려 준다.

첫장부터 꼼꼼히 읽어보고, 당신의 증상과 일치하는 점이 없는지, 의심가는 구석은 없는지, 수시로 살펴볼 일이다.

무릇 생명의 소중함 만큼이나 이 책은 당신에게 행복을 안겨주는 메신저 역할을 할지도 모른다. 아무튼 꼭 그렇게 되었으면 하는 바램 간절하다.

어느 이른 봄날 아침
청량리 홍능 寒爐書堂에서
지은이 씀.

* 차 례 *

28

제2장 심장병(心臟病)을 이겨내는 지혜

♣ 부정맥(不整脈)의 예방과 치료·····················250

제3장 뇌졸중(腦卒中)을 극복하는 지혜

♣ 뇌혈관성 치매(腦血管性痴呆)의 예방과 치료 ···326

제4장 에이즈(AIDS)를 피해가는 지혜

♣ 에이즈(AIDS)의 예방과 치료

제5장　일반적인 질병의 초기 자각증상과 진단

♣ 자각(自覺)증상을 빨리 아는 것, 건강을 위한
　기본 의학상식으로서 중요 ·····················356

♣ 만병의 근원이 되는 내과질환의 대표 증상 ·········· 427

제1장

암(癌)을
다스리는 지혜

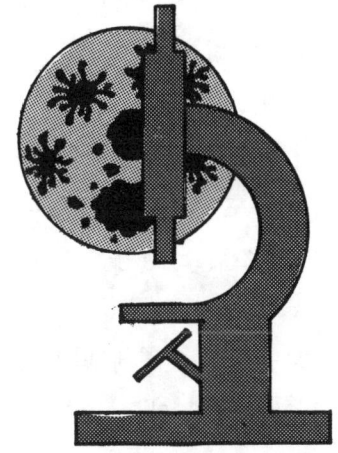

위암(胃癌)의 예방과 치료

◢ 위암은 사망률이 가장 높다

위암은 우리나라를 비롯한 아시아 지역에서 전후 줄곧 가장 사망자 수가 많이 차지하고 있다. 위암에 의한 사망자는 해마다 그 수가 늘고 있다.

생활이 서구화되어가고 있는 우리나라에서는 이윽고 미국같이 다소 격감할 것이라는 예측도 최근까지 있었다.

그러나 아직 사망은 별로 감소 경향을 보이지 않고 있다. 오히려 그 수는 늘고 있는 것이다.

위암의 발생 빈도, 사망률은 연령에 따라서 큰 차이를 나타낸다. 그 사망률은 중년 이후, 남녀에 분명한 차이를 보이고 있다. 어째서 이 경우, 그렇게 남녀차를 볼 수 있는지 잘 모르고 있지만, 우선은 식사나 기호품의 차이 등도 포함한 라이프 스타일의 차이 등이 영향을 미치고 있을 가능성이 있는 것으로 추정되고 있다.

어쨌든 40대가 되면 충분히 주의해야 한다.

'위암은 초기에 발견하면 괜찮다'라고 의사들은 말하고 있다. 그럼, 초기 위암이란 대체 무엇일까?

위벽은 그 표면상 ㄱ) 점막, ㄴ) 점막 하층, ㄷ) 고유 근층, ㄹ) 장막 —이라는 구조로 되어 있다.

암은 보통 점막 표면(粘膜表面)에 발생해서 점점 아래쪽으로 침투해 가는데, 그 점막이나 점막 하층(粘膜下層)에 머물러 있는 경우, '초기 위암'이라고 부른다.

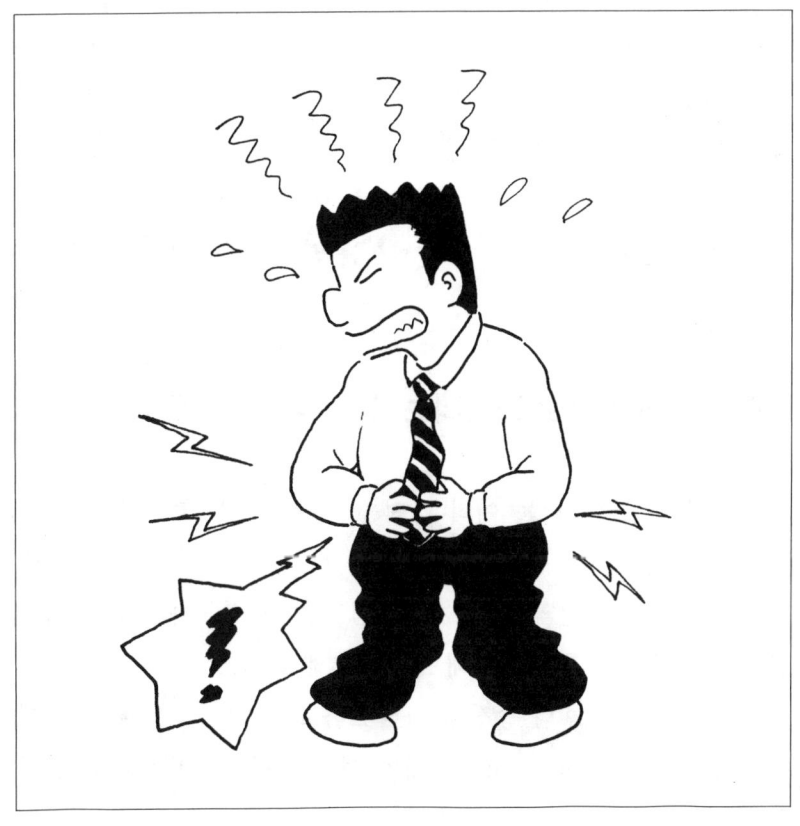

그것이 고유 근층(固有筋層)이나 장막(獎膜)에 이르면 '진행 위암'으로 판정된다.

더구나 위에 생기는 폴립(polyp ; 융기성 병변)은 언뜻 암과 흡사하다.

하지만 폴립이 암이 되는 경우는 매우 드물기 때문에 무턱대고 걱정할 필요는 없다.

또한 위궤양과 위암도 전혀 다른 병이지만, 암 부분이 궤양처럼 보이는 경우는 있다.

내시경을 사용한 기술·손기술이 발달한 오늘날 위암의 치료법도 크게 변화했다. 초기 위암을 내시경을 이용해서 절제(切除)·적출(摘出)하는 방법이 적극적으로 이용되고 있다. 이 초기의 경우, 현재는 약 반수의 증례에서 그와 같은 내시경 치료가 이루어지고 있다.

그 밖의 초기 진행 위암에 대해서는 외과적인 절제가 이루어진다.

■ 위암의 징후로 나타나는 주요 특징과 포인트

위암의 증상으로서는 여러 가지를 볼 수 있다. 그러나 초기 증상에 있어서는 자각 증상은 별로 없다.

그런 의미에서 적극적으로 진단 검진을 받거나 아주 작은 자각 증상도 간과하지 않는다는 태도가 중요해 진다.

또한 위암의 징후나 증상이 나타났다고 해도 그것은 위 주변에 집중하는 것이 아니고, 소화기계의 여러 부위에 나타난다라는 사실을 알아 두는 것이 현명하다.

즉, 목구멍 속에서부터 하복부에 걸쳐 모든 부위에서 증상이 나타날 가능성이 있다.

그것은 한 마디로 통증과 같은 것이라고는 할 수 없는 뭔지 모를 불쾌감이 느껴진다라는 점에 주의하자.

그리고 소화기계 병변의 결과로서 배설물(변)에까지 변화가 나타난다.

그 외, 소화기계와는 달리 목이나 겨드랑이 밑이 붓는 듯한 경우도 있다.

더구나 어느 정도 진행한 위암에서는 이른 바 '명치'의 통증, 위 주변이 켕기는 듯한 느낌, 식욕 부진, 설사 등을 볼 수 있는 경우가 있다.

■ 위암의 중요 징후와 증상에는 어떤 것들이 있는가

(1) 온 몸에 걸쳐서 나타나는 위암의 징후와 증상

① 체중이 줄어드는 것 같다

소화기계에 암이 발생하면 식욕이 떨어지거나 영양의 흡수 장해 등이 일어나는 경우가 있다.

이 때문에 조금씩 조금씩 체중이 줄어드는 경우가 왕왕 있다. 특히 중장년이나 노인 중에서 특별한 이유가 없는데도 불구하고 체중이 줄어드는 경우, 경험이 풍부한 의사라면 우선 암을 의심하고 검사를 한다.

② 식욕이 없다

위암에 의한 구역질이나 위의 트릿함 등 때문에, 혹은 입맛의 기호가 변하거나 했기 때문에 나타나는 증상이다.

이것은 암이 진행해야 비로소 나타나는 경우도 적지 않다.

③ 쉽게 피로하다

암은 온몸에 걸쳐서 여러 가지 영향을 미친다. 소화기계에 암이 발생했을 경우, 특히 영양 흡수 장해 등으로 쉽게 피로해진다.

④ 구역질(구토)이 난다

어느 정도 진행해서 소화기계에 분명히 장해를 볼 수 있게 되었을 경우에 나타나기 쉬운 증상이다. 단, 초기 위암에도 이 증상은 나타나는 경우가 있다.

⑤ 토사물 속에 피 또는 검붉은 것이 섞여 있다

위나 식도 등 출혈을 하고 있는 경우를 생각할 수 있다. 그 붉은 것의 색이 선명하면 비교적 새로운 출혈, 그것이 거무스름하면 출혈로부터 어느 정도 시간이 지났다고 생각할 수 있다. 실제 이와 같은 증상이 보여지는 경우는 진행한 위암이나 위궤양을 의심해 보아야 한다.

단, 술을 많이 마신 후에 피를 토한 것 같은 경우, 이것은 암이 아니라 '말로리와이즈'라고 불리는 것이라고 생각할 수 있다.

⑥ 피부가 노르스름(황달)해졌다

여러 가지 질병 중에서도 전이하기 쉬운 것 중의 하나가 암이다. 그 전이하기 쉬운 부위의 하나가 간장으로, 이 경우에는 황달이 나타는 경우가 많다.

⑦ 피부가 검어졌다

부신에 전이하면 이번은 직접적으로는 부신 호르몬의 영향으로 피부색이 검어지거나 한다.

특히 목줄기, 겨드랑이 밑 등의 피부에 색의 변화가 나타나기 쉽다.

또한 그 검어진 부위가 사마귀처럼 부풀어 오르거나 하는 경우도 있다.

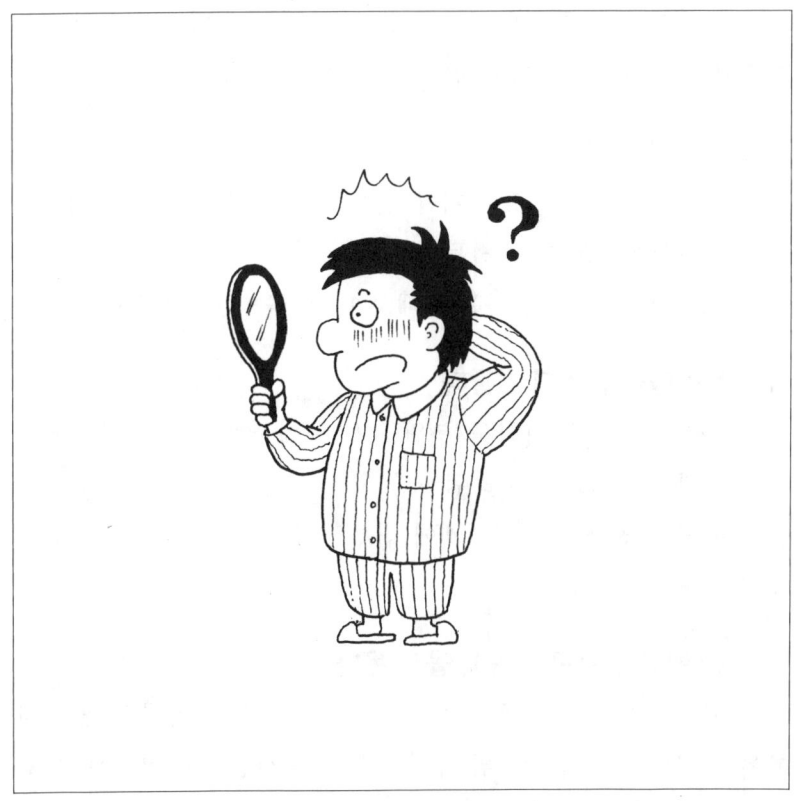

(2) 몸의 일부에 부분적으로 나타나는 위암의 징후와 증상

① 트림이 나온다

트림은 초기 위암, 진행 위암 모두에 볼 수 있는 증상이다. 배가 팽팽한 듯한 경우 흔히 나타난다.

단, 이것은 특유의 증상이 아니라 다른 소화기계 병의 경우에서도 자주 볼 수 있다.

② 딸꾹질이 난다

암에 의한 위·복부의 변화가 횡경막을 자극하면 딸꾹질이 나는 경우가 있다. 따라서 그와같은 경우, 진행 위암일 가능성도 있다.

③ 구취가 난다

진행해서 면역력이 떨어지면 입에 가까운 부분에서도 감염이 일어나 고름이 고이거나 하는 경우가 있다.

그 고름이 구취(口臭)라는 형태로 나타나는 경우가 있다.

④ 음식물을 삼키기 힘들다

위에서의 식도에 가까운 부위(분문부)에 암이 발생했을 경우, 주로 음식물을 삼키기 어려워진다.

또한 암이 진행해서 신경계에 침투하거나 하면, 삼킨다는 행위 자체가 어려워진다.

⑤ 신 액체가 목구멍 속에 올라 온다

신 액체의 정체는 위액(위산)이다. 암으로 인해 위의 활동이 저하하기 때문에 음식물이 위 속에 머무르는 시간이 길어져서, 트림과 함께 위액이 목구멍까지 역류해 오거나 한다. 또한, 암 자체의 자극으로 인해 위산 분비가 활발해지는 경우도 있다.

⑥ 목죽지에 멍울(임파절 부종)이 생긴다

신체 중에서는 '제조의 혈관'이라고도 비유되는 형태로 임파관이 네트워크를 형성하고 있어, 면역 기구로서 중요한 역할을 하고 있다. 위 주변에는 임파관이 풍부하게 지나고 있기 때문에, 이것을 주축으로 위암이 임파관(임파선)에 전이하는 경우가 드물지 않다.

⑦ 가슴이 쓰리다

앞서 말한 '트림'과 마찬가지로 초기 위암, 진행 위암 모두에 볼 수 있다.

덧붙이자면 '가슴 쓰림'이란 말 보드라운 살갗에 고추 가루를 뿌려 놓은 듯한 느낌을 말한다.

이 메커니즘은 가슴 부위에 위치해 있는 식도로 위산(위액)이 올라와서, 그 산에 의해 가슴 부분이 자극받는다는 것이다.

⑧ 명치(상복부, 위 주변)가 아프다

초기 위암에서는 상복부의 통증이 가장 자주 나타나는 증상으로 약 반수의 증례에서 보여지고 있다.

단, 이것도 위암 특유의 통증은 아니다. 여러 가지 소화기 질환, 더욱이는 협심증이나 심근 경색에서도 그와 같은 통증이 나타난다.

⑨ 공복시 또는 식후에 위가 아프다

항상 위 주변이 아프다고는 할 수 없다. 음식물의 자극으로 인해 아프거나 하는 한편, 그와 같은 자극이 사라졌을 때에 통증을 자각하는 경우도 있다.

더구나, 위궤양의 경우는 보통 식후에 통증이 발생한다. 따라서 이 병변의 경우 공복시의 통증에 특히 주의하는 편이 좋을 것이다. 식후가 아닌 공복시에 통증이 나타나면 곧 병원에 가보자.

⑩ 배가 평평한 듯한 느낌이다

초기에 볼 수 있지만, 진행 위암에서 왕왕 많이 나타나는 증상이다.

암 그 자체를 자각하고 있는 경우, 또는 위암에 의한 트림(앞에서 설명)이 나오기 시작하는 경우 등을 생각할 수 있다.

⑪ 위 주변이 기분 나쁘거나 답답하다

이것도 진행 위암에서 자주 나타난다. 어느 정도 커진 암에 의한 직접적인 증상이라고 생각할 수 있다.

⑫ 배에 혹같은 덩어리가 생겨 있다

위 등 소화기의 암이 상당히 커져 있거나, 혹은 복막 등에 전이한 경우를 생각할 수 있다.

어쨌든 진행암일 가능성이 높으므로 당장에라도 의사의 진찰을 받도록 해야 한다.

⑬ 등이나 등뼈가 아프다

통증은 상복부를 중심으로 여러 부위에 나타난다. 이 때문에 그 통증을 등쪽에서 느낄 가능성도 있다. 또 한 가지 주의하기 바라는 점은 위암은 척추에도 전이하기 쉽다는 사실이다.

이것이 원인으로 등이나 등뼈가 아픈 경우가 있다.

⑭ 변비가 심해졌다

주로 진행 위암에서 볼 수 있는 증상이다. 암이 얼마 간의 형태로 장을 자극하고 있는 경우, 혹은 장이 암에 침윤으로 인해 좁아져 있는 경우 등을 생각해 볼 수 있다.

⑮ 설사를 한다

초기 진행 위암에서 비교적 자주 나타나는 증상이다.

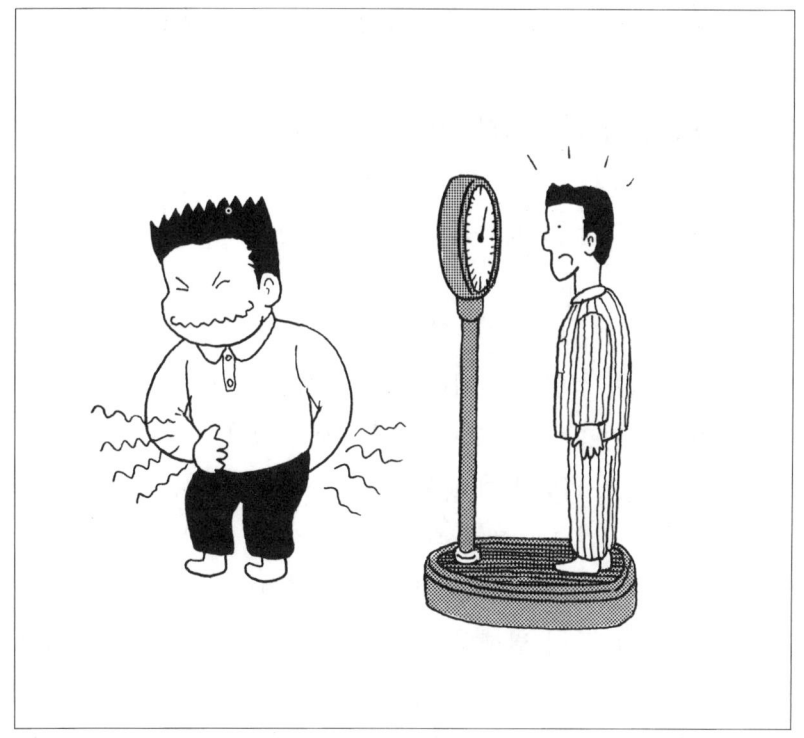

그렇지만 설사는 평소에도 자주 볼 수 있는 증상이므로, 예를 들어 체중 감소나 복통이 있다고 하는 것처럼, 다른 증상도 같이 나타나고 있지 않은지 주의하자.

⑯ 검붉게 반짝이는 콜타르같은 변이나 검은 변이 나온다

변이 그와 같은 색을 띠는 것은 소화관 암이나 궤양으로부터 출혈이 있기 때문이다. 출혈량이 많고 더구나 장액이 변에 섞이면 검붉게 반짝이는 콜타르와 같은 변이 나온다.

또한 일반적으로는 변의 색이 거무스름할수록 항문으로부터 먼 부위(상부 소화관)에서의 출혈로 생각할 수 있다. 따라서 위암이라는 관점에서는 오히려 검은 변에 주의할 필요가 있다.

◼ 위암의 징후를 일찍 발견하는 법

(1) 공적인 위암 검진을 꼭 받자

우선, 국가의 의료 보험 사업으로서 각종 검진이 이루어지고 있음을 알아 두자. 성인병 퇴치라는 명분 때문에, 검진 대상은 주로 장년층이나 노인층을 대상으로 이루어지고 있다.

하지만 실제로 위암에 대해서는 40세 이상을 무료 검진 대상으로 하고 있다. 절대 노인만을 대상으로 하고 있지 않다.

그것을 실시하는 곳은 의료 보험 지정 병원이나 보건소 등이다. 지방 자치 단체 등이 발행하고 있는 홍보지 등을 주의해서 보고 있으면 이런 종류의 검진 안내가 자주 나온다.

그 국가적인 사업으로서의 위암 검진은 1차 검진으로서 보통은 문진과 위의 X선 검사(간접 촬영)를 실시하고 있다. 물론 그것만으로 암 여부를 진단하는 것은 아니다. 다른 위 질환도 포함해서 의심스러운 경우를 픽업하기 위한 것(스크리닝)이다. 정밀 검사를 필요로 하는 사람(재검진 요청)은 2차 검진을 받게 된다.

여기서는 위의 직접 촬영, X선 투시, 내시경을 사용한 검사 등이 이루어진다. 이 2차 검진에서 비로소 위암의 여부를 진단 받는다.

90년대 초에는 위암 검진을 받은 사람은 4백여 만 명으로 이 것은 40세 이상의 검진 대상의 10%가 넘는 숫자이다. 이 수진률 은 매년 10% 남짓한 범위로 늘어가고 있다.

또한 그 10% 남짓한 사람들의 면면이 고정화되고 있다. 그런 만큼 보다 많은 사람들의 수진이 바람직하다.

그런데 그 수진자 중 15% 정도가 재검진 요청자가 되었다.

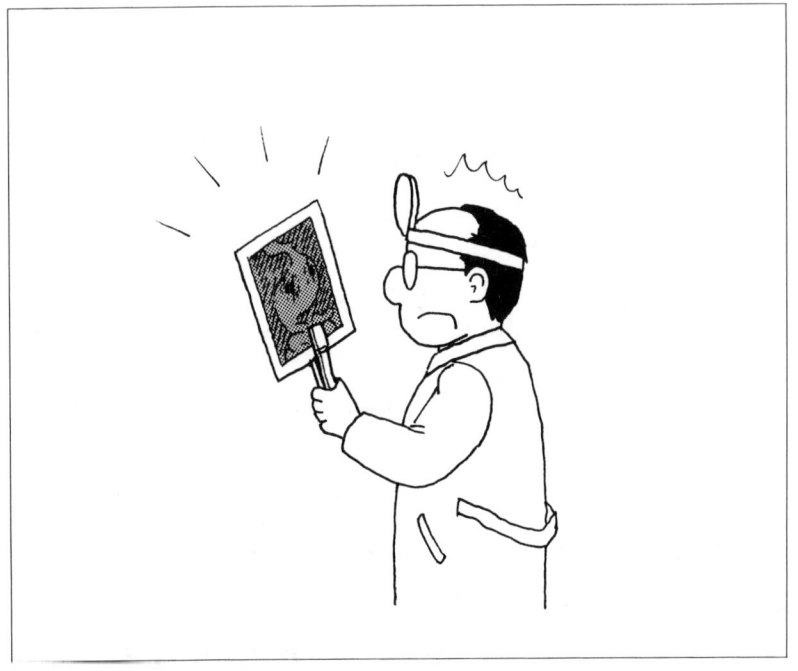

예를들면 X선 필름상으로 뭔가 이상하다고도 생각되는 그림 자가 발견된 것이다. 재검진 요청자 중 약 오천여 명이 암이라는 진단을 받았다. 위암 검진의 전 수진자를 기준으로 한다면, 발견 률은 0.14% 정도가 된다.

덧붙이자면 예년, 검진에서 발견되는 암의 약 반수가 초기 위

암이다. 이 사람들의 대다수는 이 암에 의한 죽음을 면할 수가
있을 것이다.

(2) 직장 등의 단체 검진에서는 반드시 위 검사를 받자

초기 발견을 위해서는 직장 등에서의 단체 검진을 적극적으로
활용하는 것도 좋은 방법이다.

직장의 단체 검진에서는 보통 반드시 위를 포함한 상부 소화
관 검사가 있다. 그 방법은 앞에서 말한 집단 검사의 2차 검사에
상당하는 것으로 즉, 직접 X선 투시나 내시경 검사 등이 중심이
다.

덧붙이자면 최근 직장 의료 보험 등을 통한 단체 검진의 이용
은 연간 400여만 명을 웃돌고 있는 것으로 추정되고 있다.

(3) 펩시노겐 검사의 기회가 있으면 적극적으로 받아 보자

최근 직장에서의 검진이나 집단 검진 관계자 사이에서 초기
위암을 발견하는 방법으로서, 혈청 펩시노겐법(혈청 펩시노겐 검
사)이 주목받고 있다.

이것은 일본에서 개발한 것으로 채취할 소량의 혈관으로부터
암의 위험이 있는 사람을 발견할 수가 있다.

즉, 위암 스크리닝에 사용할 수도 있는 검사이다.

펩시노겐은 단백질을 소화하기 위한 효소인 펩신의 원료가 되
는 물질로, 그 대부분은 위점막에 존재하지만, 혈액 속에도 조금
순환하고 있다.

따라서 혈중 펩시노겐의 양을 측정함으로써 위점막의 상태도 추측할 수가 있다. 예를 들어 위점막의 위축이 많을 경우, 혈중 펩시노겐의 양은 줄어들어 있다.

그와 같이 위점막이 위축한 상태, 위축성 위염에서는 점막에 암 세포가 정착하기 쉬워 위암을 일으키기 쉽다고 생각되고 있다.

사실, 암 환자의 대부분은 위축성 위염을 일으키고 있다. 위암의 위험성이 있는 위축성 위염, 혹은 이미 위암을 일으키고 있을 가능성도 있는 위축성 위염을 혈액 중 펩시노겐의 측정으로서 발견하려는 것이 혈청 펩시노겐 검사의 목적이다.

그 실제 검사에서는 펩시노겐을 Ⅰ, Ⅱ라는 타입으로 나누어서 각각의 양(量)과 비(比) 등으로부터 판정하고 있다.

물론, 그 검사에서 양성 판정을 받아도 이것은 위점막에 위축이 있는 것 같다, 위암이 될 가능성이 비교적 높다고 하는 것을 의미하고 있을 뿐이다.

양성이 곧 위암이라는 진단은 아니다. 어디까지나 스크리닝으로서 위치가 정해지는 것이다. 보통 그 다음에 X선 검사, 내시경 검사 등을 통해서 최종적인 판정을 내리게 된다.

덧붙이자면, 혈청 펩시노겐법에 의한 위암의 발견률은 종래의 위 집단 검진과 거의 비슷한 성도이다.

그렇다면 종래와 같은 간접 X선 촬영에 의한 검사로 충분하지 않겠느냐는 의견이 나올지도 모른다.

하지만 예를 들어 임신한 여성, 임신 가능성이 있는 여성의 경우, 태아에게 끼치는 영향을 피하는 의미에서 X선 검사는 하지 않는 것이 보통이다.

한편, 혈청 펩시노겐법이라면 그와 같은 여성이라도 스크리닝을 문제없이 할 수 있다. 이 검사에서 양성이라면 다음은 내시경 검사만 하면 된다. 또 한 가지 중요한 점은 스크리닝으로서의 X선 검사와 혈청 펩시노겐 검사에서는 발견되는 암의 타입이 조금 다르다는 사실이 최근 밝혀졌다.

즉, 종래의 방법에 혈청 펩시노겐 검사를 병용하므로써 위암을 간과하는 경우가 적어져서 보다 많은 초기 발견을 할 수 있을 것으로 생각된다.

더구나 최근 혈청 펩시노겐 검사는 기업 수준의 집단 검진이 일부의 인간 독에서 실제로 사용되고 있다.

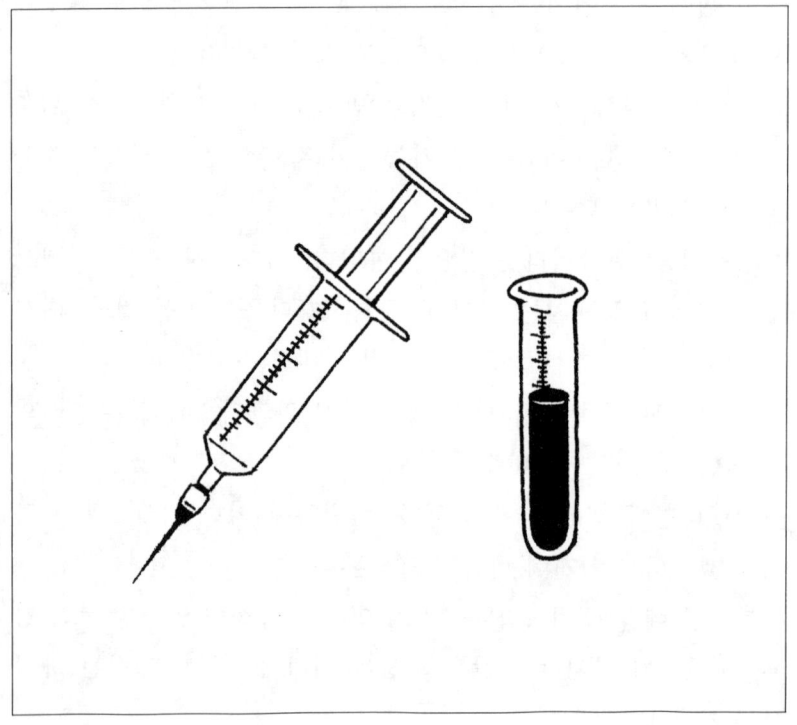

만일 기회가 있으면, 혈청 펩시노겐 검사를 적극적으로 받아도 좋을 것이다.

(4) 임신 검사약을 사용할 때의 지혜

시판되고 있는 임신 검사약은 소변 중의 인간 융모성 성선 자극 호르몬(HCG)을 검출하는 것이다.

임신을 하면 HCG가 소변 속에 자연 나오게 된다. 한편 임신과는 아무 관계없이 위암 등 소화기의 암, 그 외 일부의 암도 HCG를 만드는 경우가 있다.

따라서 여성 중에서 임신 검사약의 사용 결과 양성 판정이 나왔는데도 불구하고, 특별히 짐작이 갈 만한 성교섭이 없었던 것같은 경우, 위암이나 폐암기도 포함해서 암의 가능성도 염두에 두고, 주치의의 진찰을 받아 보기 바란다.

(5) 남성도 임신 검사약을 사용해 볼 필요가 있다

임신 검사약에 대한 얘기가 나온 김에 남성의 암 발견에도 그것을 응용할 수 있다는 사실을 소개할까 한다.

남성의 경우, 임신 검사약으로서 발견 가능성이 가장 큰 것은 고환(정소)의 암(고환 종양, 정소암)이다.

이 고환 종양은 20세부터 40대에 걸친 비교적 젊은 남성에게 많은 것이 특징으로, 그 치료를 위해서 정소(고환)를 적출 하는 경우도 있다.

따라서 남성에게 있어서는 정신적인 피해도 가장 받기 쉬운 암이라는 점도 특징 중의 하나이다.

그만큼 초기 발견이 바람직하지만, 고환에 이상이 있다해도 왠지 의료 기관의 진찰을 받고 싶지 않은 것이 사실이다.

그 고환 종양 중 세이노마라고 불리는 타입의 것은 그 암세포가 HCG를 합성 분비한다.

따라서 남성이 임신 검사약을 사용해서 소변을 검사한 결과 '양성' 반응이 나왔을 경우, 고환 종양의 가능성이 있는 것이다. 실제로 그 세미노마의 약 반수 정도에서 HCG가 양성 반응을 보인다고 생각된다. 따라서 고환이 아프지는 않지만 왠지 커진 느낌이 들거나, 왠지 아래로 잡아당겨지는 듯한 느낌이 들었을 경우, 마침 손 앞에 임신 검사약이 있다면 그것으로 체크해 볼 가치는 충분히 있다.

체크 결과 양성으로 나오면, 부끄러워하지 말고 당장 주치의와 상담해 보아야 한다. 물론 그 검사에서 양성 반응을 보이지 않더라도 앞에서 말한 것 같은 고환의 이상이 조금이라도 계속된다면, 가능한 한 빨리 주치의나 비뇨기과 의사 등을 찾아가 상담하는 것이 바람직하다.

또한 왠지 컨디션이 이상하고 여윈 듯한 남성 중에서 마침 가까이에 임신 검사약이 있다면, 앞에서 말했듯이 위암 등 소화기의 암, 혹은 폐암의 발견 가능성도 포함해서 그것으로 체크해 봐도 좋을 것이다.

양성이라고 나왔을 경우 당장 주치의와 상담해 주기 바란다.

◼ 어떤 사람이 위암에 걸리기 쉬운가

(1) 암 예방을 위한 12개항

이 책의 첫항목이므로 우선 위암을 포함해서 각종 암 전반에 걸친 예방법을 소개해 두기로 하겠다.

암의 근본에는 유전자의 이상이 있다고 생각되고 있다.

바꿔 말하자면 암이란 유전자병인 것이다. 따라서 위암도 포함해서 암 예방법의 기본은 유전자에 이상을 일으키게 하지 않거나 혹은 유전자를 방해하지 않는 것이다.

일상 생활에서 할 수 있는 그 구체적인 방법으로서 세계 각국의 의료 기관이 작성한 '암 예방을 위한 12개항'을 소개한다.

ㄱ) 균형잡힌 영양을 섭취한다.

ㄴ) 매일 변화있는 식생활을 영위한다.

ㄷ) 과식을 피하고, 지방은 되도록 적게 섭취한다.

ㄹ) 술은 적당히, 가급적 줄인다.

ㅁ) 담배는 가능한 한 끊는다. 특히 새로 담배를 피우기 시작하지 않도록 한다.

ㅂ) 음식물에서 적량의 비타민과 섬유질을 많이 섭취한다.

ㅅ) 짠 음식을 적게, 너무 뜨거운 것은 식혀서 먹도록 한다.

ㅇ) 탄 부분의 음식은 피한다.

ㅈ) 곰팡이가 생긴 것은 먹지 않도록 주의한다.

ㅊ) 햇빛을 너무 오래 쬐지 않는다.

ㅋ) 적당히 운동한다.

ㅌ) 몸은 항상 청결하게 유지한다.

이상의 항목은 이미 15년 이전에 작성된 것이지만 현재에도 기

64

본적으로 옳다고 할 수 있는 내용이다.

또한 그 후, 암 예방에 그 중요성이 인정된 사실을 한 가지 더 덧붙이자면 다음의 항이다.

ㅍ) 스트레스를 쌓아두지 말고, 곧 잊어 버리고 유연한 생활을 한다.

(2) 위암에 걸리지 않기 위해서는

① 가족 중에 위암에 걸린 사람이 있다면 보다 주의를

어떤 종류의 위암은 유전적인 요인(가족성)이 있지 않을까 하는 견해도 있다.

더욱이는 부친보다도 모친의 위암 쪽이 자식에게 유전되기 쉽다라는 지적도 있다.

하지만, 그것들에 관해서는 아직 충분한 연구가 이루어지지 않고 있다. 단, 한 가족이라면 식생활도 포함해서 같은 환경에서 생활하고 있었기 때문에 유전이라는 생각을 떠나서도 보다 주의해서 적극적으로 검사를 받는 태도가 바람직하다.

② 흡연은 위암의 위험 인자

흡연자는 비흡연자에 비해서 위암을 일으킬 가능성이 수십 % 정도 높아지는 것으로 추정되고 있다. 흡연 습관이 있는 사람은 폐암 뿐만 아니라 위암에 대해서도 주의가 필요하다.

③ 식염은 위암에 관여하고 있다

식염(너무 짜게 먹는 것)과 위암의 관계가 주목받고 있다. 실제로 해안 지방 등 염분 섭취가 많은 지역에서 위암이 많이 보여지는 경향이 있다. 짠 음식을 좋아하는 사람은 보다 주의하기 바란다.

덧붙이자면, 식염(염화나트륨)은 위 속에서도 이온화되어 전기적인 작용을 한다. 이로 인해 위점막 표면에 존재해서 전기적으로 결합하고 있는 점액 분자가 점착성을 잃고, 점액층에 구멍이 뚫려서 위점막이 직접적으로 화학 물질이나 발암 물질과 접촉하게 되므로 암을 일으킬 위험성이 늘어난다고 생각된다.

④ 위염을 얕보지 말자

위축성 위염은 위암을 일으키기 쉬운 상태라는 사실이 차츰 밝혀지게 되었다. 만성적으로 위의 상태가 안 좋은 사람, 의사로부터 한 번이라도 위염 진단을 받은 사람은 '고작 위염'이라고 생각하지 말고 주의하자.

그것에 관해서 최근 구미를 중심으로 매우 주목받고 있는 것이 위 속에 생식하는 헤리코박터 피로리라는 세균이다.

최근 이 균이 위염이나 위궤양을 일으키는 사실이 거의 확인되었다.

실제 국내에서는 위궤양 환자의 대다수에게 이 헤리코박터 피로리가 발견되었다.

이와 같은 위궤양 환자에 대해서는 보통의 위궤양 치료처럼 산분비 억제제를 이용하는 외에, 제균제를 투여해서 헤리코박터 피로리를 적극적으로 죽인다는 치료법이 특히 유럽이나 미국의 첨단적인 의료 기관에서는 주류를 이루고 있다.

또한 위암 환자에게도 매우 높은 빈도로 위 속에 헤리코박터 피로리가 발견된다.

이 때문에 현재 위암과의 관련이 주목받고 있는 것이다. 그 메

카니즘은 아직 추측 단계를 벗어나지 못하고 있지만, 예를 들어 헤리코박터 피로리가 위 속에서 만들고 있는 암모니아가 원인으로 위염이 일어나고, 그 결과 위암이 일어난다. 혹은 그 암모니아가 알칼리성에 작용하기 때문에 위산이 적어져서 위는 더욱 위산을 많이 분비하게 되기 때문에 위궤양이나 위염을 일으키고, 그 위염이 위암으로 이어진다 ―라는 가설이 있다.

따라서 여기서 앞에 말한 혈청 펩시노겐법의 의의가 새삼 주목받게 되는 것이다.

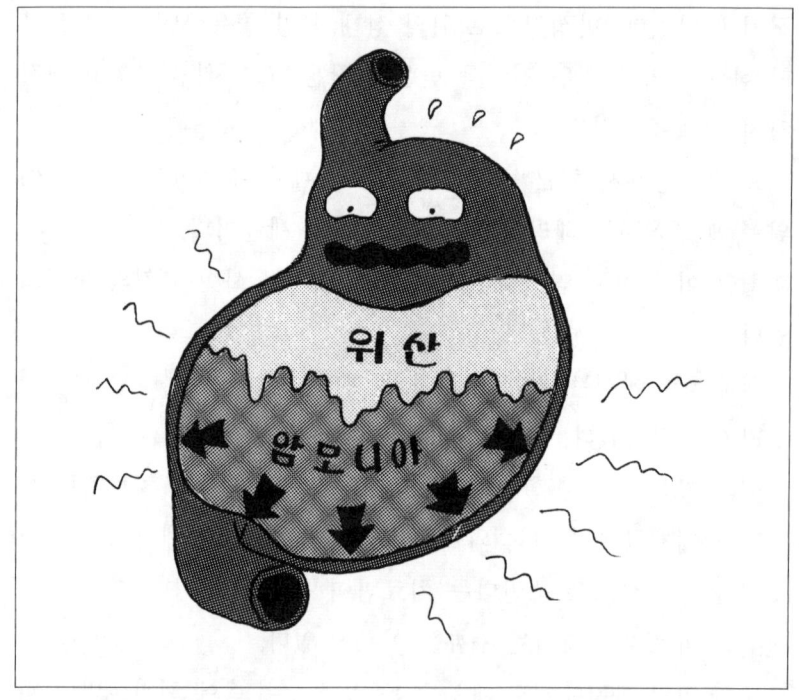

⑤ 금연 · 감염 등으로 위암을 예방하자

앞서 말한 '위암에 걸리기 쉬운 사람'의 생활 습관과 반대로 생활하면 되는 것이다.

　우선 흡연 습관이 있는 사람은 금연이나 흡연량을 줄이도록 한다. 짠 것을 좋아하는 사람은 식사를 가능한 한 싱겁게 하도록 한다.

　이 경우 특히 일시적이라도 진한 염분을 섭취하지 않도록 하는 것도 중요하다. 예를 들어 간장을 듬뿍 묻힌 회나 두부를 한꺼번에 삼키는 듯한 식사습관은 버리는 편이 현명하다.

◢ 위암의 주요 징후

- 체중이 줄어든 것 같다.
- 식욕이 없어졌다.
- 쉽게 피로해졌다.
- 구역질이 난다.
- 토사물 속에 피가 섞여 있다[위험한 상태].
- 토사물이 검붉다[위험한 상태].
- 황달이 나타난다[위험한 상태].
- 목덜미 등의 피부가 검어졌다[위험한 상태].
- 트림이 자주 나오게 되었다.
- 딸꾹질이 자주 나오게 되었다.
- 구취가 나게 되있다.
- 음식물을 삼키기 어려워졌다.
- 신 액체가 목구멍 속에까지 올라오게 되었다.
- 목 죽지에 멍울이 생겼다.
- 특별히 다친 것도 아닌데, 목의 임파절이 부어 있다[위험한 상태].

- 가슴이 쓰리다.
- 명치(상복부, 위 주변)가 아프다.
- 공복시에 위 주변이 아프다.
- 식사를 하면 위 주변이 아프다.
- 배가 팽팽한 듯한 느낌이다.
- 항상 배에 가스가 차 있는 듯한 느낌이다.
- 왠지 위 주변이 기분 나쁘다.
- 위 주변이 답답하다.
- 배에 혹같은 덩어리가 생겨 있다[위험한 상태].
- 등이나 등뼈가 아프다.
- 변비 증세가 심하다.
- 특별히 이상한 음식을 먹은 것도 아닌데, 설사를 하게 되었다.
- 검붉게 반짝이는 콜타르와 같은 변이 나온다[위험한 상태].
- 검은 변이 나오게 되었다.

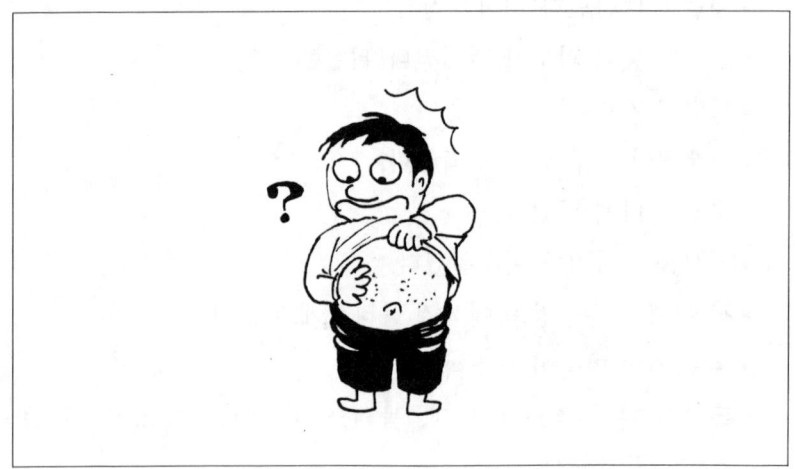

폐암(肺癌)의 예방과 치료

■ 폐암은 남성에게 가장 높은 사망률을 보여 왔다.

폐암(기관, 기관지암 포함)에 의한 사망은 계속 증가해서 '90년 대 초에는 전국적으로 수만 명을 기록하게 되었다.

이것은 암의 사인으로서는 위암 다음으로 많은 숫자이다.

또한 남성의 경우만 본다면, '90년대 초의 시점에서 폐암이 위 암을 앞질러서 암의 사인으로서는 가장 많은 것이 되었다.

동시에 주의할 점은 그 사망률은 40대 후반 정도부터 상승함과 동시에, 여성에 비해 현저하게 남성쪽이 높다는 사실이다.

그 주요 이유로서 흡연을 생각할 수 있다.

폐의 구조를 조금 알아 두자. 우선 입이나 코로 흡입된 공기는 1개의 기관을 통해서 폐로 향한다.

이 기관이 좌우의 폐에 들어가기 위해 좌우에 기관지로서 나뉜 다. 폐에 들어가면 다시 가지 치기를 해서 기관지지(氣管支枝), 세

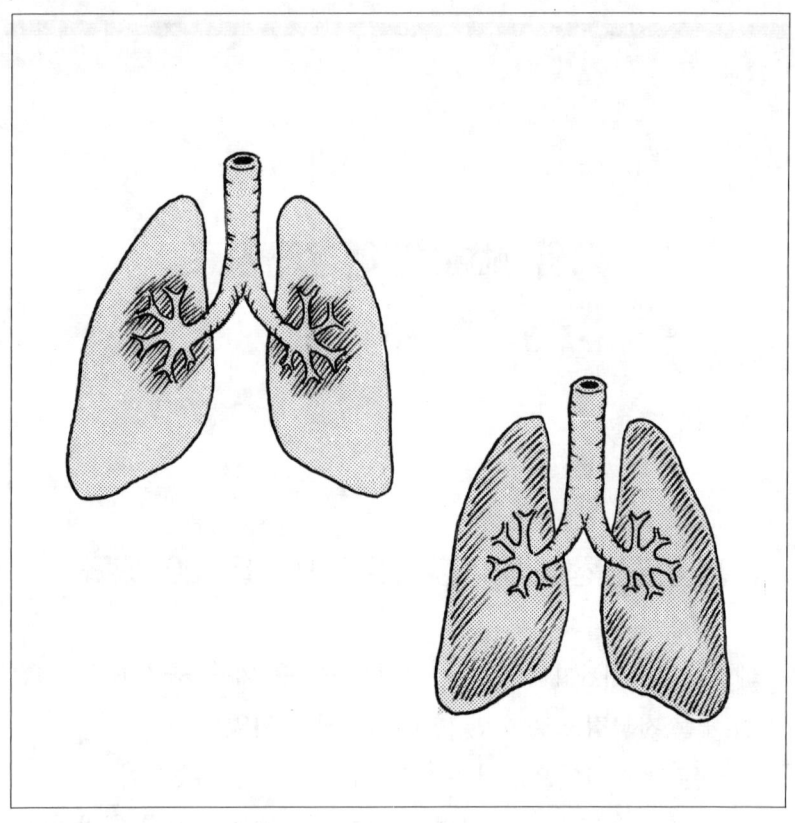

기관지(細氣管支) ─로 나누어진다.

　이 가장 끝에 작은 자루같이 된 폐포(肺胞)가 있다. 그 기관지가 폐에 이른 주변, 즉 폐 입구에 해당하는 부위를 '폐문(肺門)', 그 안쪽을 '폐야(肺野)'라고 부른다.

　폐암은 폐문부암(폐문형)과 폐말초부암(폐야형)으로 크게 두 가지로 나누어진다.

　폐문부암이란 기관지가 가지 치기를 하고 있는 부위 주변까지의 암을 말하며, 그 안쪽에 발생한 암이 폐말초부암(폐야암)이다.

여기서는 폐문부암은 흡연과의 관계가 크고, 또한 폐야보다도 폐문의 암이 더 증상이 쉽게 나타난다라는 사실을 기억해 두자.

◢ 흡연은 폐암의 위험 인자이다

호흡한 공기가 직접 들어가는 폐는 여러 가지 발암 물질에 노출된다.

그 대표적인 것이 흡연일 것이다. 담배 연기 속에는 2백 종류 이상의 발암 물질이 포함되어 있다.

최근 그 중에서도 특히 위험시되고 있는 것이 활성 산소이다.

폐암 치료는 초기에 발견해서 절제하는 것이 기본이다.

그러나 초기 발견이 좀체로 곤란한 만큼 폐암의 실제 치료 성적은 위암 등에 비하면 현저하게 뒤떨어진다.

◢ 폐암의 징후로 나타나는 주요 특징과 포인트

'감기는 만병의 근원'이라는 말이 있는데, 이것을 역으로 해석하는 것도 의의가 있다.

즉, 만병은 '감기' 비슷한 형태로 나타나는 경우가 많다. 특히 폐암에 대해서는 그 해석이 딱 들어맞을 것이다.

기침, 가래, 열 등 감기와 같은 증상이 오래 계속되는 경우는 주의가 필요하다.

그것은 감기가 아니고 폐암일지도 모른다. 혹은 감기를 계기로 숨어 있던 폐암의 증상이 나타나게 되었을 가능성도 있다.

■ 폐암의 중요 징후와 증상에는 어떤 것들이 있는가

(1) 온몸에 걸쳐서 나타나는 폐암의 주요 증상

① '감기'와 같은 증상이 열흘 이상 계속된다

감기는 의학 용어로 '감기증후군'이라고 불리는 것처럼, 여러 가지 증상을 나타낸다.

단, 실제로 '감기 증후군'이라면 안정을 취하면 보통 1주일쯤 지나면 증상은 거의 소멸이 된다.

만일 감기와 같은 증상이 열흘에서 2주일 이상이나 계속된다면, 일찌감치 의료 기관을 찾아가기 바란다.

② 원인모를 발열(열이 오래간다)이 있다

많은 암에 공통적인 증상·징후이다.

폐암 때문에 폐렴이 일어났을 경우에 발열한다.

단, 일반 폐렴같이 고열이 나는 경우는 별로 없는 것 같다.

③ 체중이 감소한다

대다수의 암에 공통적인 증상이지만, 폐암에서도 체중 감소를 볼 수 있다.

(2) 몸의 일부에 부분적으로 나타나는 폐암의 증상

① 기침이 계속된다

앞에서 말한 '감기'에 관한 대표적인 증상이다. 약국에서 사온 '진해제'를 먹고 있는데도 불구하고 기침이 멈추지 않는 경우, 일찌갑치 의사의 진찰을 받아 보기 바란다.

보통 폐암에 의한 기침에는 '진해제'가 잘 듣지 않는다.

② 숨쉬기가 힘들다(호흡 곤란이다)

횡격막의 신경이 마비되어 몸 전체를 쓰지 않으면 호흡이 불가능한 것 같은 상태가 되는 경우가 있다.

③ 호흡할 때 천식처럼 '쌕~ 쌕~'하는 소리가 난다

암으로 인해 기관이나 기관지가 좁아졌을 경우, 그곳을 공기가 통과할 때에 천식같은 소리가 난다.

지금까지 기관지 천식이라는 진단을 받은 적이 없는데도 불구하고, '쌕 ─쌕 ─' 혹은 '휴 ─휴' 하는 소리가 나는 경우에는 각별한 주의가 필요하다.

④ 과다 흡연자(골초)로 호흡기계에 이상을 느낀다

흡연이 폐암의 위험성을 높이고 있음은 더 이상 재론의 여지가 없다.

상당한 흡연 습관이 있는 사람, 예를 들어 담배를 하루에 약 20개피 피운다는 생활을 20년 이상 계속하고 있는 듯한 사람은 요주의해야 한다.

⑤ 가래가 계속 올라 온다

이것도 앞에서 말한 '감기'에 관한 대표적인 증상이다.

또한 가래의 색을 잘 살펴 보자.

붉지는 않은가?(후술)

만약 가래에 붉은 피가 섞여 나온다면 이는 폐암의 증상일 가능성이 높으므로 서둘러 의사의 진료를 받아야 한다.

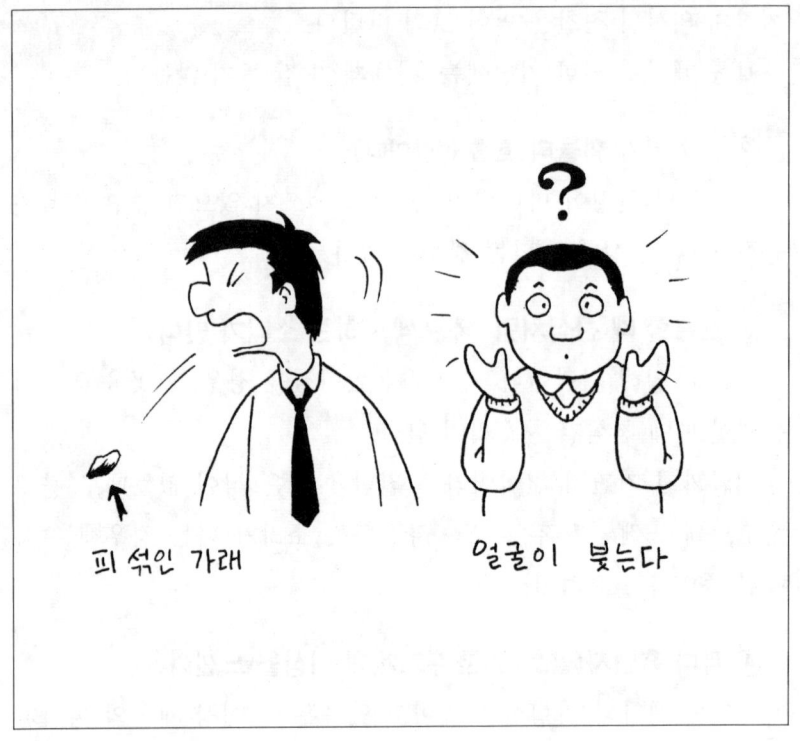

피 섞인 가래   얼굴이 붓는다

⑥ 가래에 피가 섞여 있다

폐·기관지의 혈관이 암에 의해 침윤당했을 경우, 출혈이 시작
되어 가래에 피(혈담)가 섞이게 된다.

더구나 초기 폐암에서도 혈담을 볼 수 있다.

⑦ 얼굴이 보름달같이 둥글어진다

폐암에서는 부신피질 호르몬 같은 물질이 만들어지는 경우가
있다.

이 때문에 동 호르몬의 분비 과잉으로 인해 일어나는 증상이 폐
암에서도 나타나는 경우가 있다.

이 '문 페이스'(달덩이 같은 얼굴)도 그것이 원인이라고 생각된다. 따라서 평소에 주의하여 살펴 보도록 하자.

⑧ 손톱이 부풀어 올라서 끝쪽으로 휘어져 있다

폐암에서는 말단 비대증으로서의 증상이 나타나는 경우가 종종 있다.

손톱이 부풀어 오른 증상은 '북채 손가락'이라고 불리는데, 이것은 손톱 끝의 조직이 비대한데 따른 것이다. 손톱 그 자체보다 손톱 끝이 굵어져 있거나 하지 않는지 주의해 보도록 하자.

⑨ 여드름이 생긴다

폐암에서의 부신피질 호르몬과 같은 물질(앞에서 설명함)이 원인이라고 생각된다.

⑩ 목소리가 쉰다

폐암의 경우, 목소리가 쉬거나 잠기거나 하는 경우가 있다.   이것은 본래의 호흡기 증상에서 오는 경우와 전이한 암이 목구멍을 압박하고 있기 때문에 일어나는 경우라고 생각된다.

⑪ 유방이 커졌다(남성의 경우)

암이 만든 호르몬상 물질이 영향이라고 생각되지만, 유방이 여성처럼 커지는 경우가 있다. 남성도 때로는 의식하고 가슴을 살펴 보도록 하자.

⑫ 가슴이 아프다

실제, 흉통은 여러 가지 원인으로 일어나는데, 폐암에 의한 것이라고 한다면 진행 폐암이라고 생각할 수 있다.

⑬ 관절이 아프다

암의 전이에 의한 것은 아니지만, 관절에 통증이나 뻣뻣해짐 등이 나타나는 경우가 있다.

◪ 폐암의 징후를 일찍 발견하는 법

(1) 공적인 폐암 검진을 적극 활용하자

국가의 의료 보험 사업에 의한 일환으로 실시하는 의료 기관으로부터 검진을 받을 기회가 있을 때에는 빠지지 말고 검진을 받도록 하자. 의료 보험 조합에서는 장년층과 노년층을 위하여 폐암 검진 등이 이루어지고 있으므로 이를 적극 활용하도록 한다.

이 검진에서는 물론 흉부 X선 필름의 독영도 하지만, 이것은 새로 촬영하는 것이 아니고, 결핵 검진(일반 검진)에서 찍은 필름을 활용하게 된다.

오히려 여기서 중요한 것은 문진이다.

즉, 이 문진에 의해, ㄱ) 50세 이상으로 흡연 지수(하루에 피는 담배 댓수×흡연 연수)가 600 이상, ㄴ) 과거 6개월 이내에 혈당이 있었다 —이 둘 중 하나에 해당하는 사람을 골라내어, 가래 검사(객담 세포 검사)를 실시한다.

덧붙이자면 '90년대 초에 폐암 검진을 받은 사람은 약 오백여만 명으로, 그 중 재검진 요청자가 12만여 명(2% 정도)으로 2천여 명에게서 폐암이 발견되었다.

검진받은 사람 전체를 기준으로 하면, 폐암 발견률은 약 0.04%가 된다.

(2) 직장 등의 단체 검진을 활용한다

직장 등의 단체 검진에서도 흉부 X선 검사가 이루어진다.

또한 코스에 따라서도 다르지만, 흡연 지수(앞에서 설명함)가 600 이상인 사람, 혹은 50세 이상의 사람 등에 대해서는 객담 세포 검사가 이루어지는 경우도 있다.

(3) 의료 기관에 가지 않아도 검사는 가능하다

폐암의 초기 발견을 위해서 객담 세포 검사, 즉 가래를 매개로 암세포를 발견하는 검사가 큰 역할을 하고 있지만, 이것은 실제, 의료 기관이나 집단 검진에 가지 않아도 가능하다.

즉, 스스로 가래를 채취해서 그것을 믿을 수 있는 의료·검사 기관에 보내서 검사받는다라는 방법이 있다.

본인이 직접 의료 기관에 갈 수 없는 사람은 가래를 채취해서 대신 보내면 된다. 신용있는 의료 기관에서 정밀 검사를 하여 그 내용을 인편이나 우편 등을 통해 통보해 주는 것이다. 실제로 결과 통보는 의료 보험 조합 등을 통해서 우편으로 본인에게 통보되고 있는 경우도 많다.

약 1주일에서 열흘 후에 그 결과를 알 수 있다.

(4) 임신 검사약을 사용할 때의 주의 사항

일부의 폐암은 인간 흉모성 성선 자극 호르몬(HCG)을 만드는 경우가 있는데, 시판되고 있는 임신 검사약은 2HCG를 포착할 가

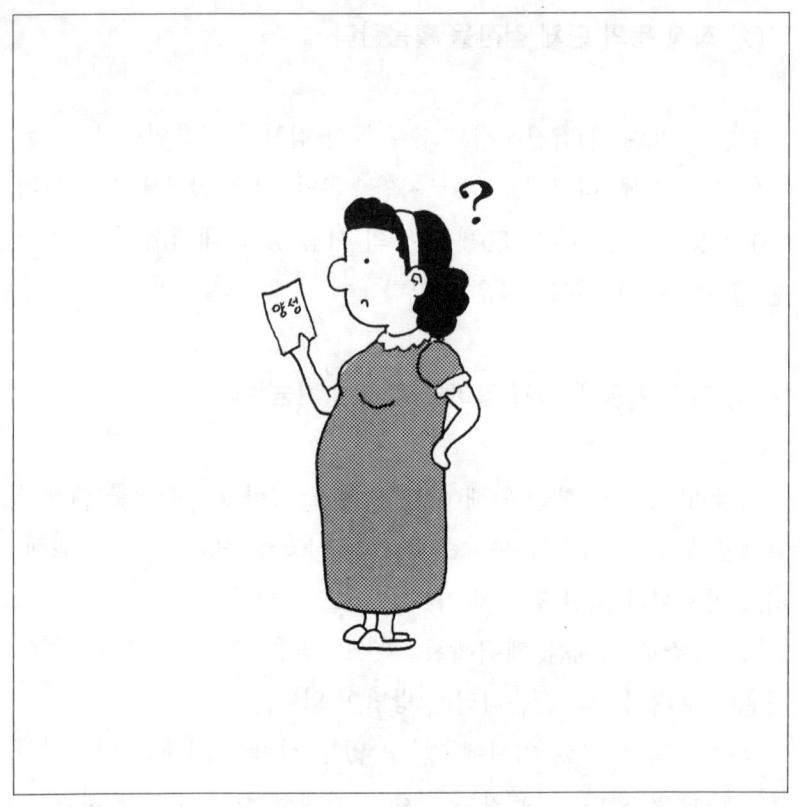

능성이 있다. 따라서 여성 중에서 특별히 짐작이 갈 만한 성교섭
이 없는데도 불구하고, 임신 검사약 결과 '양성' 판정이 나왔다면,
폐암을 포함해서 암을 염두에 두고 주치의나 산부인과 의사와 상
담해 보기 바란다.

(5) 요당을 체크한다

폐암에서는 부신피질 호르몬같은 물질이 만들어지는 경우가 있
는데, 이 물질이 원인으로 소변에 당이 나오는 경우가 있다.

시판되고 있는 어느 소변 검사지나 소변 속의 당분을 체크할 수 있게 되어 있기 때문에, 이것은 폐암 발견에도 도움이 될 가능성이 있다. 소변 검사지로 당이 소변 속에서 발견되었을 경우, 당뇨병 뿐만 아니라 폐암 등 다른 병도 염두에 두고 정확한 의사의 진찰을 받아 주기 바란다.

■ 어떤 사람이 폐암에 걸리기 쉬운가

(1) 폐암에 걸리기 쉬운 환경

① 흡연 습관
전문가들 사이에서는 '흡연 지수'가 이용되고 있다. 이 수가 400~600을 웃돌게 되면 폐암을 일으킬 위험이 확실히 높아진다는 사실을 알고 있다.

그와 같은 흡연력이 있는 사람은 주의가 필요하고, 흡연가가 내뿜는 담배 연기를 마시고 있는 다른 사람들의 괴로움을 생각한다면, 적극적으로 금연하는 것이 바람직하다.

더구나 담배 습관이 상당히 길다고 해도 약 10년 간 금연을 하면 폐암의 위험성은 비흡연자의 수준으로까지 돌아간다.

② 대기 오염
현재와 같이 폐암이 늘어나고 있는 현상에 대해서는 흡연만으로는 설명하기 어려운 것 같다.

실제, 국내에서의 흡연률은 보합 상태이거나 감소 경향에 있다.

단, 현재의 흡연 상황이 아니라 옛날에 피운 상황이 문제다라는 지적도 있다.

　그건 그렇고 폐암이 크게 증가하고 있는 이유로서 최근 대기 오
염이 주목받고 있다.

③ 아스베스트(석면) 등에 관계된 일

　아스베스트(석면)가 폐암의 위험 인자라는 사실은 이미 널리
알려져 있는 바이다. 가늘고 작은 아스베스트 섬유가 폐에 박힘으
로써 암이 발생하는 것이다. 이 경우 흡연을 하면 더욱 발암의 위
험성이 높아진다.

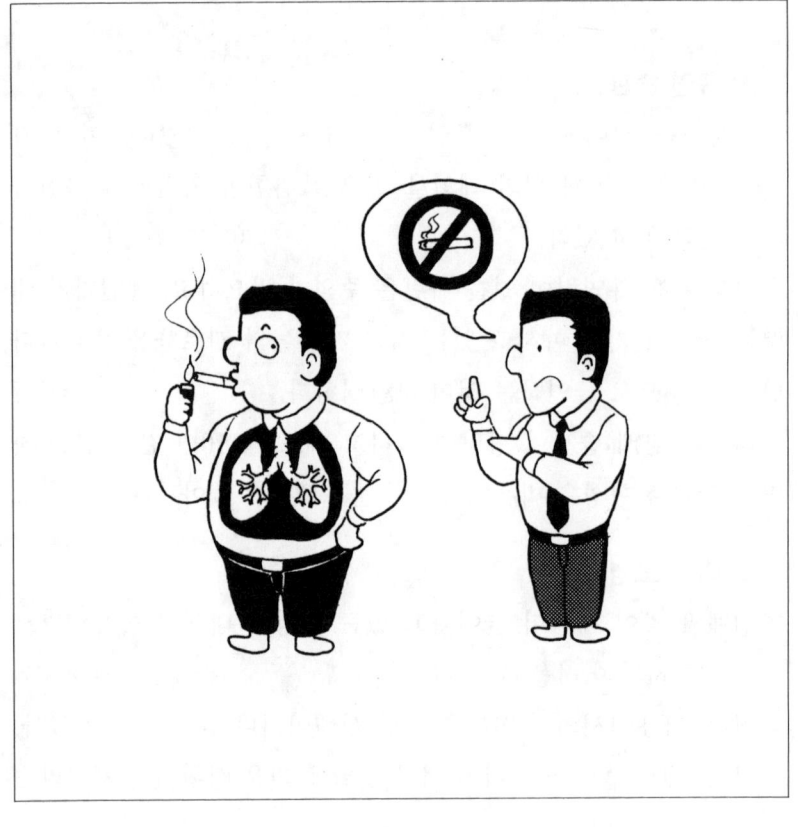

또한 방사성 물질인 라돈(라돈 가스)도 위험 인자이다.

라돈 가스를 마시는 것같은 환경에 있었던 사람으로 흡연을 하고 있는 경우는 보다 주의가 필요하다.

그 외에 화학 공장 등에서의 염화 비닐 모노마나 아크릴 니트릴에 접해 온 사람, 공장이나 폐기물 처리 등으로 크롬, 니켈, 규소, 베릴륨 등에 접해 온 사람은 폐암에 대한 주의를 게을리 할 수 없다.

④ 유전성 · 가족성

폐암에 대해서도 유전적인 요인이 있다고 보여지고 있다.

따라서 가족 중에서 폐암에 걸린 사람이 있을 경우, 흡연 습관이 없어도 주의가 필요하다.

또한 유전이라는 의미는 아니지만, 담배 습관을 가진 사람이 있는 가정에서 폐암 환자가 나오는 경우, 그 담배 연기를 같은 집안에서 마셨을테니까 역시 폐암에는 주의하기 바란다.

(2) 폐암에 걸리지 않기 위해서는

폐암의 확실한 예방법은 금연 밖에 없다. 갑작스런 금연이 무리라면 서서히 흡연량을 줄여 나간다.

또한 담배를 많이 피우고 있는 노인의 경우, 이제 살날도 얼마 안 남았으니까 무리하게 금연할 필요는 없다라는 의견이 있다.

그러나 주변 사람들에 대한 악영향(수동 흡연, 간접 흡연)을 고려한다면, 흡연량을 줄이거나, 다른 사람한테 폐가 되지 않는 곳에서 담배를 피우는 것이 최소한 바람직하다.

◢ 폐암의 주요 징후

- '감기'와 같은 증상이 열흘 이상 계속되고 있다[위험한 상태].
- 원인모를 발열이 있다(열이 계속된다).
- 체중이 감소된다.
- 기침이 계속된다.
- 숨쉬기가 힘들다[위험한 상태].
- 호흡할 때, 천식같은 소리가 난다[위험한 상태].
- 헤비 스모커(과다 흡연자)로 호흡기계에 이상을 느낀다.
- 가래가 계속 나온다.
- 가래에 피가 섞인다[위험한 상태].
- 얼굴이 보름달처럼 둥들어진다[위험한 상태].
- 손톱이 부풀어 올라서 끝 쪽으로 휘어져 있다[위험한 상태].
- 여드름이 난다.
- 목소리가 쉰다.
- 유방이 커졌다(남성의 경우).
- 가슴이 아프다.
- 관절이 아프다.

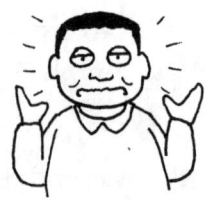

대장암(大腸癌)의 예방과 치료

◢ 식생활의 구미화에 따라 늘어나는 대장암

대장암(직장암, 결장암)에 의한 사망자 수는 우리나라에서도 '90년대 초에 이미 2만 명을 넘고 있다.

이것은 암의 사인으로서 위암, 폐암 다음으로 많은 숫자이다.

그리고 그 사망률은 40대부터 점점 높아지기 시작하는 것으로 나타나고 있다.

단, 이 사망률은 단순히 폐암과 비교해서는 안 된다.

폐암의 경우, 끽연 습관이 없는 집단에서만 본다면 분명히 사망률은 떨어진다.

그러나 대장암의 경우, 그와 같은 결정수가 없는 만큼 모든 사람들이 충분히 주의해야 하는 것이다.

장은 소장(십이지장, 공장, 회장)과 대장(맹장, 결장, 직장)으로 크게 나누어진다. 위(胃)에 연결되어 있는 것이 소장의 십이지장

부이다.

한편, 출구쪽에서 보면 항문 바로 안쪽이 대장의 직장부가 된다. 실제의 위치 관계로 보면 위 하부로 소장을 둘러싸는 듯한 모양으로 대장이 존재한다.

여기에서는 하복부 좌우에 있는 것이 대장이라고 기억해 두자.

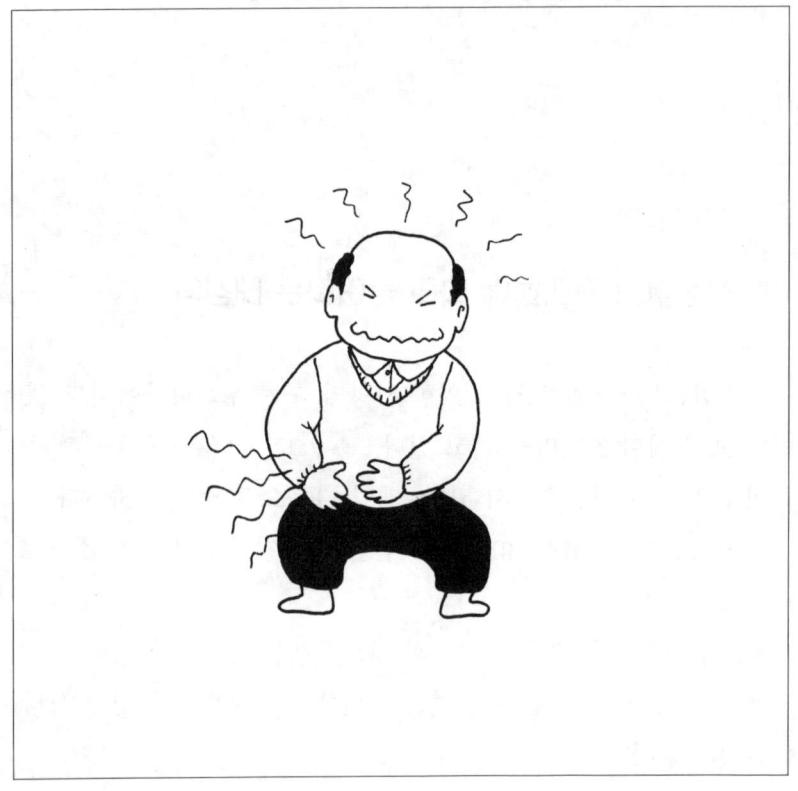

그리고 특히 왼쪽 옆구리가 아픈 경우, 대장암의 가능성도 있음을 상기해 주기 바란다. 왼쪽 하복부에 위치하는 S상 결장, 그 하부에 있어 항문으로 이어지는 직장에서 암(대장암)의 대부분이 발

생하고 있다.

◢ 초기 대장암이라면 치유가 가능하다

대장의 조직도 기본적으로 위와 같은 구조이다.

즉, 장관에서 내용물이 통과하는 쪽에서 볼 때, ㄱ) 점막, ㄴ) 점막 하층, ㄷ) 고유 하층, ㄹ) 장막 ―이라는 구조로 되어 있다.

이 대장암의 경우에도 암이 점막이나 혹은 점막 하층에서 머물러 있는 경우를 '초기암'이라고 한다.

초기암의 경우, 그 형상에 따라서도 다르지만, 내시경에 의해 절제·적출할 수 있는 경우도 적지 않다.

그 이외의 초기암이나 진행암에 대해서는 외과적으로 절제하게 된다.

더구나 '초기'라면 완전한 치유를 기대할 수 있다.

◢ 대장암의 징후로 나타나는 주요 특징과 포인트

대장(결장 및 직장)을 중심으로 한 하복부, 즉 위와 항문 사이 부분의 이상한 느낌과 변통이나 변 그 자체의 이상이 주요 포인트가 된다.

화장실을 밝게 하고, 가끔 배변 후 곧 변을 흘려보내지 말고 변의 색깔이나 모양을 찬찬히 살펴보자.

변에 피가 묻어 있지 않는지, 변에 피가 섞여서 검붉어져 있지 않는지, 변이 보통 때와 다른 냄새가 나지는 않는지, 변기에 고여 있는 물이 붉게 물들어 있거나 하지 않는지 등을 체크한다.

또한 엉덩이를 닦은 화장지에도 피가 묻어 있거나 하지 않는지 주의해서 살펴보자.

◪ 대장암의 중요 징후와 증상에는 어떤 것들이 있는가

(1) 변·소화기계에 나타나는 대장암의 징후와 증상

① 변 표면에 피가 묻어 있다

이것은 대장암을 초기에 발견하기 위한 중요한 징후이다.

치질일 가능성도 크기 때문에 무턱대고 걱정할 필요는 없지만, 의료 기관을 일찌감치 찾아가 보는 것이 현명하다.

② 검은 변이 나온다

대장에서도 항문에서 떨어져 있는 부위, 혹은 더욱 상부의 소화관(위, 십이지장 등)으로부터 출혈이 있었을 경우, 변과 같이 나올 때까지 시간이 걸리기 때문에 혈액이 조금 변색해서 변이 검어지거나 검붉어지거나 한다.

③ 배변 후 항문에서 피가 떨어진다

그것이 선명한 혈액이라면 상당히 항문에 가까운 부위로부터의 출혈이라고 생각할 수 있다.

더구나 옛날부터 치질을 앓고 있는 사람의 경우, 항문에서 출혈이 있어도 그것은 치질에 의한 것이라고 생각하기 쉽다. 정말로 치질로 인한 출혈일까? 이런 방심에도 주의하기 바란다.

④ 변이 가늘어졌다

대장암이 어느 정도 진행해서 장관이 좁아진 것 같은 경우, 변도 가늘어지는 경우가 있다.

⑤ 잔변감이 있다

암 때문에 장관이 가늘어졌을 경우, 충분한 배변이 불가능한 경우가 있다.

또한 배변은 충분히 이루어지고 있어도 암 자체에 의해, 혹은 복부의 증상 등으로 변이 남아 있는 것같은 느낌이 드는 경우도 있다.

⑥ 불량 식품을 먹은 것도 아닌데 설사를 한다

대장암 증세에서도 설사는 비교적 흔히 볼 수 있다. 그럴만한 원인이 없는 데도 불구하고, 설사가 자주 일어나게 된다면 주의해 주기 바란다.

더구나 설사라고 할 정도는 아니더라도 부드러운 변, 콜타르와 같은 점액상의 변으로서 증상이 나타나는 경우도 있다.

⑦ 변비에 걸리기 쉽다

대장암 초기부터 변비는 흔히 볼 수 있다.

지금까지 거의 변비에 걸린 적이 없었던 사람이 자주 변비에 걸렸을 경우에는 주의하자.

⑧ 설사와 변비를 교대로 일으킨다

변통 이상은 대장암 증상의 특징 중 하나이지만, 꼭 설사만 혹은 변비만 일어난다고는 할 수 없다. 그 두 증상이 번갈아 일어나는 경우도 있다.

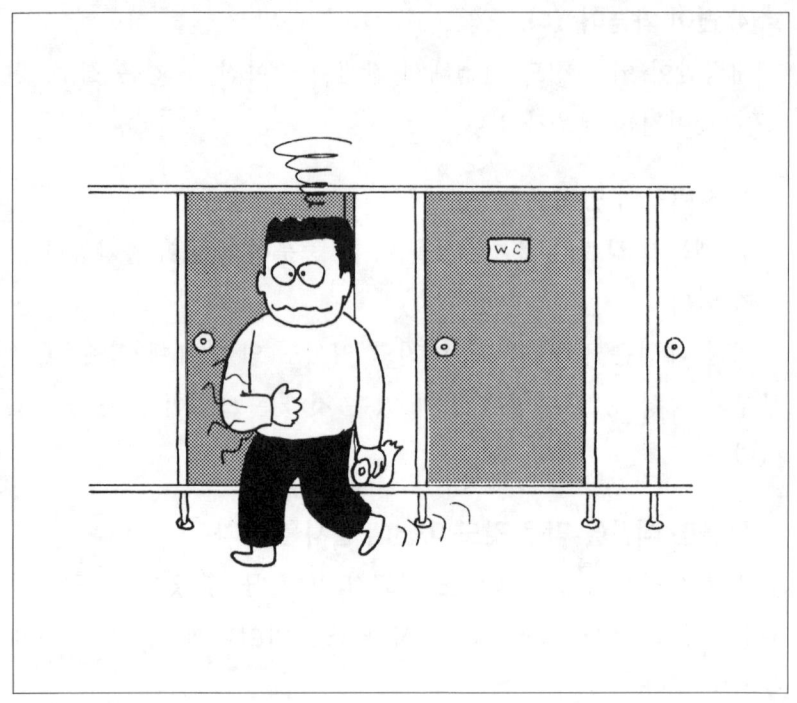

⑨ 배변하고 싶어지는 회수가 늘어났다

실제로 배변할 수 있느냐 어떠냐는 차치하고, 앞서 말한 변통 이상이나 잔변감으로 인해 배변하고 싶어지는 회수가 늘어나는 경우가 있다.

⑩ 배가 팽팽한 듯한 느낌이 든다

배가 항상 팽팽한 듯한 느낌, 가스가 찬 듯한 느낌도 흔히 있다.

⑪ 복통이 있다

초기 대장암이라도 복통은 자주 나타난다.

이 경우에는 특히 하복부 왼쪽의 통증에 주의하자.

⑫ 복부에 혹같은 덩어리가 생겨 있다

암이 증식해서 몸 표면에서 손으로 만질 수 있을 만큼 커져 있을 가능성이 있다.

(2) 항문에 나타나는 대장암의 징후와 증상

① 항문이 아프다

대장암이 어느 정도 진행하면 항문 부근이 아파오는 경우가 있다. '항문이 아프니까 치질일 것이다'라고 단순하게 해석해서는 안 된다.

② 항문 부근이 왠지 기분 나쁘다

앞에서 말한 것과 같은 통증이 아니고 왠지 항문에 불쾌감이 느껴지는 경우가 있다. 이와 같은 불쾌감에도 주의하자.

③ 항문 속에 혹같은 것이 생겨 있다

이른 바 수치질(외치질)이구나라고 제멋대로 해석하지 말고, 일찌감치 의료 기관을 찾아가자.

항문 속은 대장의 일부(직장)이다.

(3) 온몸에 걸쳐서 나타나는 대장암의 징후와 증상

① 구역질이 난다

암이 커져서 장관(腸管)이 거의 막혀 버린 것 같은 경우, 장의 내용물이 배출되지 못하게 되어 여러 가지 증상이 나타난다. 그 대표적인 증상의 하나가 구역질, 구토이다.

② 빈혈 기미가 있다

대장에서 소량이라도 출혈이 계속되었을 경우, 빈혈을 일으킬 가능성이 있다. 몸이 나른하다, 안색이 나쁘다고 하는 빈혈의 전형적인 증상이 나타났을 경우 대장암도 염두에 두기 바란다.

■ 대장암의 징후를 일찍 발견하는 법

(1) 대장암 검진을 받도록 하자

요즘에는 의료보험조합 등에서 40세 이상의 사람을 대상으로 대장암 검진이 시작되었다.

그 방법은 문진과 검사장에 변을 지참해서 혈액(혈중 헤모글로빈)의 부착 유무를 체크받는 것(변 잠혈 검사)이다.

그 변 잠혈 검사가 양성이었을 경우, 장관으로부터의 출혈, 즉 대장암의 의심도 있으므로 정밀 검사를 받게 된다.

대장암 검진은 시작된지 얼마 안 되기 때문에, 실시하고 있는 의료 기관이 한정되어 있어, 위암이나 폐암 검진에 비하면 수진자는 아직 적다고 하는 상태이다. '90년대 초의 대장암 검진 데이타를 보면, 약 20여만 명이 수진하고 있다.

이것은 대상자의 약 8%에 해당한다. 그 수진자 중 20여만 명(7%)이 재검진 요청으로 그 중 3천여 명으로부터 대장암이 발견되었다. 검진받은 사람 전체를 기준으로 한다면 대장암 발견률은 0.15%가 된다.

(2) 직장 등의 단체 검진을 활용하자

직장 등에서 실시하는 단체 검진의 경우에도 의료 기관에 따라 다르긴 하지만, 항문으로 직장에 손가락을 넣어서 하는 촉진(직장진), 변 잠혈 검사 등이 스크리닝적으로 이루어지고 있다.

(3) 본인이 가지 않아도 검사 받을 수 있다

바빠서 대장암 검진이나 의료 기관을 찾아가 검진받을 시간이 없는 사람은 인편이나 우편을 이용하는 방법을 활용하는 것도 좋을 것이다.

채취한 변을 의료·검사 기관에 인편이나 또는 우편으로 보내서 검사받는다라는 방법이 있다.

이와 같은 '우편 검진'의 실적이 있어서 신뢰할 수 있는 기관으로서는 보건소 등을 들 수 있다. 그 '대장암 우편 검진'은 다음과 같은 것이다.

의료 기관 등에서 보내오는 스틱으로 변의 몇 군데를 찔러서 소량을 묻혀 이것을 케이스에 넣어 반송한다.

이 검사에는 어느 하루만의 변을 채취하는 방법(1일법), 이틀간에 걸쳐 변에서 채취하는 방법(2일법)의 2종류가 준비되어 있다.

이것은 대장암이 존재해도 반드시 매일 거기에서 출혈이 있는 것은 아니기 때문이다. 확률적으로 보면 2일법 쪽이 정확하지만 어떤 물질·상태가 대장암을 일으키기 쉬우냐 하는 사실(위험 인자)은 상당히 알려져 있다.

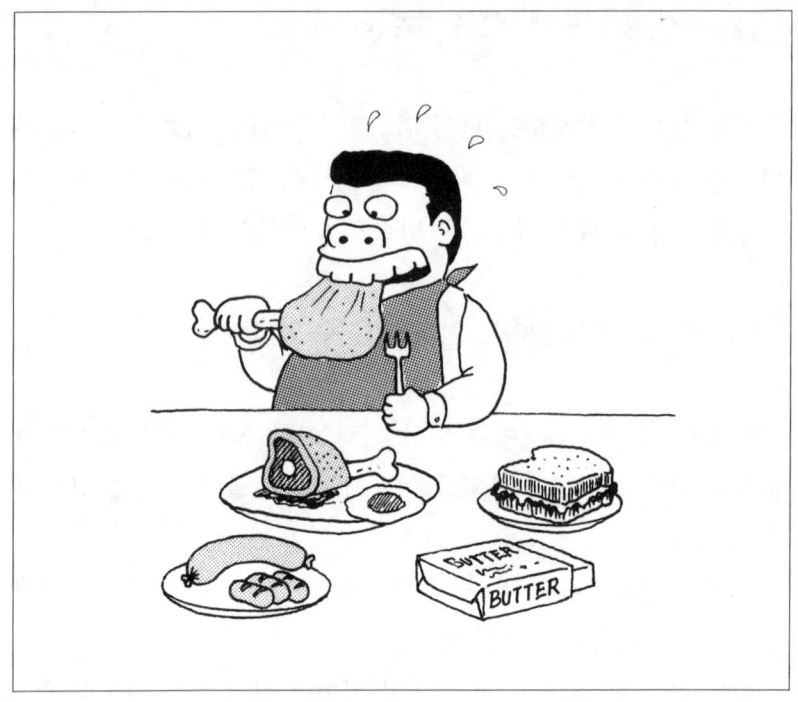

(4) 대장암을 일으키기 쉬운 위험 인자

① 지방이나 단백질의 과잉 섭취

대장암은 해방 후 고도 경제 성장과 함께 늘어나기 시작했다.

이 시기에는 식생활의 구미화도 시작되고 있었다. 즉, 식사 내용이 크게 변화해서 지방이나 단백질을 많이 섭취하게 되었다. 이것이 대장암의 발생에 관계가 있다는 견해가 있다.

예를 들면, 장내에 분비된 담즙과 지방이나 단백질이 섞여서 변화한 물질에 발암 작용이 있는 것이 아닐까라고 생각되고 있다.

따라서 지방이나 단백질의 과잉 섭취를 억제해야 할 것이다.

② 식이섬유 섭취의 감소

음식물·식품에는 사람이 먹어도 거의 소화되지 않고 변으로 배설되어 버리는 성분이 있다.

이것이 식이섬유라고 불리는 것이다.

전문가들 사이에서는 일반적으로 사람의 소화 효소로 소화되지 않는 식품 속의 난소화 성분의 총체라고 정의되고 있다.

이 식이섬유는 거의 소화되지 않는 만큼 장을 '청소'하는 역할을 하게 된다. 변비 해소는 물론 장내의 유해 물질, 발암 물질을 변과 함께 빨리 배출하는 작용도 하고 있다.

국내에서는 해방 후 1960년대 중반경까지는 식이섬유를 많이 포함하고 있는 야채를 중심으로 한 식사, 이른 바 한국식을 중심으로 한 식생활을 보내고 있었다.

이 때문에 한 사람이 1일당 식이섬유를 20그램 정도는 섭취하고 있었다.

그 이후 식생활의 서양화, 가공·인스턴트 식품의 증가 등에 따라서 식이섬유의 섭취가 서서히 줄어들어 간다.

현재는 한 사람이 1일당 15그램 정도 밖에 식이섬유를 섭취하지 않고 있는 것으로 알려지고 있다.

이 식이섬유의 감소에 대응하듯이 대장암이 증가하고 있다.

③ 유전성 · 가족성

대장암 중의 10% 정도는 유전적인 요인에서 발생하고 있지 않을까 생각되고 있다.

그러나 어떤 유전 형태를 취하느냐 하는 부분은 아직 분명하지가 않다.

또한 유전학이나 혹은 역학적으로 볼 때, ㄱ) 형제, ㄴ) 양친, ㄷ) 양친의 형제 중에서 대장암에 걸린 사람이 3명 이상 있으면 주의가 필요하다 —고 지적하는 전문가도 있다.

④ 알콜류

술을 마시는 사람에게서 대장암을 많이 볼 수 있다는 보고가 무시할 수 없을 만큼 많다.

단, 어떤 메커니즘으로 알콜이 대장암을 일으키느냐는 아직 모르고 있다.

(5) 대장암에 걸리지 않기 위해서는

① 식이섬유를 많이 섭취하자

대장암을 예방하는 방법은 아직 확립되어 있지는 않지만, 앞에서 말한 위험 인자를 거꾸로 뒤집으면 된다.

그 중에서 어느 정도 효과를 기대할 수 있는 것이 식이섬유를 많이 섭취해서 변의 양을 늘려서, 발암 물질을 묽게 함과 동시에 변비를 막거나 하는 것이다. 현재 우리는 하루에 152그램 정도의 식이섬유를 섭취하고 있지만, 그것을 몇 그램 섭취해야 한다고 하는 기준은 아직 공식적으로 제시된 바가 없다.

여기서 굳이 식이섬유의 필요량을 제시하자면, 하루에 20그램 정도가 되지 않을까 한다.

실제로 소화기 질환의 일부 전문가들은 하루에 20그램 정도를 식이섬유의 필요 기준량으로 하고 있다.

덧붙이자면, 이 숫자는 국내에 아직 대장암이 적었던 시절의 하루 식이섬유 섭취량에 해당한다.

따라서 현재 평균적인 한국인이라면 하루에 약 5그램의 식이섬유를 더 섭취할 필요가 있다고 생각해도 좋다.

그런데 식이섬유(수용성 식이섬유)를 많이 포함하고 있다는 점을 상업적으로 이용하고 있는 드링크(청량 음료수)에 대해서는, 이런 종류의 드링크로 식이섬유를 보충하려고 하는 경우, 그것을 식간 공복시에 마셔도 충분한 효과를 기대할 수 없다. 식이섬유는 음식물과 같이 장내를 움직여서 변의 양도 늘려야만 본래의 효과를 발휘한다. 따라서 가능한 한 식사 직전이나 직후에 마시도록 하자.

② 적극적으로 몸을 움직이자

운동은 장을 자극한다. 이것이 장의 연동 운동을 촉진해서 변통을 촉진한다.

③ 주량(酒量)을 줄이자

'술은 백약의 으뜸'이라고 하지만, WHO(세계보건기구)의 조사를 통해서 '백약의 으뜸'은 부정되고 있다.

대장암의 예방 뿐만 아니라 간장에 대한 영향도 고려해서 알콜류의 섭취는 줄여 나가기 바란다.

④ 비타민 D나 칼슘을 섭취하자

비타민 D나 칼슘이 대장암의 발생을 예방할 가능성이 있다는 사실을 알고 있다.

원래 일반적인 우리의 식생활에서는 칼슘 섭취량이 10% 정도 부족하기 때문에 이 의미에서도 칼슘을 적극적으로 섭취하기 바란다.

그 실제적인 방법으로서 우유를 약간 많이 마시는 것이 좋다.

◼ 대장암의 주요 징후

- 변 표면에 피가 묻어 나온다[위험한 상태].
- 검은 변이 나온다.
- 배변 후 항문에서 피가 떨어진다[위험한 상태].
- 변이 가늘어졌다.
- 잔변감이 있다.
- 설사를 하게 된다.
- 변비에 걸리기 쉬워진다.
- 설사와 변비를 번갈아 일으키거나다.
- 배변하고 싶어지는 회수가 늘어났다.
- 복부의 팽만감을 느낀다
- 복통이 있다.
- 복부에 혹같은 덩어리가 생겨 있다[위험한 상태].
- 항문이 아프다.
- 항문 부근이 왠지 불쾌하다.
- 항문 속에 혹같은 것이 생겨 있다[위험한 상태].
- 구역질이 난다.
- 빈혈 기미가 있다.

간암(肝癌)의 예방과 치료

◢ 간암은 바이러스성 간염에 특발한다

간암(간장암)은 1970년대에 접어든 후 급속하게 증가 경향을 보이고 있다. '90년대 초에 간암(간 내 담관의 암을 포함한다)으로 인한 사망자는 2만여 명에 이르고 있다.

암의 사인으로서는 4번째로 많은 숫자이다. 특히 남성의 경우, 간암으로 인한 사망은 40대부터 증가하기 시작해서 50대 후반부터의 급증이 눈에 두드러진다.

또한 여성과 비교하면 각 연대별로 남성의 사망률이 몇 배나 높아져 있다.

간암에서는 여성에 비해 남성이 발증 위험이 높은 집단이 분명하다.

만성 간염이나 간경변을 지병으로 앓고 있는 사람이 거기에 해당한다. C형이나 B형 간염 바이러스에 의한 만성 간염이나 간경변에 속발한 암이 많은 것이 특징이다. 그 바이러스성 만성 간염, 간경변 환자의 20~30%는 장차 간암을 합병할 가능성이 있다고 보여지고 있다.

이 간암으로 진행될 때까지의 기간은 간염을 일으킨 지 10~40년 정도이지만, C형보다도 B형 간염 바이러스가 원인인 경우가 그 기간은 짧은 편이다.

덧붙이자면, 그것을 거꾸로 보면 원발성 간암 환자의 90% 이상에서 간경변 또는 만성 간염이 발견된다.

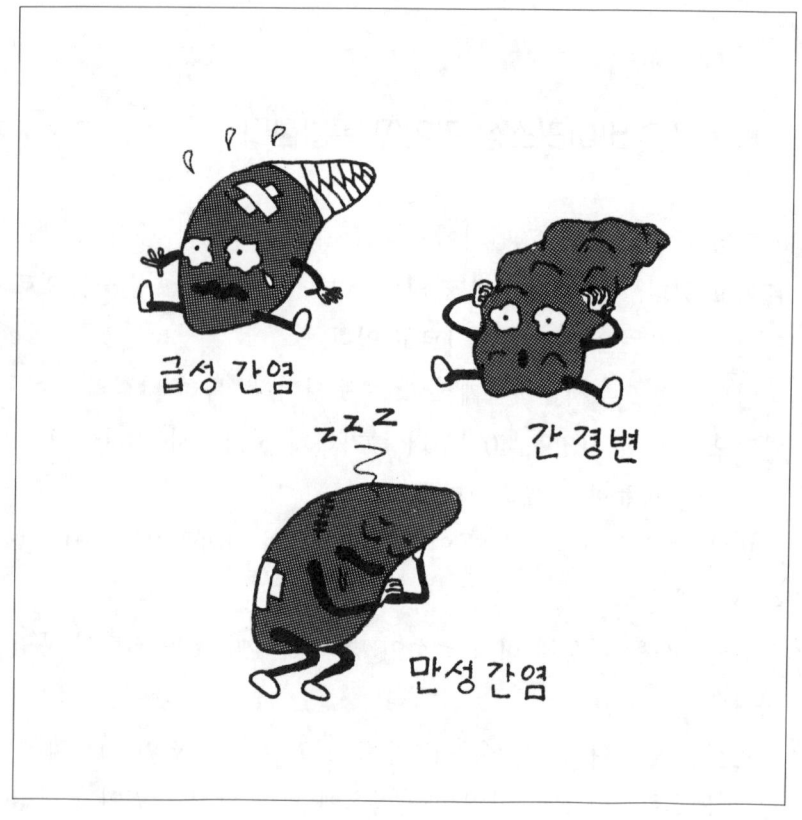

그렇다고 간경변을 일으키지 않으면 간암에는 걸리지 않는다는 얘기는 아니다.

실제로는 만성 간염 단계에서 암세포가 발생하고 있을 가능성이 충분히 있다.

이 암의 진행 속도와 만성 간염에서 간경변으로의 진행 속도가 비슷하기 때문에 마치 간경변에서 암이 발생하고 있는 것처럼 보인다. 이렇게도 생각할 수 있다.

어쨌든 만성 간염 단계에서는 간암에도 충분히 주의할 필요가 있다고 본다.

치료는 암 부위를 외과적으로 절제하는 것이 기본이다. 그러나 실제로 만성 간염이나 간경변에서 간암으로 진행했을 경우, 간장 전체의 상태가 좋지 않기 때문에, 수술에 의한 치료 효과를 별로 기대할 수 없는 경우가 적지 않다.

따라서 현재 선진적인 의료 기관에서는 간장 상태에 따라서 간 동맥에 마개를 해서 암부분에 혈액과 영양을 보내지 않도록 하는 간 동맥 색전술, 암 부분에 알콜을 주입하는 방법(PEIT) 등도 이루어지고 있다.

■ 간암의 징후나 증상으로 나타나는 주요 특징과 포인트

간장암(간암)은 특히 초기의 경우 자각 증상이라고 할 만한 증상이 매우 적은 것이 특징이다.

이 때문에 조금 발상을 바꿀 필요가 있다.

즉, 바이러스성 간염에서 간경변을 거쳐 간암이 일어났다고 하는 경우가 많기 때문에, 이 예방을 위해서도 간염이나 간경변의 징후·증상을 적극적으로 포착하도록 하는 것이다. 만성 간염이나 혹은 간경변 진단을 받았다면, 간암을 초기에 발견하기 위해 정기적으로 의료 기관을 통해 검진을 받도록 하자.

또한 간암의 증상도 간염이나 간경변의 증상과 비교적 흡사하다. 간암의 초기 발견의 의미에서도 예를 들어 미열이나 피로감, 식욕 부진 등 대수롭지 않은 증상에도 주의하기 바란다.

◢ 간암의 중요 징후와 증상에는 어떤 것들이 있는가

(1) 온 몸에 걸쳐서 나타나는 간암의 주요 증상

① 얼굴이나 피부가 노르스름해진다

간장 세포에 염증 등이 일어나면 황달 증상이 나타나는 경우가 있다. 그 노란 색소는 빌리루빈이라는 물질이다.

② 식욕이 없다

간염 등 간장병의 기본적인 증상이다. 이 결과 체중이 줄지 않았는지 주의해 보기 바란다.

③ 음식의 맛을 못 느낀다

간염을 일으키면 식사 등에서 맛을 느끼지 못하게 되거나, 미각이 변하는 경우가 있다. 이것도 앞에서 말한 식욕 부진의 원인이 되고 있을 가능성이 있다.

④ 몸이 부어 오른다

간경변은 간암 바로 직전의 상태라고 봐도 좋은데, 이 간경변에서는 혈액 성분이 조금 변해서 수분을 배설하기 어려워진다. 이래서 부종이 일어나는 것이다.

(2) 몸의 일부에 부분적으로 나타나는 간암의 증상

① 눈의 흰자위가 노르스름해진다

흰자위 부분이 노르스름해는 것은 황달(앞에서 설명함)의 전형적인 증상이다.

이것은 얼굴 등의 피부보다도 오히려 빨리 나타난다.

② 손바닥이 부분적으로 붉어져 있다

엄지 손가락이나 새끼 손가락의 뿌리 부분이 붉어진다는 증상은 만성 간염이나 간경병에서 흔히 볼 수 있다.

그 부분이 전체적으로 붉어지는 대신에 붉은 반점이 나타나거나 한다.

간기능이 저하해서 이른 바 해독 작용이 충분히 이루어지지 않게 되어 유독 물질이 축적되면 그와 같은 증상이 나타난다.

③ 목 하부, 가슴 상부에서 혈관이 거미줄 모양으로 두드러지게 나타난다

이것은 거미상 혈관종이라고 해서, 간경변에서 흔히 볼 수 있는 증상이다. 그것을 성냥개비 끝 등으로 눌러주면 일시적으로 사라졌다가 그것을 떼면 곧다시 나타나는 것도 특징이다.

더구나 이 원인도 간 기능의 저하에 따른 유독 물질의 축적으로 생각된다.

④ 유방이 커진다

만성 간염보다도 간경변에서 흔히 볼 수 있는 증상이다. 남성은 특히 주의해 주기 바란다.

이 경우도, 암 자체가 만든 호르몬과 같은 물질이 원인이 아니고, 간기능 저하에 따른 유해 물질의 축적에 의한 것이라고 짐작하고 있다.

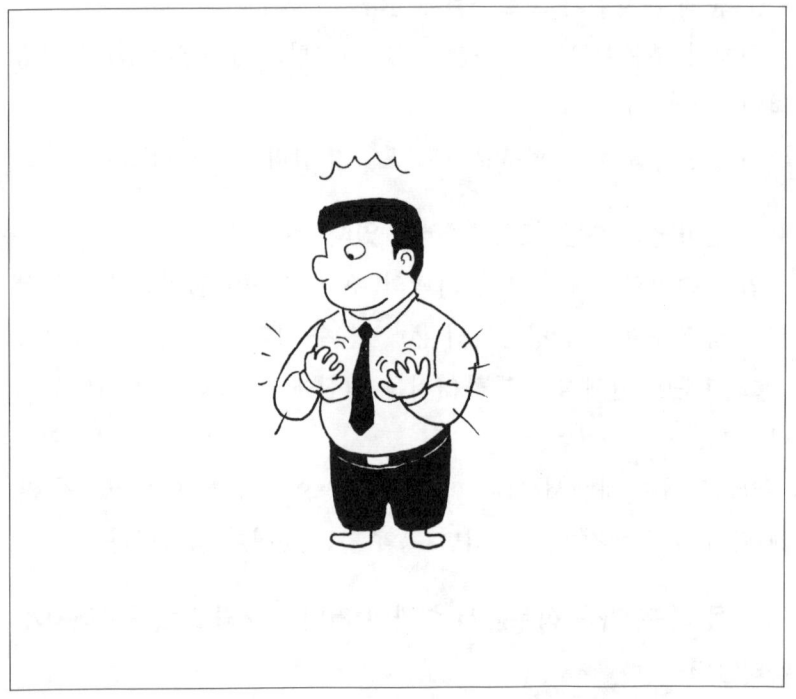

⑤ 약간 힘을 주어 복부를 쓰다듬으면 아프다

간장의 위치는 명치 밑 왼쪽에서 오른쪽 윗부분이 된다.

다만, 위(胃)가 약간 몸의 우측인데 반해 간장은 주로 좌측에 위치하고 있다고 할 수 있다.

이들 상복부가 켱기거나 만지면 단단하고 아픈 것 같은 경우, 간암이라고는 할 수 없지만 주의가 필요하다.

⑥ 복부에 혹같은 덩어리가 생겨 있다

대게, 복부의 암이 진행하면 그 부분이 만져지게 된다. 실제로 이 단계가 되면 그 외에도 뭔가 증상이 나타날 것이다.

⑦ 소변의 색깔이 진한 황색이다

소변이 진한 황색, 혹은 적갈색인 경우는 황달의 가능성도 강하다고 할 수 있다.

더구나 음식물에 포함되는 색소의 영향을 받는 경우도 있으므로, 진한 황색이나 혹은 갈색 음식을 많이 먹지 않았는지 생각해 볼 필요가 있다.

◤ 간암의 징후를 일찍 발견하는 법

(1) 의료보험조합을 통한 검진을 활용하자

간암을 직접 대상으로 한 공적인 검진은 없다.

하지만 이른 바 의료보험조합 등을 통한 주민 검진, 기본 건강 검진 등에서도 보통 간기능 검사가 이루어진다.

이 검사에서 간기능의 지표가 되는 GOT, GPT, γ-GTP 등에서 이상치가 나오면, 반드시 보건소 등이 지시하는 의료 기관이나 혹은 종합병원 등에 가서 정밀 검사를 받아 보는 것이 바람직하다. 특히 간의 질병은 통증이 느껴지지 않아 초기 발견이 어려우므로 평소에 신경을 써야 한다.

(2) 스스로의 검사도 가능하다

보통 간장에 염증 등이 생기면 황달 증상이 나타나는 경우가 있는데, 이 직접적인 원인이 되고 있는 물질이 빌리루빈(앞에서 설명함)이다.

빌리루빈은 다시 우로빌리노겐으로 변해서 소변 속에 배설된다.

즉, 소변 속의 우로빌리노겐이 늘어나고 있으면, 간장에 얼마간의 이상이 일어나고 있는 경우도 생각할 수 있다.

그 소변 속의 우로빌리노겐을 간단히 체크할 수 있는 기계가 개발되어 보급되고 있는 실정이다. 특히 일본에서 개발된 '체커4'는 상당히 실용적인 기계로 알려지고 있다.

이와 같은 검사 기기를 일상적으로 활용하면 간암은 물론 그 원인이 되는 만성 간염, 간경변 등을 초기에 발견할 수 있는 확률도 높아진다.

(3) 직장 등의 단체 검진을 활용한다

간암에 관해서는 일반적으로 복부 초음파 검사, 간기능 검사(혈액 검사), B형 간염 바이러스의 체크 등이 이루어지고 있다. 또한 의료 기관에 따라서는 간기능에 따라 C형 간염 바이러스의 체크도 이루어진다.

◪ 어떤 사람이 간암에 걸리기 쉬운가

(1) 간암의 위험 인자

우선, 간암의 위험 인자에 대해서 살펴 보자.

① 간염 바이러스

구체적으로는 B형 간염 바이러스와 C형 간염 바이러스 등이 그것에 해당하며 모두 수혈 등 혈액을 매개로 감염된다. 단, 현재 B형 간염 바이러스의 대책은 상당히 확립되어 있다.

한편 C형 간염 바이러스 대책은 아직 충분하지가 않다. 최근에 이르러서야 그 바이러스 사진을 찍을 수 있었다.

그들 바이러스가 직접적으로 간암을 일으키고 있는지, 간접적인 것인지에 대해서는 아직 충분히 해명되고 있지 않다.

최근 간염 바이러스의 유전자가 간세포의 유전자로서 편입되어 있다는 관점에서 연구도 진행되고 있다.

어쨌든 염증을 일으키고 있는 상태의 간세포가 장기간에 걸쳐서 분열을 반복하면 암세포가 발생하기 쉬워진다는 사실은 상상할 수 있다.

또한 문는 바이러스를 원인으로 하는 만성 간염자(慢性肝炎者)를 어떻게 치료하느냐 하는 점이다.

이 점에 있어서 인터페론이 주목받고 있다. 이미 C형 간염 바이러스를 원인으로 하는 만성 활동성 간염에 대해 인터페론을 이용한 치료가 이루어지고 있다.

그로 인해 약 30%의 증례가 치유되는 결과를 낳았다.

② 화학 물질

간장은 여러 가지 작용을 하고 있지만, 음식물 등과 함께 체내

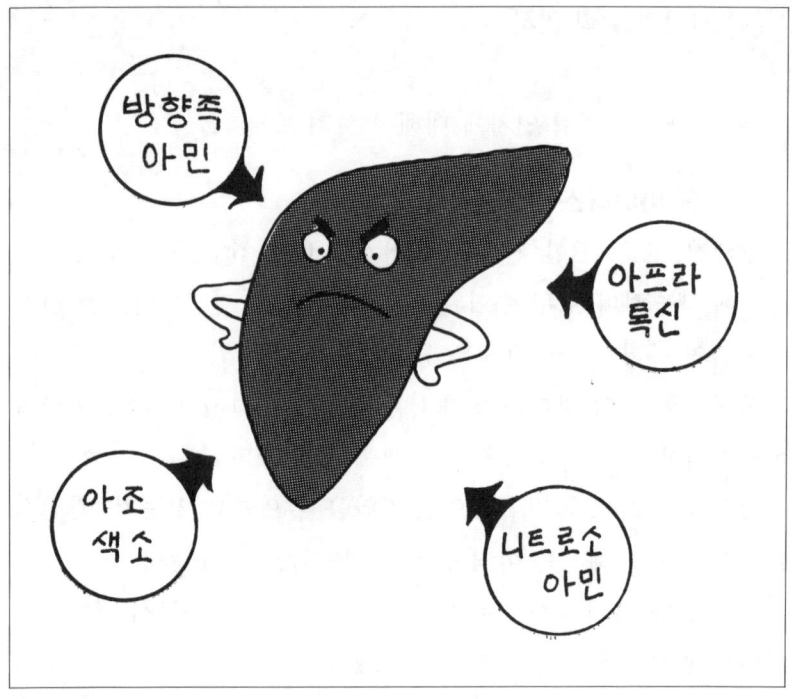

에 들어온 유해 물질을 분해하는 '해독 장치'로서의 역할도 중요
하다.

즉, 간장은 여러 가지 유해 물질, 발암 물질에 노출되는 장기이
기도 하다. 그들 물질로서는 곰팡이독인 아프라톡신, 니트로소 화
합물인 니트로소아민 등이 대표적이다.

그 외에도 아조 색소, 방향족 아민 등 다수의 주의해야 할 물질
이 있다.

더구나 그 화학 물질의 하나로서 다음에 얘기할 알콜을 들 수도
있을 것이다.

③ 알콜

간경변에서는 10% 이상이 과음, 즉 알콜 다음(多飮)이 원인으로 보여지고 있다.

또한 원발성 간암에서도 바이러스성 간염은 보이지 않고, 알콜의 관여를 추측할 수 있는 경우가 10% 정도 된다.

④ 흡연 습관

폐암에 대한 영향 만큼은 아니라고 해도 흡연은 간암 발증의 위험을 높인다는 사실이 확인되고 있다.

비흡연자에 비해 흡연자는 간암에 의한 사망률이 50% 정도 높아진다.

(2) 간암에 걸리지 않기 위해서는

① 만성 간염 · 간경변 환자는 정기적인 검진을 받도록 한다

간암 예방은 그 위험 인자에 주의함과 동시에 바이러스성 간염을 일으키고 있는 사람은 정기 검진을 계속 받아야 한다.

우선, 만성 간염이나 간경변 진단을 받은 사람은 자각 증상의 유무에 관계없이 3개월이나 6개월에 한 번 정도의 빈도로 정기적으로 전문 의료 기관에서 검진을 받도록 하자.

이것이 간암을 초기에 발견하는 결정수다. 이 경우 초음파 등에 의한 화상 진단, 암이 만들어 내는 특수한 단백질(종양 마커)을 혈액 중에서 찾아내는 검사 등이 보통 이루어진다.

② 금연한다

간암을 포함한 모든 암을 예방하는 의미에서 금연, 혹은 최대한으로 흡연량을 줄이는 것이 바람직하다.

③ 음주량을 줄인다

알콜 단독으로 간암을 일으키는 경우는 적다고 보여지고 있다.

하지만 바이러스성 만성 간염이나 간경변에서는 알콜은 발암을 촉진하듯이 작용한다.

특히 만성 간염이나 간경변자는 금주, 또는 최대한으로 주량을 줄이는 것이 좋다.

■ 간암의 주요 징후

- 얼굴이나 피부가 노르스름해진다[위험한 상태].
- 식욕이 없다.
- 음식의 맛을 느끼지 못하게 되었다[위험한 상태].
- 몸이 부어 오른다[위험한 상태].
- 눈의 흰자위가 노르스름해진다[위험한 상태].
- 손바닥이 부분적으로 붉어져 있다[위험한 상태].
- 가슴 상부에서 혈관이 거미줄 모양으로 두드러지게 나타난다 [위험한 상태].
- 유방이 커진다[위험한 상태].
- 복부를 쓰다듬으면 아프다[위험한 상태].
- 복부에 혹같은 덩어리가 생겨 있다[위험한 상태].
- 소변의 색깔이 진한 황색이다.

췌장암(膵臟癌)의 예방과 치료

■ 췌장암은 최근 계속 증가하고 있다

췌장암은 최근 계속해서 증가하고 있다. '90년대 초에는 췌장암에 의한 사망자 수가 1만여 명이 넘어섬으로서 암의 사인으로서는 간암 다음으로 5번째로 많은 숫자이다.

남녀·연대별로 살펴보면 40대 정도부터 사망률이 높아지기 시작한다.

또한 남성의 사망률이 여성의 두 배 정도가 되고 있지만, 여기에는 음주 등을 포함한 라이프 스타일의 차이가 영향을 미치고 있음도 생각할 수 있다.

췌장에서는 왼쪽에서 오른쪽으로 가로로 길게 췌관(膵管)이 지나고 있다.

이 췌관을 통해서 췌장은 소화액인 췌액을 장(십이지장)으로 보내고 있는 것이다. 췌장암의 약 80%는 그 췌관에서 발생하고 있다.

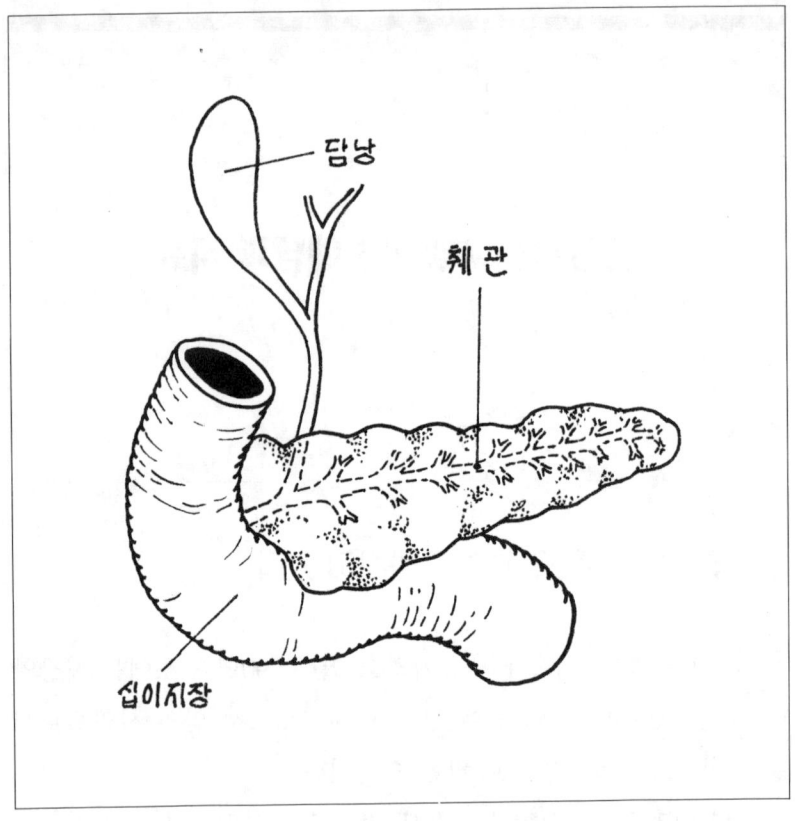

담낭

췌관

십이지장

단, 췌관은 췌장의 체미부(體尾部)에서부터 두부(頭部)까지 지
나고 있기 때문에 췌장 전체로 보면 여러 가지 위치에서 암이 발
생하고 있게 된다.

치료는 암을 수술에 의해 절제하는 것이 기본이다.

단, 췌장암은 초기에 발견하기도 어렵기 때문에, 현실적으로 발
견했을 때에는 암이 진행해 있어 절제할 수 있는 예가 적지 않다.

이와 같은 경우에는 항암제(抗癌劑)나 방사선(放射線)에 의한
치료가 중심이 된다.

■ 췌장암의 위험 인자

췌장암의 원인은 아직 확실히 모르고 있다.

단, 통계적으로 볼 때 다음과 같은 것에 위험성이 있다는 사실을 알게 되었다.

ㄱ) 만성 췌장염에서는 췌장의 석회(탄산 칼슘)가 굳어지는 경우가 있다.

이와 같은 췌석증을 일으켰을 경우, 이윽고 10~20%는 췌장암이 발생한다고 보여지고 있다.

ㄴ) 흡연 습관이 있는 사람에서는 비흡연자의 3배 정도 췌장암을 일으킬 위험성이 높아진다.

ㄷ) 음주(알콜)와 췌장암은 깊은 관계가 있다고 상상하기 쉬운데, 실제로는 확실치 않다.

단, 음주가 만성 췌염을 일으키는 요인임은 확정적이다.

ㄹ) 식사에서 지방이나 동물성 단백질을 과잉 섭취하면 췌장암을 일으키기 쉬워진다고 보여지고 있다.

■ 췌장암의 징후로 나타나는 주요 특징과 포인트

우선 췌장의 위치를 알아 두자. 췌장은 위 뒤쪽(등쪽)에 위치하고, 췌장 속을 담관이 통과하고 있다.

이 위치 관계에 근거해서 췌장암에서는 여러 가지 증상이 나타난다.

즉, 등쪽이나 혹은 위 주변에 통증이 나타나기 쉽고, 또한 담관 폐색으로 인해 황달 증상이 나타나거나 한다.

■ 췌장암의 중요 징후와 증상에는 어떤 것들이 있는가

(1) 온몸에 걸쳐서 나타나는 췌장암의 주요 증상

① 얼굴이나 피부가 노르스름해진다(황달이 나타난다)

췌장은 옆으로 길고, 우측이 커져 있다.

이 커져 있는 쪽을 췌두부(膵頭部), 그 반대쪽으로 작아져 있는 쪽을 췌미부(膵尾部), 중앙을 췌체부(膵體部)라고 부른다.

또한 그 췌두부를 담관이 관통하고 있다.

따라서 췌두부쪽에 암이 발생했을 경우 담관을 압박하게 된다.

이로 인해 담관 속을 담즙이 스무드하게 흐를 수 없게 되기 때문에 황달 증상이 나타난다.

② 체중이 갑자기 줄어든다

체중 감소는 많은 암에 공통하는 증상이다. 췌장암은 특징적인 증상이 적은 만큼 체중이 줄어든다는 일반적인 증상에도 주의하기 바란다.

③ 굉장한 피로감을 느낀다

전신의 권태감도 많은 암에 공통하는 증상이다. 췌장암의 경우 최초의 자각 증상(초발 증상)으로서 전신 권태를 볼 수 있는 경우도 적지 않다.

④ 식욕이 없다

췌장은 위에 인접해서, 소화 효소를 포함한 췌액을 분비하는 등, 소화기계에 영향을 미치기 쉬운 장기이다.

이 때문에 식욕 부진이라는 자각 증상은 비교적 자주 나타난다.

⑤ 구역질이 난다

췌장암에서는 앞에서 말한 식욕 부진에 비하면, 구역질·구토의 출현은 많지 않다.

하지만, 췌장암도 포함해서 많은 암의 기본적인 증상으로서 구역질·구토에는 주의하기 바란다.

또한 식욕 부진의 배경에 구역질이 없는지 주의하여 관찰하는 일이 중요하다.

(2) 몸의 일부에 부분적으로 나타나는 췌장암의 증상

① 등이 아프다

췌장은 위 뒤쪽(등쪽)에 위치하기 때문에, 등쪽에 통증을 느끼는 경우가 종종 있다.

또한 허리쪽으로 퍼지는 듯한 통증을 느끼는 경우도 있다. 만일 등쪽에 '무거운' 통증을 느낀다면 일찌감치 의료 기관을 찾아가 검진을 받도록 하는 것이 좋다.

췌장암이 아니더라도 등의 통증에는 심근경색과 같은 중대한 병이 숨어 있을 가능성이 있다.

② 복통이 있다

췌장암을 처음 깨닫는 증상(초발 증상)으로서는 복통(腹痛)이 가장 많다.

초발 증상의 반 가까이가 복통으로 짓눌리는 답답한 것 같은 느낌의 통증이 특징이다. 췌장의 위치 관계상 특히 '명치'(위) 주변,

상복부에서 통증이 나타나기 쉬우므로 주의하자.

③ 명치 주변에 혹같은 덩어리가 생겨 있다

췌장은 위 뒤쪽(등쪽)에 위치하기 때문에, 암이 상당히 커지지 않는 한 끝에서 만져도 잘 모른다고 할 수 있다.

그러나 실제, 발견이 늦어지기 쉬운 췌장암에서는 복부에 생긴 혹(덩어리)이 만져지는 경우가 결코 드물지 않다.

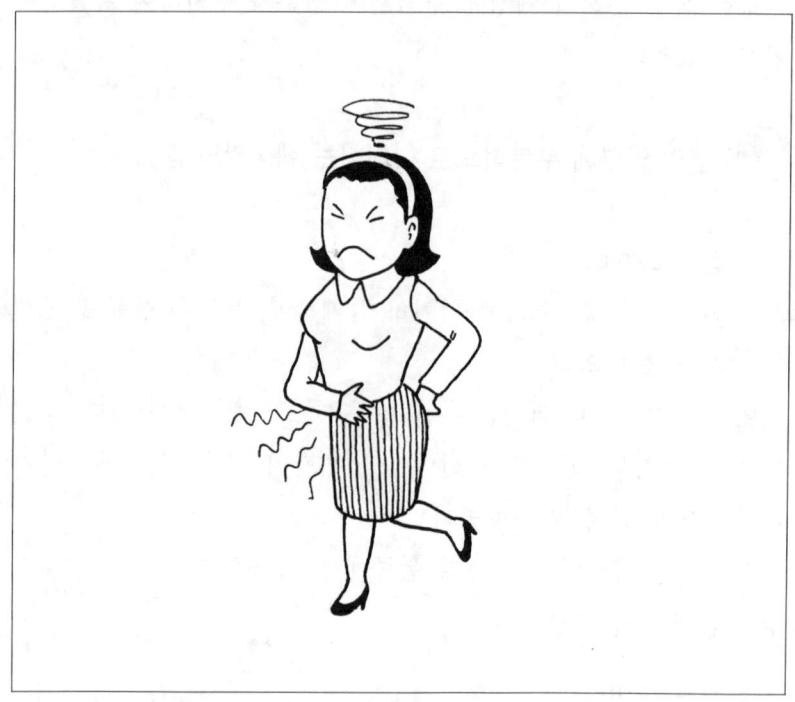

④ 변비가 생긴다

소화기에 영향을 미치는 암에서는 설사나 변비 등 변통 이상이 흔히 나타난다. 췌장암의 경우에는 설사보다도 변비가 많은 것 같다. 따라서 변비 증세가 있는 사람은 유의하기 바란다.

■ 췌장암의 징후를 일찍 발견하는 법

(1) 직장 등의 단체 검진을 활용한다

췌장암에 대한 공적인 검진, 집단 검진은 현재로서는 아직 이루어지고 있지 않늗.

이 때문에 직장 등의 단체 검진을 적극 활용하기 바라는 바인데, 여기서도 보통 췌장암을 직접적인 타깃으로 한 검사는 없지만, 복부 초음파 검사는 이루어지고 있다.

또한 의료 기관에 따라서도 다르지만, 생화학 검사로서 혈액 중이나 혹은 소변 속의 아밀라제(췌장 효소) 측정이 이루어지고 있어, 그것들이 췌염이나 췌장암의 발견에 도움이 된다.

(2) 스스로의 검사도 가능하다

① 황달 증상과 검사 결과를 비교한다

췌장암에서는 담관이 압박 받음으로써 그 속을 담즙이 충분히 흐르지 못하게 됨과 동시에 황달 증상이 나타나는 경우가 있다.

이 경우 담즙 색소인 빌리루빈이 변화한 우로빌리노겐도 소변 속에 충분히 배설되지 않게 된다.

즉, 같은 황달 증상이라도 췌장암 등에서 볼 수 있는 폐색석 황달의 경우, 의료 기관 수준에서의 검사에서는 우로빌리노겐은 음성(마이너스)으로 나오는 것이 보통이다.

단, '체커 4' 등 일반용 검사 기기에서는 '마이너스'의 측정은 불가능하기 때문에 폐색성 황달에서는 '±' 즉, 정상으로 나올 가능성이 크다고 할 수 있다.

따라서 황달이 나타나고 있는데도 불구하고, 그것이 '±'로 나왔을 경우, 폐색성 황달로 해석하고 일찌감치 의료 기관을 찾아가 정밀 검진을 받도록 하는 것이 좋다.

그와 같은 사실을 염두에 두고 검사 기기나 소변 검사지 등을 일상적으로 활용해 보자.

췌장암 등을 원인으로 하는 담도계(膽道系)의 이상을 초기에 발견할 수 있을 가능성이 있다.

② 당뇨가 나오지 않는가

당대사(糖代謝)를 위한 호르몬인 인슐린이 췌장에서 충분히 분비되지 않게 되면 당뇨병을 일으킨다.

또한 췌장암으로 인해 췌장에 장해가 나타났을 경우, 인슐린의 분비가 정상적으로 이루어지지 않게 되어 소변 속에 당분이 나타나게 되는 등 당뇨병 같은 병태가 되는 경우가 있다.

어쨌든 이 책에서 소개하고 있는 소변 시험지 혹은 '체커 4'라는 것을 이용한 자기 검사로 당뇨가 나오고 있음을 알았다면 일찌감치 의료 기관을 찾기 바란다.

더구나 당뇨병 환자에서 췌장암 발생률은 일반인들에 비해 현저하게 높아져 있다. 당뇨병의 초기 발견으로 췌장암을 예방한다는 의미에서도 당뇨의 체크는 반드시 필요하다.

■ 어떤 사람이 췌장암에 걸리기 쉬운가

(1) 췌석증에 주의하자

췌석증(膵石症) 진단을 받은 사람은 의사의 주의 사항을 지키는
등 적극적인 대응이 필요하다.

(2) 담배와 술은 좋지 않다

또한 흡연 습관이 있는 사람, 음주량이 많은 사람 등은 그 양을
줄이거나 금연을 유의하자.

(3) 구미형 식사를 피하도록 하자

단백질이나 기름진 음식이 많은 구미형 식사를 과잉 섭취하고
있는 사람은 그 양을 줄이는 등의 대응을 하는 편이 좋다고 생각
된다. 야채를 적극적으로 먹는 것도 좋은 방법이다.

◤ 췌장암의 주요 징후

- 얼굴이나 피부가 노르스름해진다[위험한 상태].
- 체중이 갑자기 줄어든다.
- 굉장한 피로감을 느낀다.
- 식욕이 없다.
- 구역질이 난다.
- 등이 아프다.
- 배가 아프다.
- 변비 증세가 있다.
- 명치 주변에 혹같은 덩어리가 생겨 있다[위험한 상태].

담도암(膽道癌)의 예방과 치료

◪ 담도암은 여성에게 주로 많이 나타난다

'담도계'라는 말이 의학 세계에서는 자주 쓰인다.

이 '담도계(膽道系)'란 '담즙이 흐르는 길'이라고 이해해 두면 될 것이다.

즉, 간장에서 만들어진 소화액인 담즙이 십이지장으로 흐르는 관인 담관(간 외 담관)과 이 간 외 담관 도중에서 담즙을 일시적으로 모아두기 위한 장기, 담낭이다.

그 담즙이 흐르는 경로(담도), 즉 담낭과 간 외 담관에 발생한 암을 담도암이라고 한다.

물론 조금 더 자세하게 담낭암, 담관암으로 파악할 수도 있다.

그러나 일반적인 통계나 혹은 임상 의학 등에서는 담도암의 수준에서 보는 경우가 많다고 할 수 있다.

한 계통(系統)의 암으로서 보는 편이 합리적이고 이해하기도 쉽다.

덧붙이자면 사망자 수로 볼 때, 담도암의 약 50%가 담낭암에 의한 것이다.

담도암에 의한 사망은 최근 계속 늘어나고 있다.

'90년대 초의 사망자 수는 1만여 명에 이르고 있다.

또한 위암, 폐암, 대장암이라는 주요 암의 사망이 남성에게 많은데 반해, 담도암은 여성의 사망률이 약간 높다는 특징이 있다.

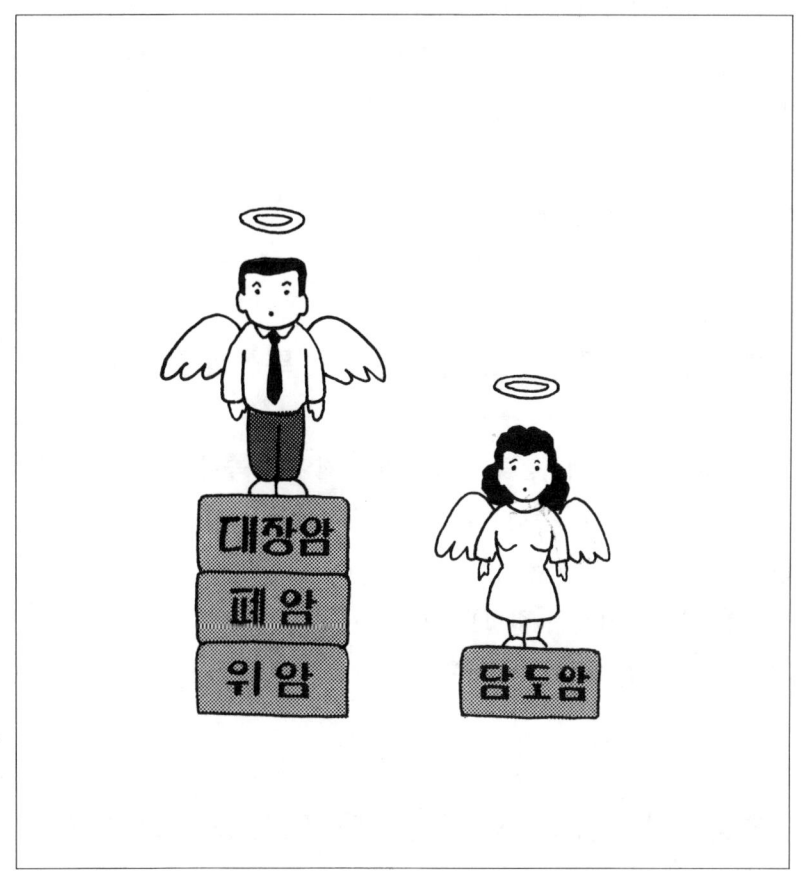

치료에 대해서는 담낭암과 담관암으로 나누어서 대응하게 된다.

우선 담낭암의 경우, 담낭 안에 머물러 있는 초기 상태라면, 담낭의 적출로 끝나고 만다.

담낭은 담즙을 일시적으로 저장해 두는 곳이기 때문에 이것을 적출해도 특별한 장해는 일어나지 않는다.

또한 그 담낭암이 진행한 경우는 담낭 뿐만 아니라 간장의 일부도 절제하거나 한다.

한편 담관암의 경우, 절제할 수 없는 경우도 적지 않다.

여기에는, ㄱ) 암이 담관 상하로 퍼지기 쉬운데도 불구하고 그 발견이 늦어지기 쉬운 점, ㄴ) 담관을 완전히 제거하면 담즙이 흐르는 '길'이 없어져 버리기 때문에 그것을 대체하는 방법(담도계를 마주 연결하는 방법, 튜브를 넣는 방법 등)도 필요하다는 이유가 있다. 그 때문에 방사선을 중심으로 한 치료도 이루어지게 된다.

■ 담도암의 징후로 나타나는 주요 특징과 포인트

담도는 간장 아래쪽, 즉 상복부의 약간 오른쪽에 위치한다.

따라서 오른쪽을 중심으로 한 상복부에 통증이나 응어리 등이 없는지, 항상 의식해 두자.

또한 담도암에서는 황달도 흔히 볼 수 있다. 단, 초기 담도암에서는 증상이 잘 나타나지 않는다. 따라서 작은 증상에도 주의하기 바란다.

■ 담도암의 중요 징후와 증상에는 어떤 것들이 있는가

(1) 온몸에 걸쳐서 나타나는 담도암의 징후와 증상

① 전신에 피로를 느낀다

이것은 많은 암에 주로 공통하는 증상이지만, 담도암 중 특히 담관(간 외 담관)암에서 이와 같은 전신 권태감이 나타나는 경향이 있다.

② 식욕이 없다

이것도 암 전반에 공통적인 증상이지만, 담도암 중 특히 담낭암에서 식욕 부진이 나타나기 쉬운 것 같다.

③ 구역질(구토)이 난다

소화기계의 암에서는 구역질을 흔히 볼 수 있다. 담도암의 경우 특히 담낭암에서 구역질이 나는 경우가 많은 것 같다.

물론 구역질 뿐만 아니라 실제로 토하는(구토) 경우도 있다.

④ 얼굴이나 피부가 노르스름해진다(황달이 나타난다)

담도계에서의 담관에 암이 발생하면 반드시라고 해도 좋을 만큼 황달 증상이 나타난다.

이 경우는 담관의 폐색이 원인인 황달(폐색성 황달)이기 때문에, 소변이 갈색이 되거나 하지는 않는다. 한편, 담낭에 암이 발생해서 진행했을 경우, 황달을 볼 수 있는 경우도 많지만 이 경우는 반드시 폐색성 황달의 형태를 취하지 않기 때문에 소변이 갈색이 되는 경우도 있다.

(2) 몸의 일부에 부분적으로 나타나는 담도암의 증상

① 상복부가 아프다

담도암에서는 비교적 자주 나타나는 증상이다. 상복부의 오른쪽에 담도가 있다. 이 주변이 아픈 경우, 주의하자.

② 상복부가 발작적으로 아픈 경우가 있다

이것은 담석의 움직임으로 인한 통증일 가능성이 있다.

물론 담석증과 담도암은 다른 병이지만, 담도암 중의 담낭암 증례에서는 담석을 갖고 있는 경우가 매우 많다.

담석증을 초기에 발견한다는 의미에서 복부의 발작적인 통증에도 충분히 주의해야 한다. 담석과 함께 담도암을 발견할 수 있을 가능성도 있기 때문이다.

③ 상복부의 오른쪽이 부어있는 듯한 느낌이 든다

가끔씩 오른쪽 상복부, 즉 간장이 있는 주변을 가볍게 손으로 눌러 보고 그 느낌을 기억해 두자.

그것을 몇 번인가 계속해서 만일 상복부가 딱딱하게 만져지는 것 같고 조금 눌러서 아프거나 했을 경우, 일찌감치 의사의 진찰을 받도록 하자.

④ 명치(위) 주변이 답답하다

담도암의 통증은 그 부위의 관계 등도 있어서 콕콕·따끔따끔하게 찌르는 듯한 느낌의 증상은 많지 않다. 짓눌리는, 답답한 듯한 느낌의 통증이 중심이다.

⑤ 배에 응어리가 생겨 있다

담도암이 진행하면 몸(복부)의 표면에서 만질 수 있게 된다.

물론 위암이나 대장암 등일 가능성도 있지만, 동시에 황달을 볼 수 있는 것 같으면 담도계 암(간암도 포함된다)의 의심이 강해진다.

⑥ 회색의 변이 나온다

간장에서 만들어진 노란 소화액의 담즙은 담도(담관)를 경유해서 장에 보내어진다. 변이 노란 것은 장에서 담즙에 물들었기 때문이다.

만일 담관에 암이 발생해서 그곳이 막혔다면, 담즙은 장에 못가게 된다.

그리고 변은 담즙의 색에 물들지 않고 본래의 색으로서 희거나 회색을 띠게 된다.

◢ 담도암의 징후를 일찍 발견하는 법

(1) 직장 등의 단체 검진을 활용한다

담도암의 경우에도 직장 등에서 실시하는 단체 검진을 이용하면 쉽게 자신의 건강 상태를 체크할 수 있다.

옛날에는 담낭의 X선 검사가 이루어지고 있었지만, 현재는 초음파로 담낭을 포함한 복부 검사(복부 초음파 검사)로 대치되었다.

또한 혈액에서 빌리루빈이나 콜레스테롤을 측정하는 것도 담도암 발견에 도움이 된다.

(2) 스스로의 검사도 가능하다

'체커 4' 등을 이용해서 소변 속의 우로빌리노겐을 스스로 검사해 보자.

이 소변 속의 우로빌리노겐은 황달의 '색소' 즉, 담즙의 주성분

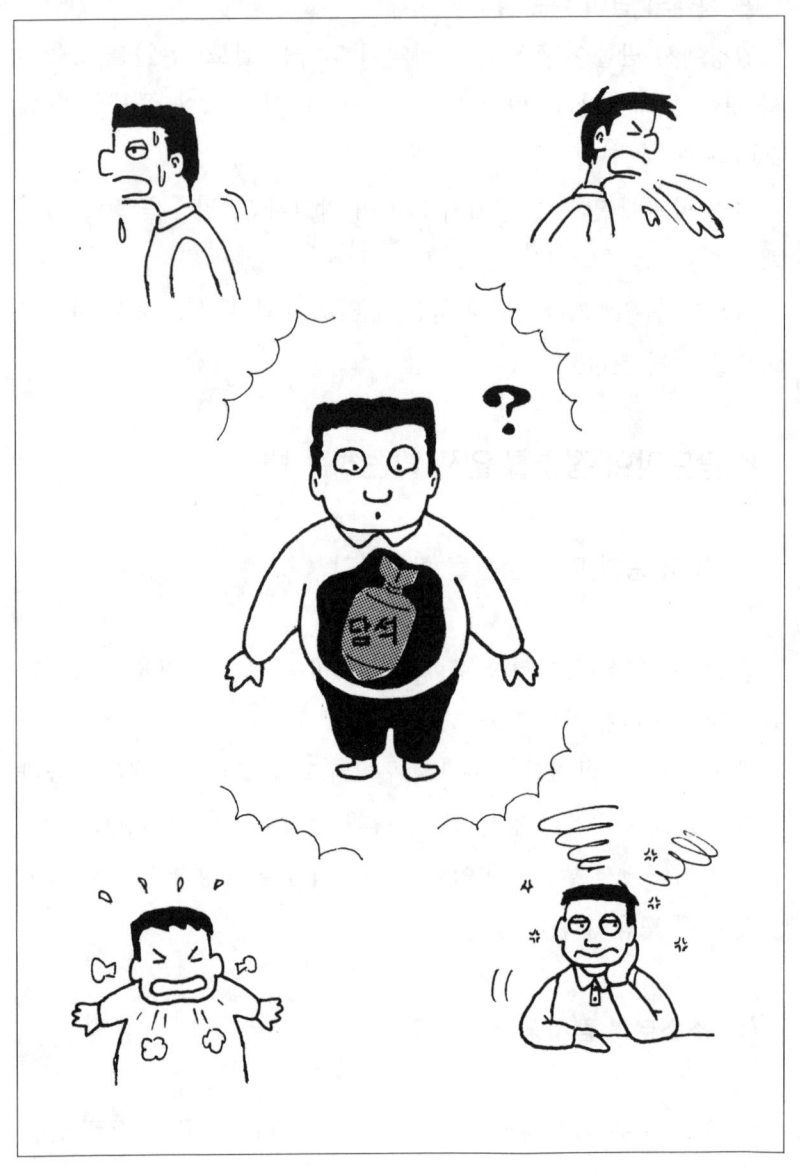

인 빌리루빈이 변화한 물질이다.

또한 그 빌리루빈은 장에서 흡수되고 있다.

그런데 담도암 중의 담낭암에서는 간장에 대한 영향이나 혹은 담석 등으로 인한 장해 때문에 황달이 나타나는 경우가 있다.

이와 같은 황달은 우로빌리노겐의 검사로 발견·확인할 수 있을 가능성이 있다.

한편, 폐색성 황달(앞에서 설명함)에서는 빌리루빈이 장에 가지 않기 때문에 소변 속의 우로빌리노겐은 마이너스(음성)가 된다. 단, 유감스럽게도 소변 속의 우로빌리노겐이 음성이라는 상태에 대해서는 '체커 4'와 같은 가정용 검사 기기로는 측정할 수 없다.

이 경우의 측정은 '±'(정상)로 나올 가능성이 크다고 생각된다.

따라서 황달의 증상이 나타나고 있는데도 불구하고, 그것이 '정상'(±)이라도 오히려 폐색성 황달일 가능성이 있다고 보고 일찌 감치 의료 기관을 찾아가서 정밀 검진을 받아보도록 하자.

◢ 어떤 사람이 담도암에 걸리기 쉬운가

담낭암의 원인에 대해서는 아직 충분히 모르고 있지만, 대장암 항에서 소개했듯이 담즙에 의심이 간다.

이 경우, 담즙 ㄱ 자체에 문제가 있다기 보다 담즙이 조금 변성한 물질에 발암성이 있지 않을까라고 보여지고 있다.

또한 담석을 갖고 있는 사람(담석증)의 경우는 담도암을 일으킬 위험성이 높아진다.

그 이유로서 담석의 생성으로 인해 담즙의 성분이 조금 변화하기 때문에 암을 일으키기 쉬워졌다라고도 생각되고 있는 것이다.

단, 여기서는 담도암을 담낭암과 담관(간 외 담관)암으로 나누어 보는 것이 적절하다. 즉, 담낭암의 경우 반 수 이상의 증례에서 담낭 내에 담석이 있다.

덧붙이자면 담석이란, 얼마간의 이유로 담즙이 굳어져서 돌같이 된 것으로 그 대부분은 콜레스테롤을 주성분으로 하고 있다.

물론 담관에 존재하는 담석에도 충분한 주의가 필요하지만, 암을 일으킬 가능성이라는 의미에서는 특히 담낭의 담석에 주의해야 한다.

현재 의료 기관의 복부 초음파 검사 등에서 통증 등의 증상도 나타나지 않는 작은 담석이 발견되는 경우가 적지 않다.

이와 같은 '사일런트 스톤'이라고 불리는 담석이 발견되었을 경우, 정기적으로 의사의 진찰을 받고 검진 결과를 확인해 보도록 하자.

■ 담도암의 주요 징후

- 전신에 피로를 느낀다.
- 식욕이 없다.
- 구역질(구토)이 난다.
- 얼굴이나 피부가 노르스름해진다[위험한 상태].
- 상복부가 아프다.
- 상복부가 발작적으로 아픈 경우가 있다.
- 상복부의 오른쪽이 부어 있는 듯한 느낌이 든다.
- 명치(위) 주변이 답답하다.
- 배에 응어리가 생겨 있다[위험한 상태].
- 회색의 변이 나온다[위험한 상태].

식도암(食道癌)의 예방과 치료

◢ 식도암은 남성에게 압도적으로 많이 나타난다

식도는 목구멍 속에서부터 위 바로 앞까지 이어지는, 성인의 경우 길이가 25㎝ 전후의 관이다.

이 음식물의 통로가 되는 가늘고 긴 관에 생기는 암이 바로 식도암이다.

암의 형태로서는 조금 오목한 궤양같은 것이 대다수를 차지하고 있다. 부풀어 오른 듯한 모양의 암은 그리 많지 않다.

식도 주변을 임파관이나 임파절, 가는 혈관이 복잡하게 얽혀 있기 때문에 그것들을 통해서 암이 전이하기 쉬운 것도 특징이다.

식도암에 의한 사망은 해방 후의 고도 경제 성장기에 대폭으로 늘어났지만, 최근에는 거의 보합상태에 있다.

그렇지만 '90년대 초의 식도암에 의한 사망자 수는 8천여 명으로 암의 사인으로서는 상위가 된다.

또한 그 사망자 중 남성이 84%(6천여 명)을 차지하는 등, 식도암은 압도적으로 남성에게 많은 것이 특징이다.

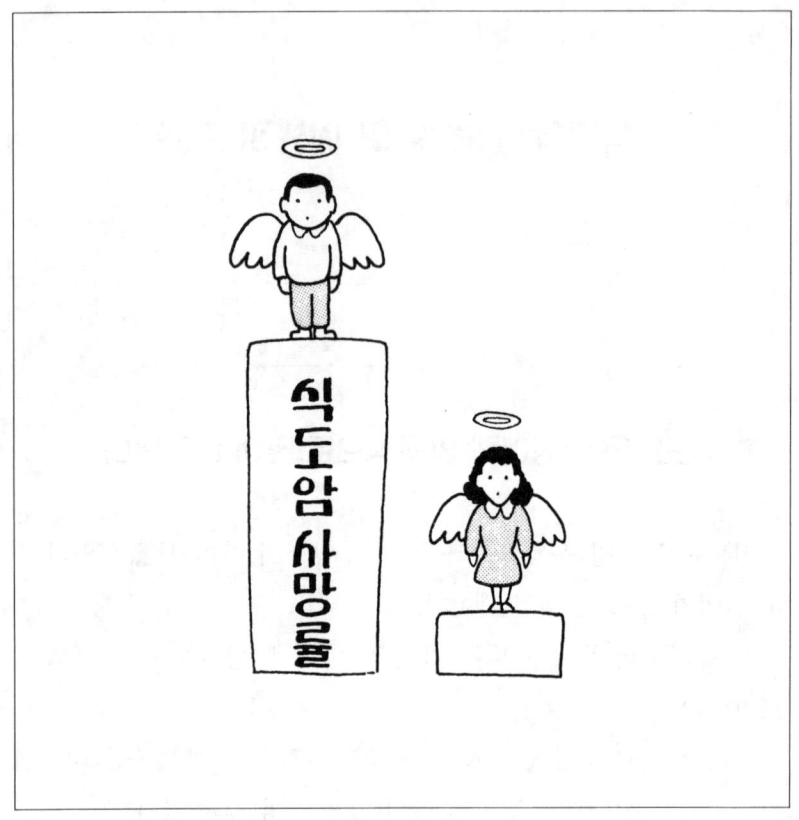

◢ 식도암은 라이프 스타일의 영향을 많이 받는다

식도암의 원인은 아직 충분히 밝혀지지 않고 있다.

하지만 식도에 장해를 일으켜서 암을 발생시킬 위험성이 있는 것(위험 인자)에 대해서는 통계적으로 상당히 알려져 있다.

우선 식도암은 남성에게 압도적으로 많이 발생하고 있는 점이 주목된다. 즉, 남녀의 라이프 스타일의 차이가 상당한 영향을 미치고 있는 것이 아닐까라고 생각된다.

예를 들면, 음주나 흡연 습관 등이다.

치료는 외과적으로 절제하는 것이 기본이지만, 이 경우 식도를 봉합해서 재건하기 위한 수술도 더해지게 된다.

임파절에 전이를 볼 수 있었을 경우는 임파절을 적출(임파절 곽청)한다. 초기암에 대해서는 최근 레이저를 이용한 치료도 이루어지고 있다.

암이 진행해서 수술이 무리인 경우에는 방사선이나 항암제에 의한 치료가 중심이다.

더구나 식도암의 경우 초기암의 상태에서 발견·치료 가능하다면 5년 이상의 생존률은 80% 이상을 기대할 수 있다.

■ 식도암의 징후로 나타나는 주요 특징과 포인트

식도에 해당하는 부위, 즉 목구멍 안쪽에서부터 위에 걸친 부분에 증상이 나타나는 경우가 많다.

특히 물이나 음식을 삼켰을 때 식도에 이상, 위화감이 없는지 주의하사.

■ 식도암의 중요 징후와 증상에는 어떤 것들이 있는가

(1) 온 몸에 걸쳐서 나타나는 식도암의 주요 증상

① 식욕이 없다

소화기계의 암을 중심으로 암 전반에 볼 수 있는 증상이다.
식도암에서도 이와 같은 증상을 볼 수 있다.

② 여윈다

이것도 소화기계의 암을 중심으로 암 전반에 볼 수 있다. 식도
암에서도 이와 같은 증상이 나타는 경우가 있다.

③ 구역질(구토)이 난다

이 증상은 소화기계의 암에서는 흔히 나타난다. 당연히 식도암
에서도 그와 같은 증상을 볼 수 있는데, 실제로 토하게 되면 암은
어느 정도 진행되어 있을 가능성이 있다.

(2) 몸의 일부에 부분적으로 나타나는 식도암의 증상

① 목소리가 쉰다

경부(頸部)에서의 신경 등을 암이 압박한 영향으로 목소리가
쉬는 경우가 있다. 단, 식도암에 의해 그와 같은 증상이 나타났을
경우에는 어느 정도 진행되어 있을 가능성이 있다.

② 눈꺼풀이 늘어진다

이 안검하수(眼瞼下垂)도 경부의 신경 등을 암이 압박함으로써
생기는 증상이다.

눈꺼풀의 변화는 비교적 알기 쉽지만, 이 이외에 눈동자가 작아
지는 등 눈에 변화가 나타날 가능성이 있으므로 주의하자.

③ 음식을 삼키면 목에 걸리는 듯한 느낌이 든다

암이 생겨서 식도가 좁아지면 실제로 여러가지 느낌이 난다.

그 중에서도 비교적 많은 것은, 음식을 삼켰을 경우 걸리는 듯한 느낌이 나는 것이다.

단, 면류나 액체는 별로 그런 느낌이 없는 것도 특징이다.

④ 음식을 삼킬 때 가슴이 아프다

이것도 암으로 인해 좁아진 식도를 음식이 자극했을 때의 반응 중 하나이다.

식도는 상하로 긴 장기이지만, 암이 발생하는 것은 가슴의 위치가 대다수를 차지하고 있다.

이 때문에 통증을 흉부에 느끼는 경우가 많다.

이 실제적인 감각은 흉부 중앙에 있어서 늑골과 이어져 있는 뼈(흉골) 뒤쪽이 아프다라는 경우가 많은 것 같다.

⑤ 식사나 청량 음료수가 식도부에 스며드는 느낌이 든다

액체상의 음식을 삼켜도 그 형태 관계상 걸리는 듯한 느낌은 좀체로 없다.

하지만 액체상의 음식은 스며든다는 형태로 증상을 나타내는 경우가 있다.

⑥ 먹은 음식이 위쪽으로 내려가는 것이 느껴진다

이것도 식도암에 대한 음식물의 자극을 느낀 것이다.

이 경우 암이 퍼져 있다고 생각될지도 모르지만 실제로는 상당히 초기부터 볼 수 있는 자각 증상이다.

⑦ 식도에 왠지 이물감이 있다

음식물이나 물은 삼키지 않더라도 암 자체의 영향으로 이물감을 느끼는 경우가 있다.

이 경우, 반드시 암이 진행해 있다고는 할 수 없다.

⑧ 목죽지가 부어 있다

식도암의 영향으로 임파절이 붓는다고 한다면, 주로 목죽지에 해당하는 부위이다. 상처나 감염 등이 없는데도 불구하고 목 아래쪽에서 쇄골 위에 해당하는 부분이 부어 있거나 하지 않는지, 주의하자.

⑨ 명치(위) 주변이 아프다

식도는 상하로 긴 장기인 만큼 암이 발생한 부위에 따라서 자각 증상이 다소 달라진다.

식도에서도 위(胃) 바로 윗 부분에 암이 발생했을 경우, 위 주변에 무엇인가가 짓눌리는 듯한 답답한 느낌의 통증이 나타나거나 위화감을 느끼게 된다.

◾ 식도암의 징후를 일찍 발견하는 법

(1) 직장 등의 단체 검진을 활용한다

직장 등의 단체 검진을 잘 활용하는 것도 자신의 건강에 대한 이상 유무를 초기에 확인하는 지혜가 될 수 있다. '늦게 발견하면 만사가 끝장'이라는 것이 바로 '암(癌)'이라는 난치병이다.

따라서 정기적인 검진을 받는 것도 대단히 중요하지만, 전체적인 건강 검진을 받을 기회가 있을 때에는 평소의 징후를 감안하여 의심이 가는 부위는 말설이지 말고 정밀 검진을 받도록 하는 것이 중요하다.

많은 환자들이 암 증세를 자각하고 검진을 받았을 때는 이미 상당한 진행이 이루어진 다음이기 때문에 죽음을 피할 도리가 없게 되는 경우가 대부분이다.

그러므로 평소의 이상 유무를 잘 체크해 보도록 하고, 검진 받을 기회가 있는 경우에는 그 기회를 최대한 활용하도록 하자.

(2) 식사 때의 느낌이 이상하면 지체하지 말고 정밀 검진을 받자

상부 소화관 X선 검사 등을 통해서 식도의 이상을 체크해 본다. 대부분 X선 검사를 통해 식도의 이상이 나타난다.

또한 의료 기관에서는 문진도 반드시 이루어지고 있는데, 식도암의 초기 발견을 위해서는 이 문진도 중요하다.

식사때마다 음식이 막히는 듯한 느낌이들면 이 점을 정확히 호소하자. 평소에 자기 자신의 건강에 대한 관심이 무엇보다 중요하다. 식사때의 느낌이 이상하면 망설이지 말고 의료 기관을 찾아가 정밀 검진을 받도록 하자.

◤ 어떤 사람이 식도암에 걸리기 쉬운가

식도암의 위험 인자는 어느 정도 알고 있다. 우선 그것을 소개하기로 한다.

ㄱ) 흡연 습관이 있으면, 비흡연자의 2배 정도 식도암에 의한 사망률이 높아진다.

ㄴ) 음주(알콜)는 여러 가지 형태로 식도에 악영향을 준다. 식도암에 대해서도 음주가 관계하고 있다고 생각되고 있다.

ㄷ) 흡연에 음주가 더해지면, 식도암을 일으킬 위험성이 더욱 높아진다고 보여지고 있다.

ㄹ) 뜨거운 음식을 일상적으로 먹으면 식도암을 일으키기 쉽다는 사실이 분명해졌다.

예를 들면 뜨거운 죽을 후루룩 후루룩 잘 먹었던 사람에게서 식도암 발생이 많은 사실이 나타나고 있다.

ㅁ) 고사리 무침을 많이 먹고 있는 사람에게 식도암이 많이 발생하는 경향이 있다. 그러나 고사리에 포함되어 있는 어느 물질에 문제가 있는지는 아직 분명하게 밝혀지고 있지 않다.

ㅂ) 식도암의 발생은 식도 아라카시아(무이완증)라는 병과의 관계도 추측되고 있다.

이 식도 아라카시아에서는 식도와 위의 접합부, 즉 위 입구(분문부)가 느슨해지지 않게 되어 그곳이 막혀 버리기 때문에 음식을 삼킬 수 없게 된다라는 특징적인 증상이 나타난다.

이 병태가 오래 계속되면 식도암을 일으키기 쉬워진다는 사실이 확인되었다.

ㅅ) 발레트 식도(혹은 발레트 증후군)의 진단을 받은 사람은 일단 식도암을 주의해야 한다. 이것은 식도 하부에 만성적으로 궤양이 생기는 병태이다.

그와 같은 위험 인자가 있는 사람은 식도의 증상에 특히 주의하도록 하자.

흡연이나 음주의 습관이 있는 사람은 금연과 함께 절도있는 음주를 유의한다.

또한 식도 아라카시아, 발레트 식도 등의 사람은 정기적인 진찰을 받는 것이 바람직하다.

◪ 식도암의 주요 징후

- 식욕이 없다.
- 여윈다.
- 구역질이 난다.
- 눈꺼풀이 늘어진다[위험한 상태].
- 음식을 삼키면 목에 걸리는 듯한 느낌이 든다[위험한 상태].
- 음식을 삼킬 때, 가슴이 아프다[위험한 상태].
- 먹은 음식이 위쪽으로 내려가는 것이 느껴진다[위험한 상태].
- 식도에 왠지 이물감이 있다.
- 명치(위) 주변이 아프다.
- 목줄기 부분이 부어 있다[위험한 상태].

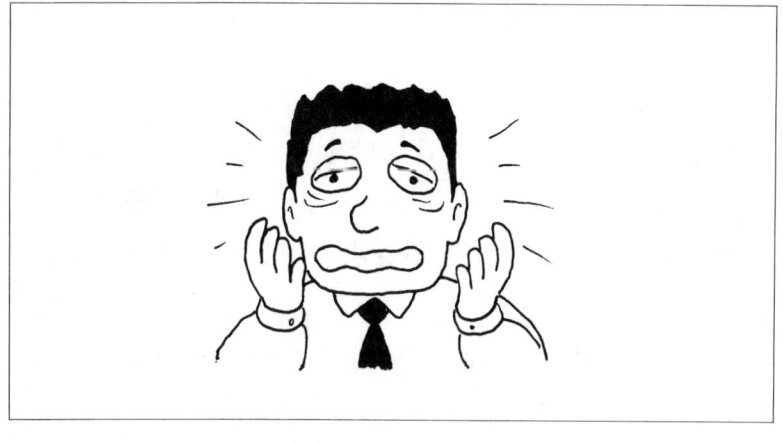

유방암(乳房癌)의 예방과 치료

◪ 여성에게는 5번째로 많이 나타나는 것이 유방암이다

유방은 전체적으로 지방이 풍부한 조직이지만, 암이 발생하는 것은 주로 유관이라고 불리는 부위이다.

즉, 유도(乳道) 속에서는 유방 전체에 걸쳐서 유관(乳管)이라고 불리는 가는 관이 퍼져 있어서, 이곳을 거쳐서 젖(유즙)이나 혹은 분비물이 나온다.

암의 대부분은 그 유관에 발생하고 있다.

'90년대 초에 유방암에 의한 사망자 수는 6천여 명(그 중 여성이 90% 이상)으로 자궁암에 의한 사망자 수를 완전히 웃돌고 있다.

이것은 여성의 경우 위암, 간장암, 대장암, 폐암 다음으로 많은 숫자이다.

더구나 남성이라도 유방암에 의한 사망자 수는 매년 수십 명에 이른다.

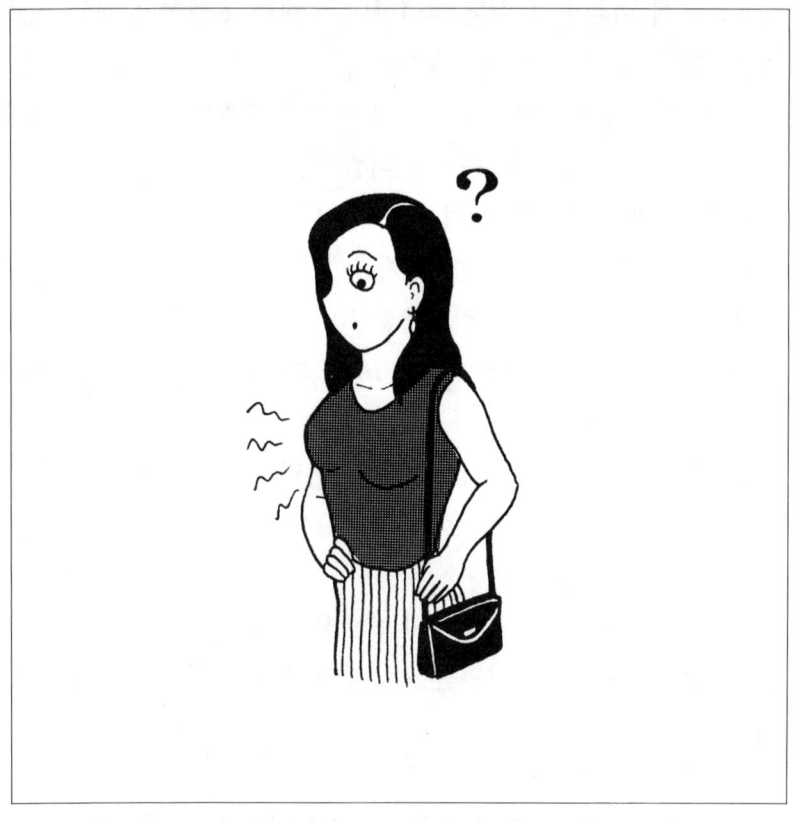

　유방암은 비교적 젊은 사람에게도 발생하는 것이 특징이다. 유방암의 발증에는 식생활의 서구화 등도 포함한 라이프 스타일의 변화와 유방암의 관계를 추측할 수 있다.

　또한 유전자 면에서의 연구도 적극적으로 진행되고 있다.

◤ 유방 온존술(乳房溫存術)도 보급되고 있다

　치료는 외과적으로 암을 적출하는 것이 기본이지만, 최근의 큰 흐름으로서 미적인 요소도 고려하여 크게는 절제하지 않는 수술 방식(축소 수술)이 선택되고 있다.

또한 최근 외국의 영향도 있어서 유두부(乳頭部)를 남기는 수술 방식(유방 온존술)도 이루어지게 되었다.

이 경우, 방사선에 의한 치료도 강력하게 실시한다.

단, 어떤 유방암이나 유방 온존술이 적용되는 것은 아니다. 그 적용 기준은 전이가 없는 직경 2센티 이하의 암이다.

'90년대 초에 이미 일본에서는 10~20%의 유방 온존술이 시술되고 있다고 발표된 바 있다.

그렇지만 종래의 수술 방식과 비교하면 이론적으로 유방 온존술은 유방을 남기는 만큼 암세포를 남기기 때문에 재발할 확률이 조금 높아진다고 생각할 수 있다.

그러나 재발한 시점에서 다시 유방을 크게 절제하면 되는 것으로서, 이와 같이 해도 사망률은 종래의 수술 방식과 같다라는 견해도 있다.

◢ 유방암의 징후로 나타나는 주요 특징과 포인트

유방암은 한 마디로 유방·유두 등의 이상이다.

우선, 평소에 유방 등 흉부를 거울에 비쳐서 그 모양을 기억해 두도록 하자.

여러 가지 방향에서 사진을 찍어 두는 것도 좋은 방법이다.

단, 유방의 응어리나 형상의 변화 뿐만은 아니다. 분비물이라는 형태로 증상이 나타나는 경우도 있다.

예를 들면, 브래지어에 피같은 것이 묻거나 하는 일이 없는지 주의하자.

또한 유방암은 마치 여성에게만 일어나는 질병처럼 전해지기 쉬운데, 숫자는 적지만 남성에게도 발생한다.

'90년대 초에 50여 명의 남성이 유방암으로 사망했다. 유방암은 남성에게도 일어난다는 사실이 조금 더 알려진다면 그 사망자 수는 줄일 수 있지 않을까 한다.

반드시 남성도 흉부의 이상에는 주의해 주기 바란다.

■ 유방암의 중요 징후와 증상에는 어떤 것들이 있는가

(1) 유방·유두에 나타나는 유방암의 중요한 징후와 증상

① 유방을 손가락으로 만지면 '응어리'가 느껴진다

이것이 가장 기본적인 초기 발견법이므로, 가끔씩 그와 같은 자기 검사(뒤에 설명함)를 해 보자.

유방 속의 암의 크기가 2㎝ 정도가 되면 '응어리'를 충분히 만질 수 있다.

또한 이 정도의 크기로 암을 발견할 수 있다면, 치유를 기대할 수도 있다. 그와 같은 '응어리'는 유방암 환자의 약 90%에서 보여지고 있다.

많은 경우, 그것은 눌러도 전체적으로는 움직이지 않고, 통증도 없다. 더구나 '응어리'가 있다고 해도 20세 전후의 젊은 여성이라면, 그것은 유선 선유선종(乳腺線維線腫)이라는 양성 종양일 가능성쪽이 훨씬 높기 때문에 마음을 진정시키고 의료 기관을 찾아가 정밀 검진을 하기 바란다.

② 유방의 모양이 조금 변했다

암으로 인해 유방이 변화하는 경우가 있다. 평소부터 유방의 형상, 유두의 방향 등을 잘 관찰해서 기억해 두자.

또한 유두 방향의 변화에 주목하는 것도 좋은 방법이다.

③ 유방의 좌우 크기가 다르다

과거의 유방 모양을 기억하지 못하고 있다면, 좌우 유방의 모양을 비교해 보는 것이 실제적인 방법이다.

이 경우에도 유두의 방향이 가지런한지, 그 방향에 변화가 없는지 주의해 보자. 더구나 크기에 차이가 나타나는 원인으로서는 암 자체에 의한 변화, 암을 원인으로 하는 염증 등을 생각할 수 있다.

④ 유방에 '켕김'이 있다

암으로 인해 유방에 염증이 일어났을 경우, 유방이 전체적으로 켕기는 경우가 보통이다.

이 경우, 유방의 감각 뿐만 아니라 좌우 유방의 크기 등도 비교해 보자.

⑤ 유두에서 혈액이 섞인 분비물이 나온다

평소부터 유두를 집어 보아서 분비물이 나오는지 어떤지 테스트하도록 하자.

분비물은 ㄱ) 투명하거나 혹은 유백색의 것, ㄴ) 피가 섞여 있거나 갈색의 것 —중 하나일 것이다.

그로 인해 진단 결과는 상당히 달라진다. 여기에서 주의를 요하는 것은 ㄴ)의 경우이다.

이와 같은 증상은 언뜻 진행하고 있는 암같이 생각될지도 모른다. 물론 진행암일 가능성도 있다.

하지만 실제로는 초기암(전이가 없는 암)인 경우가 많다. 따라서 의심가는 증상이 발견될 경우에는 침착하게 의료 기관을 찾아가 정밀 검진을 받은 후 조치를 취하도록 하자.

⑥ 유두를 중심으로 습진이 생긴다

유두의 습진, 진무름도 특징적인 증상이다. 비교적 고령의 여성에서 그와 같은 증상, 또는 피부 변화에 따르는 '부스럼 딱지'가 보여지는 경우, 유방암과 관련된 '페이제트병'일 가능성이 높으므로 당장 의사의 진찰을 받도록 하자.

⑦ 유두의 모양이 변해 있다

암으로 인해 정상적인 조직이 팽팽히 당겨지면, 유두의 일부가 움푹 패이거나 변형되기 일쑤다.

단, 이것은 암이 발생한 위치에 따라서도 다르게 나타나므로 유의해서 관찰하도록 한다.

⑧ 유방 피부의 일부가 '보조개'처럼 패여 있다

이것은 전문가 사이에서 '보조개 증후'라고 불리는 것으로, 초기 발견을 위한 매우 중요한 징후이다.

보통 이 '보조개'는 유방암 바로 위의 피부에 생긴다.

특히 양 팔을 위로 올렸을 때, 혹은 두 개의 손가락으로 '응어리'를 집었을 때, 그와 같은 '보조개'가 나타나지 않는지 관찰해 보자.

이 경우 유방 아래쪽 등도 무시할 수 없다. 보기 어려운 부위에 대해서는 거울 등을 이용해 보자.

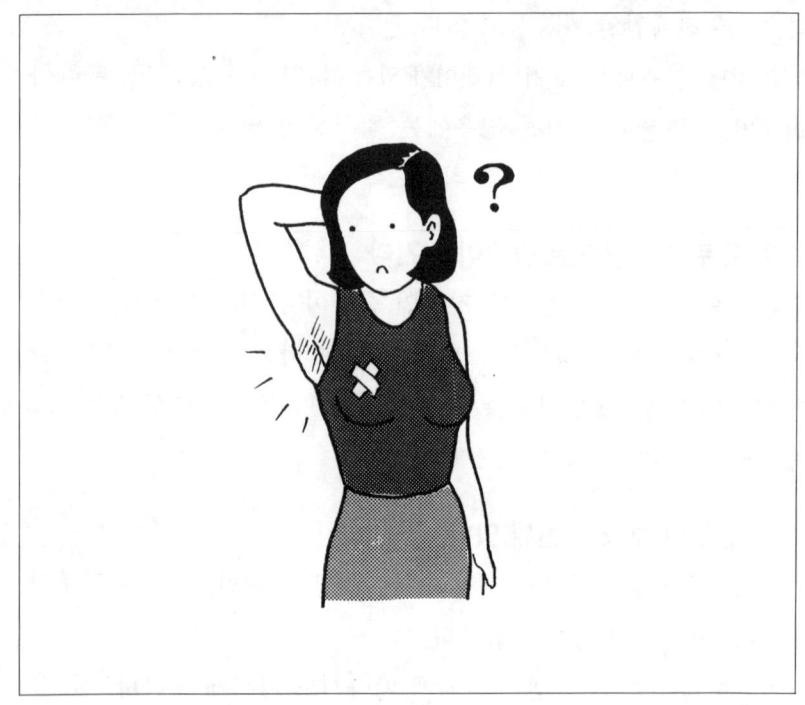

⑨ 유방에 요면(凹)이 생겨 있다

암이 어느 정도 커지면 그 위의 조직이 '움푹 들어가기' 때문에, 유방의 표면이 패이는 경우가 종종 있다.

따라서 이 경우, 앞에서 말한 '보조개 증후'보다도 진행된 암일 가능성이 훨씬 높다.

⑩ 유방에 가까운 겨드랑이 밑이 부어 있다

암이 가까운 겨드랑이 밑(액하)의 임파절에 전이한 것 같은 경우, 이러한 증상이 나타난다.

실제로 이것으로는 초기암을 발견할 수 없지만, 임파절의 증상으로 유방암이 발견되는 경우도 적지 않다.

유방에 '응어리' 등의 변화도 있다면, 당장 의료 기관을 찾아가 정밀 검진을 받도록 하자.

◪ 유방암의 징후를 일찍 발견하는 법

(1) 정기적으로 유방암 검진을 받자

의료보험조합 등을 통해서 유방암 검진을 받을 수 있는 기회를 활용하거나 아니면 자주 이용하는 의료 기관을 통해서 정기적으로 유방암 검진을 받도록 한다. 조금이라도 이상한 느낌이 들 때에는 망설이지 말고 의료 기관을 찾도록 해야 한다.

모든 암이 초기 발견을 하지 못하여 낭패를 보는 일이 많으므로, 수시로 검진을 받아 불치의 병으로부터 생명을 보호하도록 하는 것이 원칙이다.

일반 의료 기관의 경우, 스크리닝 검사(제1차 검사)에서는 문진, 시진, 촉진이 이루어지며, X선 검사는 없다.

'90년대 초에는 약 2백여만 명이 검진을 받았고 그 중 11만여명이 재검진을 받았다. 그 중 2천여 명에게서 유방암이 발견되었다. 이것은 전 수진자의 0.08%에 해당한다.

(2) 직장 등의 단체 검진을 활용한다

직장 등의 단체 검진에서도 여성에 대해 유방암 검진이 이루어진다.

단, 자기 검사에서 '응어리'를 느끼는 것 같은 경우에는 단체 검진 뿐만이 아니라 별도로 외과계의 의료 기관을 찾아가서 보다 정밀한 검사를 받도록 한다.

유방암을 주로 담당하고 있는 것은 외과 의사이다.

물론 '유선 외래'를 내걸고 있는 의료 기관, 암을 전문으로 하고 있는 병원이나 의료 센터를 찾아가서 검진을 받아도 상관없다.

(3) 반드시 자기 검사를 하자

유방암을 초기에 발견하기 위해서는 1년에 한 번 정도의 검진보다도, 일상에서의 자기 검사가 가장 중요하다고 해도 과언이 아닐 것이다.

실제로 자기 검사에는 여러 가지 방법이 있지만, 여기에서는 일반적인 것을 소개한다.

① 시진(視診)

거울 앞에 서서 우선, 유방의 크기나 형상에 변화가 없는지, 좌우에 차이가 없는지, 유두에 습진 등이 없는지를 관찰한다.

물론, 가능하면 거울을 보지 않고 직접 유방을 관찰해도 상관없다. 또한 양 팔을 올렸다 내려서 유방의 특히 아래쪽에 '보조개' (앞에서 설명함)가 나타나지 않는지 잘 확인하자.

② 촉진(觸診)

우선 요 등의 위에 똑바로 눕는다. 혹은 목욕할 때 등에 의자에 앉은 상태라도 상관없다.

엄지 이외의 손가락을 가지런히 모아서, 그들 손가락의 볼을 이용해서 몸 측면에서부터 안쪽으로 손가락의 볼을 움직여 더듬어 가서, '응어리'가 없는지 체크한다.

이것을 수차례 왕복하면, 유방 전체의 검사를 할 수 있다.

덧붙이자면, 암이 발생하기 쉬운 것은 유방의 중심에서 위쪽이나 몸 바깥쪽이다. 그 주변의 변화에 특히 주의하자. 더구나 그와 같이 평행 이동하지 말고, 유두를 기점으로 해서 소용돌이 모양으로 혹은 방사상으로 손가락의 볼을 움직여서 유방 전체를 더듬어 가는 방법도 있다.

또한 여기서는 겨드랑이 밑도 반드시 만져 보도록 해서, 임파절이 부어 있지 않은지 체크하자.

③ 분비물의 체크

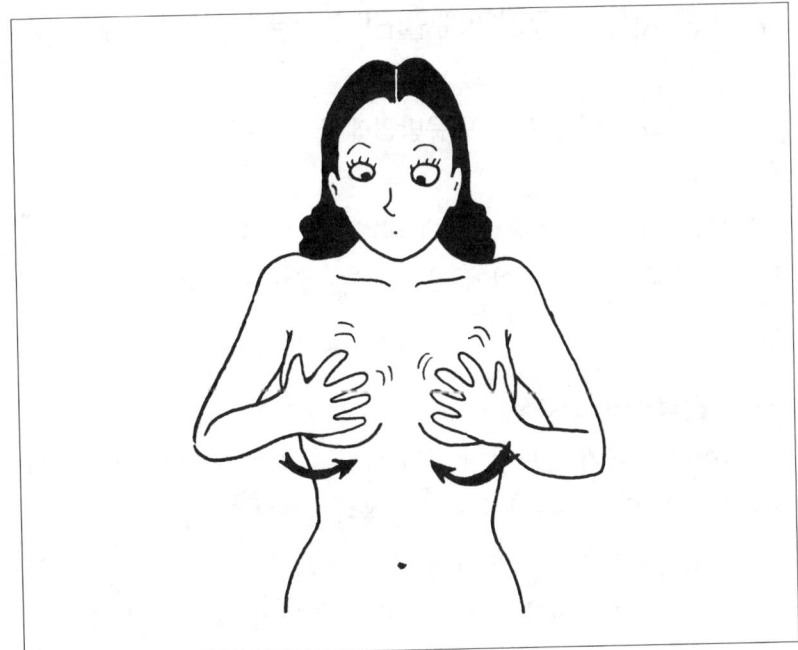

유두 부분을 집어 보아서 혈액상의 분비물, 혹은 다갈색의 점액 등이 나오지 않은지 체크한다.

이상의 검사는 한 달에 한 번의 빈도로 실시하도록 하자.

그 시기로서는 생리가 끝나고 1주일째 정도, 즉 월경의 영향이 유방에 미치지 않을 때가 적당하다.

이렇게 해서 자기 검사를 계속하면 암이 발생해도 초기 단계에서 발견할 수 있을 가능성이 크다고 할 수 있다.

덧붙이자면, 의료 센타의 조사 등에서 자기 검사를 하고 있는 그룹과 그렇지 않은 그룹을 비교했더니, 유방암이 발견되어 치료했을 경우, 자기 검사를 하고 있는 그룹쪽의 생존률이 분명히 양호하다는 데이타가 나와 있다.

◼ 어떤 사람이 유방암에 걸리기 쉬운가

(1) 결혼하지 않은 사람이 유방암에 걸릴 확률이 높다

유방암에 걸리기 쉬운 사람에 대해서는, 지금까지의 역학적 조사 등을 통해 상당히 알려져 있다. 예를 들면 다음과 같은 위험인자를 가진 사람이다.

① 유전적 요인(가족성)

모친이나 자매가 유방암에 걸린 사람은, 그렇지 않은 사람에 비해 유방암에 걸릴 가능성이 약 2배 높아진다고 한다.

또한 모친도 자매도 유방암에 걸린 경우, 유방암에 걸릴 가능성은 보다 높아진다. 따라서 가족 중에 유방암에 걸린 적이 있는 사람이 없는지 살펴보는 것도 초기 암의 발견에 매우 중요하다.

② 동물성 지방·단백질 등을 많이 먹는 사람

식사 문제와도 관계가 있는데, 동물성 단백질이나 동물성 지방을 많이 섭취하고 있는 사람은 유방암의 위험성이 높아진다. 구체적으로는 지방이 많은 돼지고기를 매일 먹고 있는 것 같은 사람은 주의가 필요해진다.

③ 미혼·독신(미혼)여성

여성의 경우 결혼한 여성에 비해 혼자 사는 여성 쪽이 유방암의 위험성이 높아진다. 남성도 마찬가지이다.

④ 고령 출산자

초산 연령이 30세 이상일 경우, 유방암에 걸릴 위험성이 약간 높아진다.

(2) 전문직에 종사하는 사람이 유방암에 걸릴 확률이 높다

① 전문직·관리직

전문적 직종이나 혹은 관리직에 있는 사람은 그렇지 않은 사람에 비해 유방암에 걸릴 위험성이 두 배 정도 높아진다. 여기에는 전문직이나 관리직에 종사함으로 인한 라이프 스타일의 변화가 영향을 미치고 있다고 생각된다.

② 초경이 빠르다

초경 연령이 11세 이하일 경우, 그 이외의 사람에 비교해 유방암의 위험성이 두 배 정도 높아진다.

③ 폐경이 늦다

55세를 지나서 폐경이 있었던 사람은 그보다 전에 폐경한 사람에 비해 유방암의 위험성이 조금 높아진다.

④ 비만

비만인 사람은 유방암에 걸릴 위험성이 약간 높아진다. 이 경우, 실제로는 동물성 지방 등의 과잉 섭취로 인한 영향도 생각할 수 있다.

⑤ 유방암에 걸린 적이 있는 사람

이것은 유방암의 재발과는 의미가 다르다. 유방암의 병력이 있는 사람은 다른 장소에 새로운 유방암이 생길 가능성이 분명히 높다는 뜻이다.

⑥ 유선 질환의 병력

유방암은 아기가 먹을 젖을 만드는 조직인 유선에 발생한다. 또한 그 유선에서는 암은 아니지만, 유선증이나 유선 선유선종양이라는 병도 발생한다. 그들 양성의 유선 질환 병력이 있는 사람은 그렇지 않은 사람에 비해 유방암에 걸릴 위험성이 3배 정도 높아진다.

⑦ 기타

일반에 문제가 되는 흡연에 대해서는 유방암에 대한 영향을 잘 모르고 있다. 하지만, 유방암에도 주의하는 것 이상으로 좋은 방법은 없다.

또한 음주(알콜)에 대해서는 흡연 이상으로 영향이 있는 것 같다.

따라서 음주나 흡연은 가급적 삼가하도록 하는 것이 좋다.

◪ 유방암의 주요 징후

- 유방에 '응어리'가 느껴진다[위험한 상태].
- 유방의 모양이 조금 변했다.
- 유방의 좌우 크기가 다르다.
- 유방에 '켕김'이 있다.
- 유두에서 혈액이 섞인 분비물이 나온다[위험한 상태].
- 유두를 중심으로 해서 습진이 생긴다[위험한 상태].
- 유두의 모양이 변했다.
- 유방의 피부 일부가 '보조개'처럼 패여 있다[위험한 상태].
- 유방에 요면(凹)이 생겨 있다[위험한 상태].
- 유방에 가까운 겨드랑이 밑이 부어 있다.

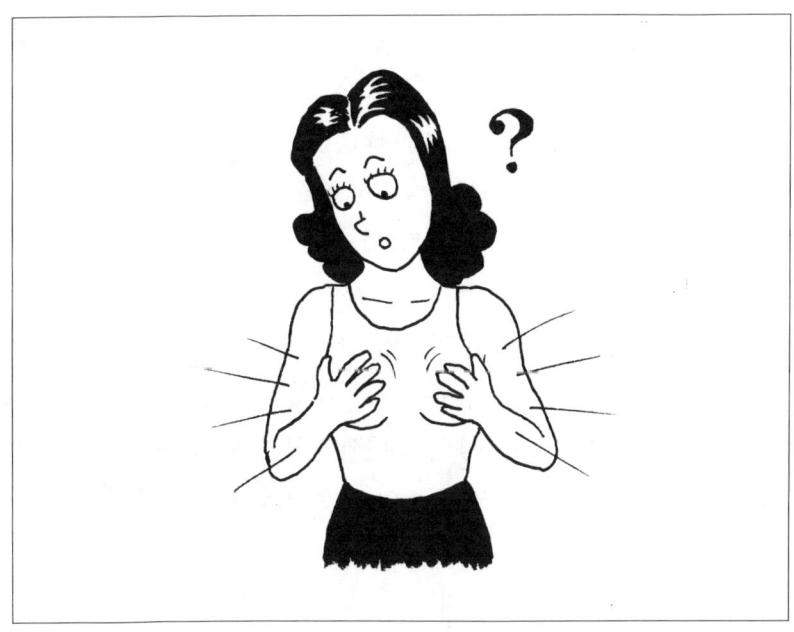

백혈병(白血病)의 예방과 치료

◤ 백혈병은 혈액 중의 세포의 암이다

혈액 중에는 적혈구, 백혈구, 혈소판 등 혈구 성분이라고 불리는 세포가 존재한다. 그것들은 주로 골수에서 만들어지고 있지만, 갑자기 완성된 혈구 성분으로서 나타나는 것은 아니다.

우선, 간세포라고 불리는 미성숙한 세포로서 탄생한다.

이것이 여러 단계를 거쳐서 각 혈구 성분으로 분화·성숙해 가는 것이다.

그 분화가 초기 단계에서 멈추어 내려서 골수 등에서 미분화 상태의 세포가 이상하게 늘어나는 것이 급성 백혈병이다.

한편, 간세포가 분화·성숙할 때까지의 여러 단계에서 암으로 변해 이상하게 늘어나고 있는 것이 만성 백혈병이다. 이것은 서서히 진행하기 때문에 '만성'이라고 한다.

백혈병으로 인한 사망은 최근 거의 보합 상태에 있다.

이 큰 요인으로서는 치료법의 진보를 들 수가 있다.

하지만 '90년대 초에 백혈병으로 인한 사망자 수는 5천여 명으로 결코 적은 숫자는 아니다. 모든 연대에서 사망자가 나오고 있는 것도 특징이다

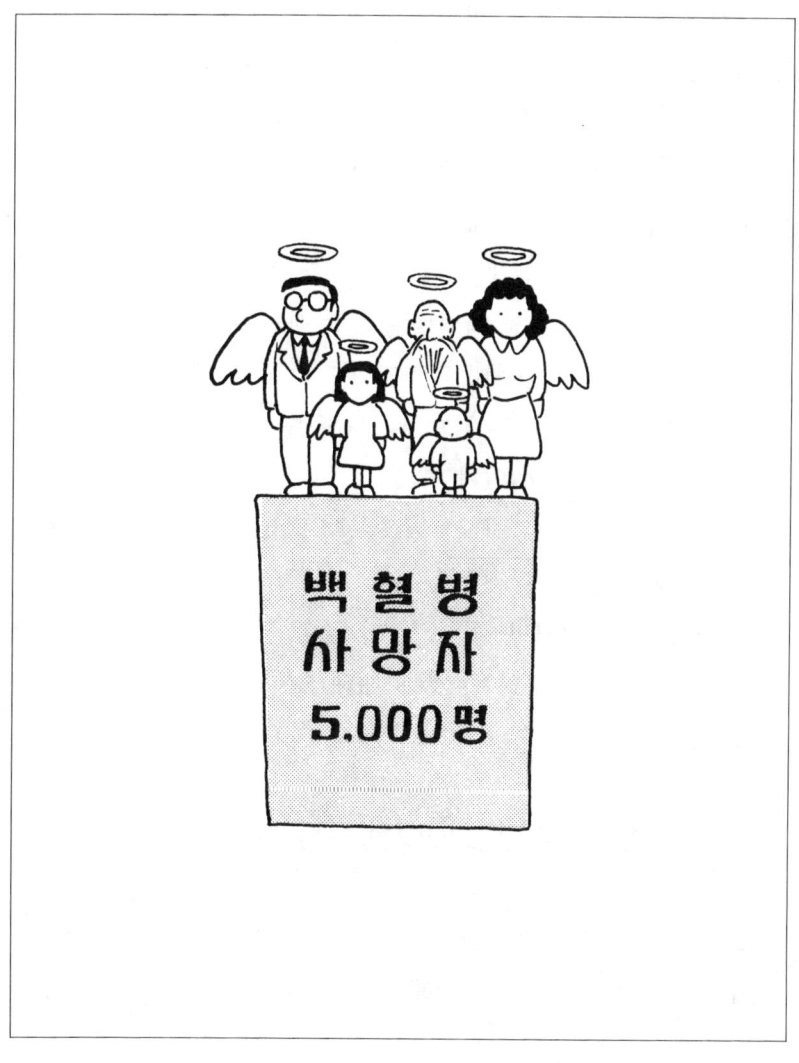

■ 기대되는 치료법이 개발되고 있다

백혈병을 유발하는 위험 인자에 대해서는 제법 분명하게 알려져 있다.

구체적으로는 방사선, 바이러스, 벤젠이나 알킬화제 등의 화학 물질 등이다.

또한 유전자면에서의 연구도 진행되고 있다. 유전자의 이상(유전자의 이동=전좌), 암유전자의 발현 등과의 관계가 제법 명백히 밝혀져 있다.

치료는 이른 바 항암제를 이용한 화학 요법 중심이다. 또한 급성 혹은 만성의 '골수성 백혈병'이라고 불리는 타입의 것에 대해서는 골수 이식이 가능하며 근치된다.

또 한 가지, 최근 주목받고 있는 치유률이 매우 높은 치료법으로서 분화 유도 요법이 있다.

이것은 글자 그대로 간세포가 정상적으로 성숙 세포로 분화하도록 이끌어 주는 치료법이다.

구체적으로는 백혈병 중 '급성 전 골수 구성 백혈병(急性前骨髓球性白血病)'이라고 불리는 것에 대해 레티노인산(활성형 비타민A)을 투여한다.

■ 백혈병의 징후로 나타나는 주요 특징과 포인트

백혈병은 '혈액의 암'으로 비유되는데, 개념상 혈액의 기능과 면역력이 저하하는 병으로 이해해 두면 될 것이다.

또한 백혈병은 급성과 만성으로 크게 나눌 수 있다.

우선, 급성 백혈병의 경우는 피가 쉽게 멈추지 않게 되거나, 빈혈이나 감염을 쉽게 일으키게 되는 것이 큰 특징이다.

눈에 보이는 징후나 증상으로서는 출혈이나 내출혈이 있다.

빈혈 또는 감염을 원인으로 한 피로감, 열 등도 쉽게 나타나게 된다.

한편 만성 백혈병에서는 복부의 위화감·불쾌감이 있는 정도로, 급성 백혈병에서 볼 수 있는 듯한 증상은 거의 없다.

그런 만큼 식욕 부진 등 암 전반에서 볼 수 있는 징후에 주의가 필요하다.

■ 백혈병의 중요 징후와 증상에는 어떤 것들이 있는가

(1) 온몸에 걸쳐서 나타나는 백혈병의 징후와 증상

① 갑자기 발열했다

세균이나 바이러스 감염이 일어나면 발열한다. 백혈병의 경우 바이러스나 세균 침입을 막는 역할을 하고 있는 백혈구가 암으로 변해서 면역 기구가 충분히 역할을 못하기 때문에 감염을 일으켜서 쉽게 발열하게 된다.

② 장기간 고열이 계속된다

38도 이상의 열이 며칠이나 계속된다고 하면, 면역 기구의 이상이나 기능 저하를 생각할 수 있다. '감기'와 같은 증상이라도 고열이 계속되면 일찌감치 의사의 진찰을 받아보도록 한다.

③ 피부에 푸른 반점이 생긴다

'푸른 점'은 피하 출혈을 의미한다. 특히 뭔가에 몸을 부딪친 것도 아닌데 여기 저기에 피하 출혈을 볼 수 있는 것 같은 경우에는 일찌감치 의사의 진찰을 받아보도록 한다.

더구나, 이른 바 '점'이 아니고 점 모양으로 내출혈(피하 출혈)하고 있는 경우도 있다.

④ 피부에 적색이나 보라색의 발진이 나타난다

이 발진은 출혈에 의한 것이 아니고, 면역계의 이상에 의한 것이다.

감염이 쉽게 일어나게 된 것도 이와 관계가 있다고 생각된다.

⑤ 쉽게 피로해진다

급성 백혈병에서는 특히 피로감·권태감이 자주 나타난다.

이는 직접적인 원인은 빈혈이라고 생각된다. 실제 피로감을 계기로 만성 백혈병이 발견되는 경우가 적지 않다.

⑥ 이전에 비해 맥박이 빨라졌다

빈혈에 의한 증상일 가능성이 있다. 동시에 내출혈 등이 일어나고 있지 않는지 주의하도록 한다.

⑦ 식욕이 없다

만성 백혈병에서는 식욕 부진이 중요한 징후가 된다.

이 경우 복부에 있는 지라가 부어서 커짐으로써 여러 가지 소화기 증상이 나타난다.

또한 급성 백혈병의 경우에는 빈혈 또는 감염이 그 원인이라고 생각된다.

따라서 평소의 식습관을 잘 가져서 식욕부진을 막도록 하자.

⑧ 뼈 · 관절이 아프다

특히 소아의 경우, 이와 같은 관절의 통증이나 관절의 부종이 나타기 쉬운 것같다. 그 원인은 백혈병 세포가 골막을 침투하거나 골수의 변화 등이다.

(2) 몸의 일부에 부분적으로 나타나는 백혈병의 증상

① 머리가 아프다

백혈병(白血病)에서는 두 가지의 원인으로 두통이 나타나는 경우가 있다.

하나는 초기 빈혈에 의한 증상, 또 하나는 백혈병 세포가 뇌(중추 신경)를 침식하고 있는 그런 경우이다.

단, 두통은 흔한 증상이므로, 달리 내출혈 등이 없는지 주의하여 살펴 보도록 하자.

② 안색이 나쁘다(창백하다)

얼굴이 창백하거나 하는 것은 빈혈의 전형적인 증상이다. 백혈병에서는 적혈구도 감소해서 이것이 직접적인 원인이 되어 빈혈이 일어난다.

③ 조금만 움직이면 숨이 차다

이것도 빈혈에 의한 증상일 가능성이 있다. 숨이 찬 정도가 아니고, 호흡 곤란에 빠지는 경우조차 있다.

우리 몸의 생명의 원천을 이루는 요소 중 가장 중요한 것이 혈액(피)이다. 혈액에 이상이 생기면 생명의 위협을 받는다. 백혈병은 혈액의 질병 중에서도 가장 무서운 질병이다.

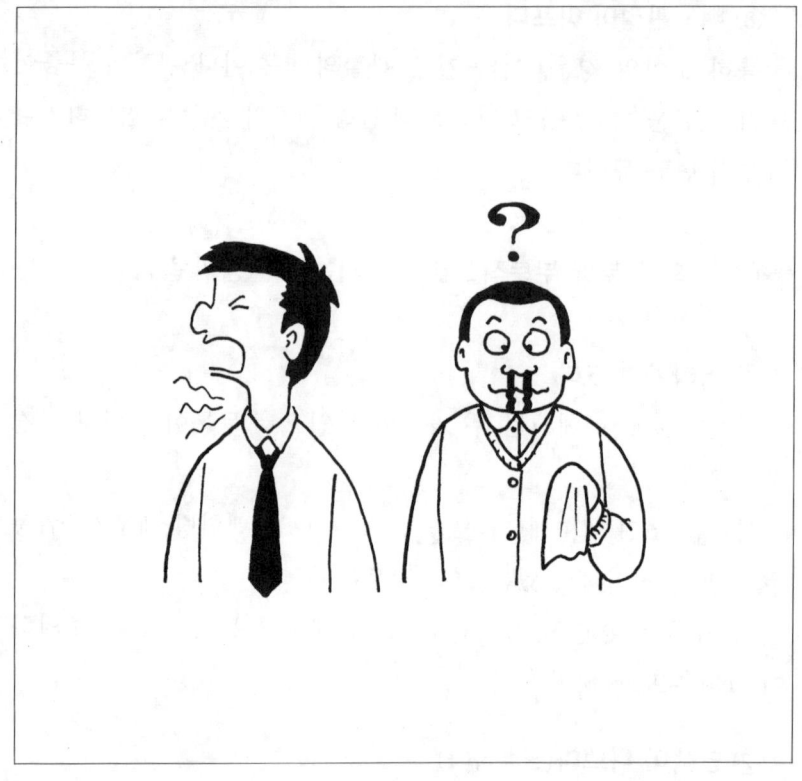

④ 목이 아프다

백혈병의 경우, 면역력의 저하로 인한 목의 감염, 혹은 백혈병 세포가 목(편도)을 침식하고 있는 등의 원인으로 목의 통증이 일어난다. 또한 백혈병 치료를 하지 않는 한 통증이 언제까지고 계속되는 것이 특징이다. 오래 계속되는 통증에는 주의하자.

⑤ 코피가 잦아졌다

베이거나 해서 출혈해도 자연히 멈추는 메커니즘의 하나로, 혈액 중의 혈소판이라고 불리는 세포의 응고 작용이 있다.

백혈병에서는 정상적인 혈액 세포가 충분히 만들어지지 않게 되므로, 혈소판도 감소해서 몸의 모든 부위로부터 쉽게 출혈을 일으키게 된다.

⑥ 잇몸의 출혈이 잦아졌다

이 출혈하기 쉬운 메커니즘은 앞에서 말한 바와 같다.

보통의 상태 뿐만 아니라 이를 닦을 때에 평소와 비교해서 잇몸에서 자주 피가 나고 있지 않는지 주의하자.

⑦ 치근염이 낫지 않는다

잇몸의 출혈이 아니고, 염증의 증상(치근염)을 보이는 경우가 있다. 이것은 면역력의 저하로 인한 감염에도 관계가 있다고 생각된다.

⑧ 가래에 피가 섞인다

백혈병으로 인해 호흡기가 감염되고 더구나 혈소판의 감소가 원인으로 호흡기계로부터 출혈이 있어 가래에 피가 섞여 있다고 하는 가능성도 부정할 수는 없다. 또한 혈담이 나오는 병에는 폐결핵이나 폐암 등 주의가 필요한 질병이 적지 않다.

⑨ 배가 팽팽한 것 같다

만성 백혈병으로 인해 지라가 부으면 배가 팽팽한 느낌이 든다.

이것은 만성 백혈병의 얼마 안 되는 중요한 징후이다. 동시에 불쾌감이나 식욕 부진이 없는지 주의하자.

⑩ 생리의 출혈량이 많아졌다

여성의 경우는 이와 같은 형태로 백혈병에 의한 출혈 경향이 나타날 가능성이 있다.

같은 의미에서 생리가 아닐 때의 자궁으로부터의 출혈에도 주의하자.

⑪ 고환이 커졌다

소아의 백혈병을 중심으로, 이와 같은 증상이 나타나는 경우가 있다.

백혈병 세포가 정소(고환)를 침식하기 시작했다고도 생각할 수 있다. 이 경우에 특별한 고환의 통증은 없다.

■ 백혈병의 징후를 일찍 발견하는 법

(1) 직장 등의 단체 검진을 활용한다

의료 보험 조합이나 직장 등에서 실시하는 단체 검진을 활용하여 백혈병 검사를 실시해 보는 것도 한 가지 방법이 될 수가 있다.

백혈병에 대한 검진의 경우, 의료 기관에서는 반드시 혈액학 검사가 있어, 예를 들면 적혈구·백혈구·혈소판 등의 수를 세거나 한다. 이 검사만으로도 백혈병을 발견할 수가 있다.

(2) 스스로의 검사도 가능하다

의사의 진찰에서는 흉골(가슴의 중앙을 세로로 뻗어 늑골이 나와 있는 뼈)을 가볍게 두드린다는 검사가 있을지도 모른다.

이것으로 흉골이 아픈 것 같으면 백혈병일 가능성이 있다.

그러나 실제로 어느 정도 두드리면 어떤 통증이 나타나는지, 의사가 아닌 일반인들은 상당히 판단이 어려운 부분이다.

그래서 평소부터 흉골을 손가락으로 가볍게 두드려서 그 통증의 감각을 기억해 두자.

그리고 빈혈 증상이나 출혈 경향이 보이는 것 같은 때, 다시 흉골을 두드려 보는 것이다. 종래와 통증의 감각이 다르면, 일찌감치 의사의 진찰을 받도록 하자.

◪ 어떤 사람이 백혈병에 걸리기 쉬운가

(1) 화학 물질을 취급하는 사람은 주의한다

방사선의 피폭 가능성이 있는 직장에 있는 사람, 벤젠 등의 화

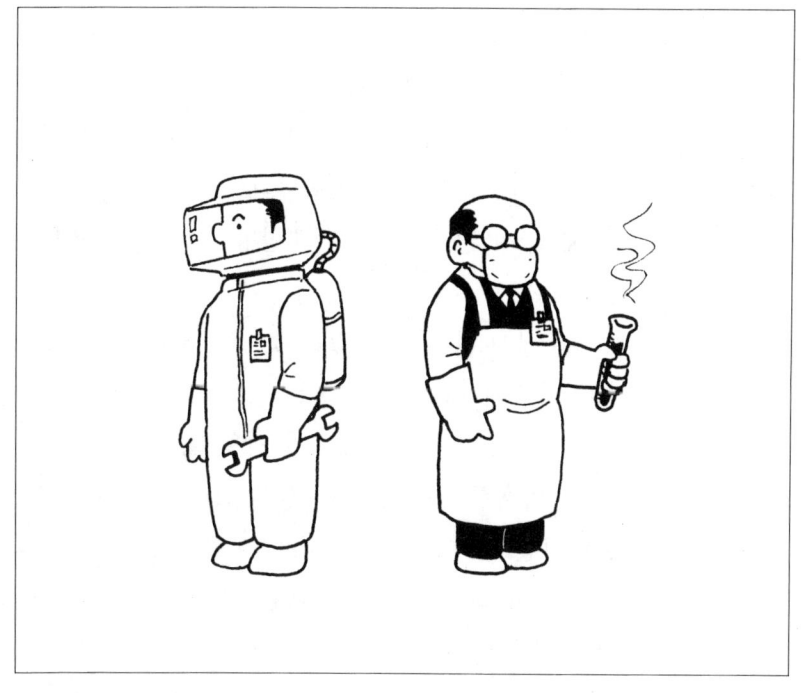

학 물질을 취급하는 직장에 있는 사람 등은 특별히 주의하는 수밖에 없다.

또한 알킬화제가 백혈병의 요인이 된다고 소개했는데, 실제로 일반인이 알킬화제를 접하는 때는, 의료 기관에서 치료약으로 이용되는 경우일 것이다.

이와 같은 경우에서는 무턱대고 걱정하지 말고, 의사의 지시에 따르도록 한다.

(2) 흡연자는 주의하고, 금연하도록 한다

흡연은 백혈병에 걸릴 위험성을 높인다는 보고가 있다. 흡연 습관이 있는 사람은 모든 암에 주의해야 한다고 해도 좋을 것이다.

또한 앞에서 말했듯이 급성 전 골수 구성 백혈병에 대해서는 레티노인산을 이용한 치료법에 상당한 기대를 걸 수 있다.

레티노인산이란, 활성형 비타민 A로 일반적으로 β카로틴으로 알려진 것이 체내에서 그 비타민으로 변화한다.

단, 그것을 실제로 급성 전 골수 구성 백혈병 치료에 사용하는 경우에는, 부작용이 나타날 우려가 있을 정도의 상당한 대량이다.

우리들이 일상 식품에서 섭취할 수 있는 것 같은 양이 아니다.

그러나 암은 우선 1개의 세포에서 발생한다. 이 예방이야말로 본질적인 것이다. 그 최소의 1개의 세포의 암화(癌化)는 비교적 소량의 β카로틴으로 억제할 수 있는 가능성이 있다. 부족하기 쉬운 영양소를 보충한다는 의미를 포함해서 β카로틴을 함유하고 있는 당근, 토마토, 호박 등의 적·황색 야채를 평소부터 넉넉하게 먹는 것은 백혈병의 예방에 상당한 의의가 있을 것같다.

◪ 백혈병의 주요 징후

- 갑자기 발열했다.
- 고열이 계속된다[위험한 상태].
- 피부에 푸른 반점이 생긴다.
- 피부에 적색이나 보라색의 발진이 나타난다[위험한 상태].
- 쉽게 피로해진다.
- 치근염이 낫지 않는다.
- 이전에 비해 맥박이 빨라졌다[위험한 상태].
- 식욕이 없다.
- 뼈·관절이 아프다.
- 머리가 아프다.
- 안색이 나쁘다.
- 숨이 차다.
- 목이 아프다.
- 코피가 잦아졌다.
- 잇몸 출혈이 잦아졌다.
- 가래에 피가 섞여 나온다[위험한 상태].
- 배가 팽팽한 것 같다.
- 생리의 출혈량이 많아졌다.
- 고환이 커졌다[위험한 상태].

자궁암(子宮癌)의 예방과 치료

■ 자궁암은 주로 경부·체부에 많이 생긴다

자궁암은 자궁 경암(子宮頸癌), 자궁 체암(子宮體癌)으로 크게 나눌 수 있다. 질(膣) 바로 위로 자궁 입구(출구)에 해당하는 자궁 경부에 암이 생기는 것이 자궁 경암, 그 안쪽의 자궁 본체를 형성하는 부분에 생기는 것이 자궁 체암이다. 숫자상으로는 자궁 경암이 90%를 차지하고 있다.

이것은 질에 가까운 곳에 발생하기 때문에, 발견이라는 의미에서는 비교적 쉬운 것도 특징이다.

자궁암의 사망자 수는 최근 감소 경향에 있다. 많은 암이 증가 경향을 보이는 속에서 자궁암이 줄어들고 있는 이유로 자궁암 검진의 성과와 위생 관념이나 위생 용품의 보급으로 인해 자궁 경부의 바이러스 감염의 기회가 줄어든 점 등을 생각할 수가 있다.

그렇지만 '90년대 초에 자궁암에 의한 사망자 수는 4천여 명으로 절대적인 숫자가 아니다.

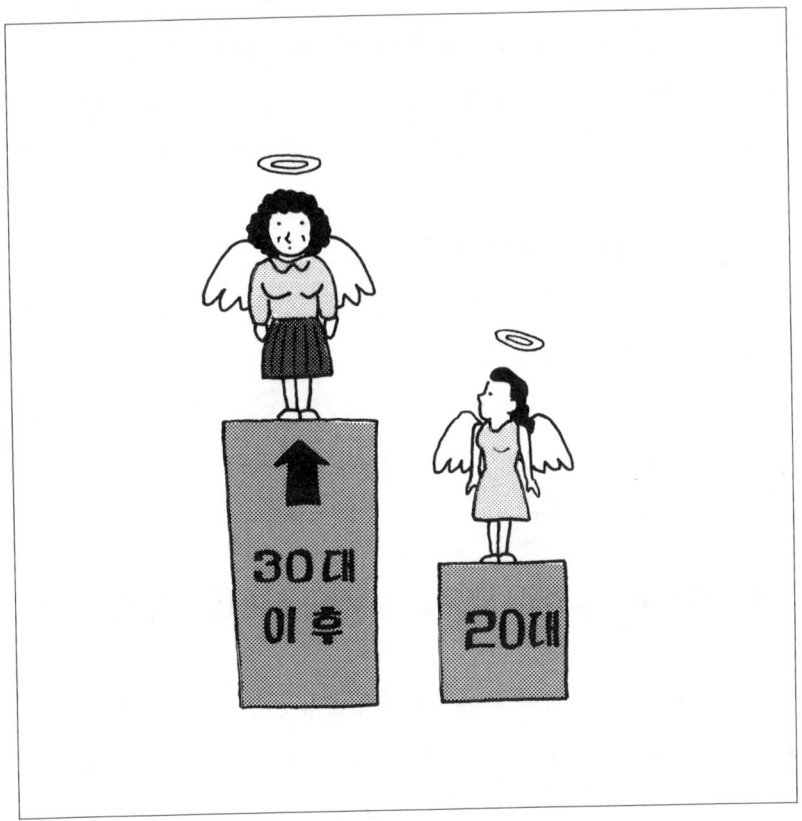

덧붙이자면, 자궁암 검진 대상이 30세 이상이듯이 자궁암에 의한 사망률은 30세를 넘으면 증가 경향을 보이고 있다.

◪ 자궁암의 원인은 무엇인가

자궁암의 원인에 대해서 자궁 경암은 거의 밝혀져 있다. 성행위로 인간 파피로마 바이러스가 자궁 경부에 감염을 일으키는 것이 원인이라고 생각되고 있다.

단, 그 바이러스는 현재 70가지 정도의 형태가 확인되고 있지만, 자궁암을 일으키기 쉬운 것은 극히 소수로 보여지고 있다.

또한 헤르페스 바이러스의 어떤 종류의 타입도 원인이 되고 있는 것 같다.

한편 자궁 체암에 대해서는 아직 원인 규명이 안 되고 있다.

치료에 있어서 자궁 경암에 대해서는 외과 요법(외과적 절제)에 방사선 요법을 병용하는 것이 기본이다.

한편 자궁 체암에서는 외과 요법이 중심이 된다.

모두 초기에 발견하여 치료하면 5년 이상 생존률은 90% 정도 기대할 수 있다고 한다.

■ 자궁암의 징후로 나타나는 주요 특징과 포인트

자궁이나 질로부터의 부정 출혈(不正出血)을 빨리 발견하는 것이 최대의 포인트이다. 단, 그것은 '출혈(出血)'이 아니고 붉은 기를 띤 '대하'의 형태로 배설되는 경우도 적지 않다.

어쨌든 항상 속옷을 주의해서 살펴보자. 더구나 자궁암에 의한 출혈은 점점 양이 늘어나는 것이 특징이지만, 그 양이 적은 단계에서 일찌감치 의사의 진찰을 받는 것이 중요하다.

■ 자궁암의 중요 징후와 증상에는 어떤 것들이 있는가

(1) 출혈에 관한 징후와 증상

① 질에서 갑자기 출혈하는 경우가 있다

이것은 '부정 성기 출혈'이라고도 해서 가장 기본적인 징후이다. 자궁암의 경우 암으로부터의 출혈을 어떻게 빨리 발견하느냐가 열쇠가 된다.

② 피가 섞인 듯한 '대하'가 있다

앞에서 말한 '부정 성기 출혈'은 혈액의 상태라고만은 할 수 없다. 핑크빛이나 다갈색의 '대하'의 형태를 취하는 경우도 있다.

혈액이 조금 섞이거나 시간이 지나서 혈액(적혈구)이 변화했을 경우, 그와 같은 색의 '대하'가 된다.

③ '대하'가 냄새난다

암조직이 헐어 썩거나 해서 '대하'에 섞여 나왔을 경우, 냄새가 심하게 나게 된다.

'대하'가 불그스름하지 않더라도 평소와 조금이라도 다른 냄새가 난다면 산부인과에 가서 진찰을 받도록 하자.

④ 성교시에 출혈이 있다

성교라는 접촉이 있으면 암으로부터의 출혈은 쉽게 일어난다.

자궁암의 초기 발견을 위한 징후로서는 성교시의 출혈이 중요하다고 할 수 있다.

⑤ 생리 불순이 된다

생리 불순의 원인에는 실제로 여러가지가 있다.

만일, 과로나 스트레스가 없는데도 불구하고 생리 불순이면 자궁암일 가능성도 고려해서, 일찌감치 산부인과의 진찰을 받도록 하자.

⑥ 폐경 후에 성기로부터 출혈이 있다

폐경 후의 성기 출혈은 분명히 이상한 일이다. 자궁암이라고는 할 수 없지만, 그래도 일찌감치 의사의 진찰을 받아보도록 하자.

(2) 몸의 일부에 부분적으로 나타나는 자궁암의 증상

① 허리나 다리가 아프다

자궁암이 진행·전이했을 경우, 통증은 허리나 다리·넓적다리에 나타나는 경우가 있다. 초기 발견은 안 될지도 모르지만, 이런 종류의 통증에도 주의가 필요하다.

② 하복부가 아프다

자궁암이 원인으로 하복부의 통증이 나타났다고 한다면, 암은 어느 정도 진행되었음을 생각할 수 있다.

물론 하복부통의 원인은 여러 가지가 있지만, 성기 출혈이 보일 경우에는 지체하지 말고 당장 의사의 진찰을 받도록 하자.

③ 복부에 혹같은 덩어리가 생겨 있다

자궁암이라면 진행되어 있을 가능성이 높다고 할 수 있다.

다른 소화기계의 암, 그 밖의 암의 전이의 가능성도 생각하고, 빨리 의사의 진찰을 받도록 하자.

◢ 자궁암의 징후를 일찍 발견하는 법

(1) 정기적으로 자궁암 검진을 받는다

의료 보험 조합 등을 통해서도 검진을 받을 기회가 생긴다. 지방자치단체의 사회 복지 차원에서도 자궁암 검진이 이루어진다. 이러한 검진은 유방암과 마찬가지로 30세 이상이 대상이다.

이 검진에서는 문진, 자궁의 시진 · 세포진 · 내진이라고 하듯이 대강의 검사가 이루어진다. 각각 중요하지만, 확정적인 검사는 세포진, 즉 자궁에서 채취한 분비물을 현미경으로 관찰해서 암세포의 유무를 확인하는 것이다.

'90년대 초에는 3백여만 명이 수진하고, 그 중 재검진 요청자가 4만여 명(1% 정도)이었다. 이중 2천여 명으로부터 자궁암이 발견되고 있다.

이것은 검진을 받은 사람의 0.07% 정도에 해당한다. 덧붙이자면, 그 자궁암 검진을 받은 것은 전 대상자의 약 15% 정도밖에 안 된다. 부끄러워하지 않고 좀더 적극적으로 검진을 받는 자세가 바람직하다.

(2) 직장 등의 단체 검진을 활용한다

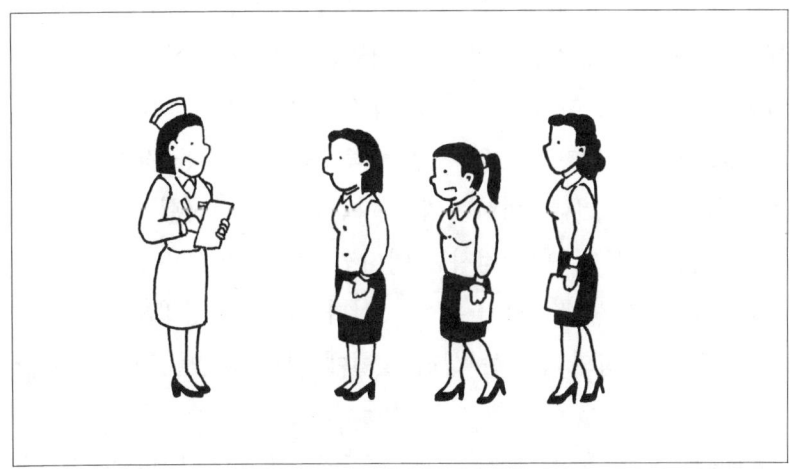

직장 등의 단체 검진을 활용하면 쉽게 자궁암 검사를 할 수 있다. 의료 기관에 따라 다르겠지만, '산부인과 검진' 혹은 자궁 세포 검진이 이루어지기 때문에 자궁암의 발견이 가능하다.

(3) 본인이 가지 않아도 검진받을 수 있다

의료 기관에 검진하러 갈 시간이 도저히 없는 사람은 우편을 이용하거나 인편에 의한 검사를 활용하는 것도 좋은 방법일 것이다.

이 경우에는 의료 기관에서 보내오는 기구를 사용해서 자궁 경부(질내 경부)의 세포를 채취하며, 이 기구를 용기에 넣어 반송하거나 인편으로 보내어 검사를 하게 하는 것이다.

이것은 어디까지나 자궁 경암에 대한 검사이다.

(4) 스스로의 검사를 시도해 본다

우선, 지금부터 소개하는 것은 정통적인 검사가 아님을 미리 양해를 구한 다음에 자궁암의 발견 기회를 높일 가능성이 있다는 의미에서 스스로 검사가 가능한 한 가지 방법을 소개하겠다.

혈뇨(소변 속의 적혈구)의 유무를 측정하는 일반용 기기로서 '체커 4'라는 것이 있다. 의사·의료 기관용으로는 시험지도 판매되고 있다. 그것들에 의한 검사는 어디까지나 신장병이나 방광암 등 요로계의 질환을 발견하기 위한 것이다. 또한 그 정밀도를 높이기 위해, 특히 여성의 경우는 생리 출혈에 의한 영향을 막을 필요가 있다.

따라서 보통 월경 중에는 그런 종류의 검사는 하지 않는다. 월

경 중이 아니더라도 음부를 깨끗이 한 후에 채뇨와 검사를 하는
것이 원칙이다.

그런데, 우선 월경 중이 아닐 때에 음부를 청결히 한 후에 채뇨
해서 혈뇨가 나오지 않고 있음을 '체커4' 등으로 확인한다.

다음에, 음부를 별로 청결히 하지 않고 채뇨와 검사를 해 보자.
이 상태에서는 혈뇨가 나오고 있다고 판정되면, 자궁으로부터의
소량의 출혈이 있어서, 그것이 음부를 통해 소변에 섞이고 있다라
는 가능성도 생각할 수 있다.

그와 같은 결과가 나오면 주치의와 상담을 해 보자.

◪ 어떤 사람이 자궁암에 걸리기 쉬운가

(1) 성병에 걸린 적이 있는 사람은 주의한다

성행위로 인해 자궁 경부가 바이러스에 감염될 기회가 많은 사
람은 자궁암에 걸리기 쉽다고 할 수 있다.

구체적으로는 초혼, 다산, 남편의 포경, 여러 남성과의 성교섭
경험이 많은 사람이다.

또한 이른 바 성병이나 성행위 감염증(STD)에 걸린 적이 있는
사람은 인간 파피로마 바이러스의 감염이라는 면에서도 자궁암에
대한 주의가 필요하다.

한편 자궁 체암에 대해서는 성행위에 의한 바이러스 감염은 거
의 관계가 없는 것 같다.

독신, 비만, 폐경이라는 요인이 있으면 자궁 체암을 일으키기
쉽다는 사실을 알고 있다.

또한 그것들에 거의 공통적인 인자로서 호르몬의 균형이 흐트러지는 것을 들 수 있다.

(2) 청결한 성생활을 유지한다

자궁 경암의 예방법을 한 마디로 말하자면, 청결한 성생활에 대한 유의라고 할 수 있을 것이다.

한편 자궁 체암의 예방으로서는 비만 등에 주의하기 바란다.

또한 녹황색 야채를 많이 먹으면 자궁 경암의 위험이 내려간다는 보고가 있다. 지금까지의 보고 등으로 미루어 보아 녹황색 야채의 '효과'는 다른 암에 대해서도 기대할 수 있다.

그런 의미에서도 평소에 녹황색 야채를 적극적으로 섭취하면 좋을 것이다.

◼ 자궁암의 주요 징후

- 질에서 갑자기 출혈하는 경우가 있다[위험한 상태].
- 피가 섞인 듯한 '대하'가 있다.
- '대하'가 냄새난다[위험한 상태].
- 성교시에 출혈이 있다[위험한 상태].
- 생리 불순이 된다.
- 폐경 후에 성기로부터 출혈이 있다[위험한 상태].
- 허리나 다리가 아프다.
- 하복부가 아프다.
- 복부에 혹같은 덩어리가 생겨 있다[위험한 상태].

난소암(卵巢癌)의 예방과 치료

◪ 난소암은 여성을 위협하는 존재로서 점차 늘어나고 있다

난소(卵巢)는 자궁에서 좌우로 나와 있는 난관을 통해 자궁과 연결되어 있다.

그 난소의 역할은 크게 나누면 두 가지가 있다. 하나는 난자를 성숙시켜서 자궁으로 보내는 것, 또 하나는 난소 호르몬이라고 불리는 성(생식)과 관련된 호르몬을 만들어 분비하는 것이다.

난소의 크기는 매실 장아찌에 사용하는 매실 정도만 하지만, 그 속의 부위에 따라 역할은 상당히 달라진다.

또한 많은 난소의 거의 어느 부위에나 발생하기 때문에 난소암에서는 배란의 이상부터 호르몬의 이상에 이르기까지 여러 가지 증상이 나타나게 된다.

여성의 대표적인 암 중 자궁암과 유방암은 검진이 이루어지고 있다. 그 성과도 있어서 자궁암에 의한 사망은 한계점에서부터 감소 경향에 있다.

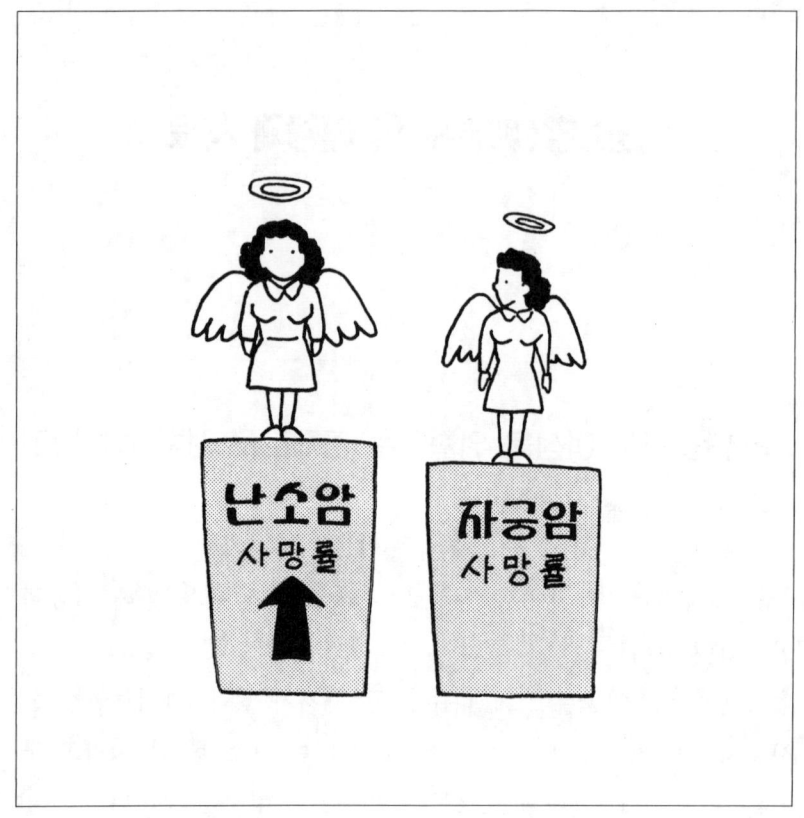

한편, 난소암은 검사가 단순하지 않다는 측면도 있어서 공적인 검진은 이루어지고 있지 않다. 그와 같은 요소도 있어서 난소암에 의한 사망은 계속 증가하고 있다. '90년대 초에 난소암에 의한 사망자 수는 3천여 명에 이르렀다.

이 수준에서 사망자가 늘어나면 21세기 초에는 자궁암에 의한 사망자 수를 웃돌 가능성조차 있다.

◾ 폐경 후에도 난소암은 발생한다

난소암에 의한 사망은 40대부터 많아진다.

초경 전의 난소암은 매우 적지만, 폐경 후에도 난소암은 별로 줄어들지 않는다.

고령이 되어도 난소암에는 주의할 필요가 있다.

치료는 외과적으로 암을 적출하는 것이 기본이다.

또한 이른 바 항암제나 면역 요법제도 적극적으로 병용된다.

단, 난소암은 자궁에도 퍼지기 쉬우므로 난소 뿐만 아니라 자궁도 동시에 적출하는 경우가 적지 않다.

◾ 난소암의 징후로 나타나는 주요 특징과 포인트

난소는 하복부에 있어서 여러 가지 호르몬을 만들어 분비한다.

따라서 난소암에서는 복부의 이상한 느낌 외에도 호르몬의 이상으로 인한 남성화 혹은 여성화 등 다양한 증상이 나타난다.

그러나 초기 난소암에서는 자각 증상이 아주 적은 만큼 작은 이상을 빨리 알아차릴 필요가 있다.

◾ 난소임의 중요 징후와 증상에는 어떤 것들이 있는가

(1) 온몸에 걸쳐서 나타나는 난소암의 징후와 증상

① 털이 많아졌다

어떤 종류의 난소암은 앤드로겐(남성 호르몬)을 분비한다.

그로 인해 눈에 두드러지는 증상의 대표적인 것 중의 하나가 바로 털이 많아지는 것, 즉 다모(多毛)이다.

② 남자와 같은 체격이 되었다

특별한 스포츠도 하고 있지 않는데 근육이 굵고 딱딱해지거나 했을 경우, 어떤 종류의 난소암이 분비한 앤드로겐의 경향일 가능성이 있다.

(2) 몸의 일부에 부분적으로 나타나는 난소암의 증상

① 목소리가 굵어지거나 쉰다

이것도 난소암이 분비한 남성 호르몬의 영향일 가능성이 있다. 동시에 털이 많아지거나 하고 있지 않은지 주의하자.

② 하복부가 팽팽한 것 같다

난소는 하복부의 자궁 양쪽에 있다.

이 때문에 암 등이 발생하면 가장 먼저 증상이 나타나는 것은 하복부가 중심이 된다.

③ 하복부가 아프다

난소는 하복부에 있기 때문에 이와 같은 증상이 비교적 자주 나타난다.

단, 양쪽의 난소 모두가 동시에 암에 걸릴 가능성은 50% 이하이기 때문에 하복부의 통증은 좌우 어느 한쪽에 치우쳐서 나타날 가능성이 있다.

④ 하복부에 혹같은 덩어리(응어리)가 생겨 있다

난소암에서 흔히 볼 수 있는 증상이다.

단, 난소의 경우 그것이 암(악성 종양)이라면 진행되어 있을 우려도 있지만, 양성 종양의 경우도 있으므로 무턱대고 걱정하지 말고 의사의 진찰을 받아보도록 하자.

⑤ 허리가 아프다

난소의 암이 주위의 신경을 압박했을 경우, 허리에 통증이 나타나는 경우가 있다. 또한 같은 원리로 다리에 통증이 나타나는 경우도 있다.

⑥ 항상 배뇨하고 싶은 듯한 느낌이 든다

난소의 암이 커져서 방광을 압박하게 되면, 소변에 관한 여러 가지 증상이 나타난다. 압박 당한 방광에서는 조금이라도 소변이 모이면 배뇨하고 싶어진다.

⑦ 배뇨가 곤란하다

이것도 난소의 암이 방광을 압박하기 때문에 생기는 증상이다. 압박의 정도가 강한 경우에는 배뇨 장해가 일어난다.

⑧ 변비에 걸리기 쉽다

난소의 암이 어느 정도 커져서 장을 압박하기 시작하면 여러 가지 소화기 증상이 나타나게 된다. 변비는 그 대표적인 것이다.

⑨ 성기에서 갑작스런 출혈이 있다

어떤 종류의 난소암은 때때로 에스트로겐(여성 호르몬)을 많이 분비한다.

이 때문에 성기에서 출혈이 쉽게 일어나거나 생리 간격이 매우 짧아지거나 한다.

⑩ 폐경 후 다시 생리가 시작되었다

어떤 종류의 난소암이 분비하는 여성 호르몬의 영향인 경우도 생각할 수 있다. 동시에 유방이 팽팽하다는 증상은 없는지 주의해서 살펴보기 바란다.

■ 난소암의 징후를 일찍 발견하는 법

(1) 직장 등의 단체 검진을 활용한다

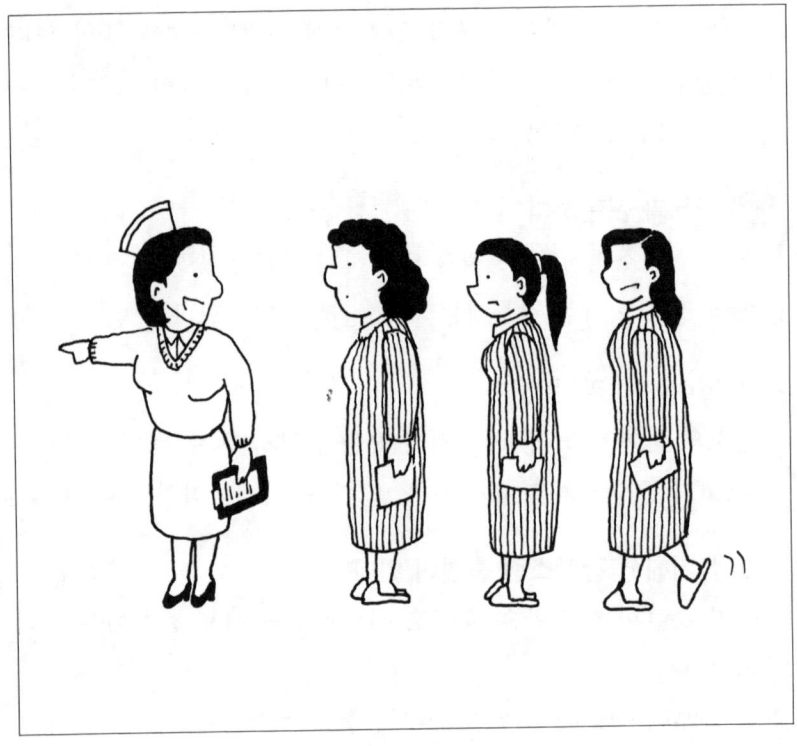

직장 등의 단체 검진을 받을 기회가 있을 때에는 스스로 이상 유무를 체크하여 담당 의사에게 말하고 난소암의 검진을 받아보기 바란다. 의료 기관에 따라서 다소의 차이가 있지만, 문진 외에 산부인과 검진, 직장 검진, 복부 초음파 검사 등이 이루어지므로 난소암의 발견을 기대할 수 있다.

(2) 스스로 검사를 시도해 본다

이것은 가까이에 임신 검사약이 있는 사람에 한해서 한 번 해봄 직한 검사 방법이다.

원래의 사용법은 아니지만, 난소암을 포함해서 암 발견의 기회를 높인다는 의미에서 감히 소개한다.

최근 임신 검사약 광고를 많이 볼 수 있다고 생각한다. '90년대 초반부터 임신 검사약이 일반용 검사약으로서 약국에서 판매되게 된 것이다.

의사의 지시도 필요없이 마음대로 구입할 수 있다.

이 임신 검사약은 임신했을 때에 자궁 속의 태반으로부터 소변 속에 나오는 인간 융모 성선 자극 호르몬(HCG)에 반응하도록 되어 있다. 그러나 실제로 그 검사약은 임신이라는 현상에만 반응하는 것은 아니나.

예를 들면, 어떤 타입의 난소암은 HCG를 잘 분비하게 된다. 이것을 임신 검사약으로 포착할 수 있을 가능성이 있다.

만일 짐작이 가는 성행위가 없는데도 불구하고 임신 검사에서 양성(임신), 즉 HCG가 분비되고 있다는 판정이 나오면, 그것을 단순히 '가짜 양성이다', '불량제품이다'라고 간주하지 말고 난소암 등의 가능성도 염두에 두고 주치의와 상담해 보자.

단, 그 반대로 임신 검사약에서 음성으로 나왔으니까 난소암의 걱정은 없다고는 절대로 생각하면 안 된다.

어디까지나 증상이 쉽게 나타나지 않는 난소암을 조기에 발견하는 기회를 높이는 수단으로 이해해 주기 바란다.

더구나 물을 너무 많이 마셔서 소변이 묽은 것 같은 상태에서는 HCG를 검출하기 어려우므로, 이와 같은 때는 검사를 하지 않도록 하자.

또한 이것은 자궁암과는 다르지만, 임신 후에 자궁 속 등에서 융모암이라고 불리는 것이 발생하는 경우가 있다.

이 융모암이야말로 HCG를 만들어 분비하는 것이 큰 특징이다. 어쨌든 임신 검사약에 의한 테스트에서 양성으로 나왔을 경우, 암의 가능성도 염두에 두기 바란다.

■ 어떤 사람이 난소암에 걸리기 쉬운가

난소암의 원인, 발생의 메커니즘은 다른 암에 비해서도 불분명한 점이 많다는 것이 현상이다.

단, 어떤 사람이 난소암을 일으키기 쉬운지, 그 위험 인자에 대해서는 어느 정도 알고 있다. 예를 들면 다음과 같은 것이다.

ㄱ) 미혼자.

ㄴ) 결혼했어도 임신·출산의 경험이 없는 사람.

ㄷ) 흡연 습관이 있는 사람.

ㄹ) 유전적 요인(가족성)이 있는 샤람. 모친이나 자매가 난소암

도 포함해서 여성 특유의 암에 걸려 있는 경우, 그렇지 않은 사람에 비해 보다 주의가 필요하다.

ㅁ) 육류 등 서양식 식사를 좋아해서 많이 섭취하는 사람.

ㅂ) 월경시에 이상이 일어나는 경우가 많은 사람.

난소암의 예방법으로서는 앞에 말한 위험 인자를 제거하는 경우를 생각할 수 있지만, 결혼이나 임신·출산에 대해서는 실제로 어떻게 되는 것도 아니다.

우선 다른 암을 예방하는 의미도 포함해서 금연이나 균형잡힌 식사를 유의하자.

◪ 난소암의 주요 징후

- 털이 많아졌다.
- 남자같은 체격이 되었다[위험한 상태].
- 목소리가 굵어지거나 쉰다.
- 하복부가 팽팽한 것 같다.
- 하복부가 아프다.
- 하복부에 덩어리(응어리)가 생겨 있다[위험한 상태].
- 허리가 아프다.
- 항상 배뇨하고 싶은 듯한 느낌이 든다.
- 배뇨가 곤란하다[위험한 상태].
- 변비에 걸리기 쉽다.
- 성기에서 갑작스런 출혈이 있다[위험한 상태].
- 폐경 후에 다시 생리가 시작됐다.[위험한 상태].

전립선암(前立腺癌)의 예방과 치료

◢ 전립선암은 고령의 남성이 특히 주의해야 한다

전립선은 방광 바로 밑에 위치하고 크기는 흔히 밤열매에 비유된다.

본래의 역할은 남성 생식기로서 전립선액을 만드는 것이다.

그 전립선액에 정소(고환)에서 만들어진 정자가 섞인 것이 정액이다.

암이 발생하는 것은 전립선에서의 바깥쪽 부분(외선)이다.

이 외선은 흔히 귤(즉, 전립선) 껍질의 이미지에 비유된다. 또한 구조적으로 중요한 것은, 전립선 속을 요도가 통과하고 있어 방광에서 나온 소변이 그곳을 흐르고 있는 것이다. 암이 생겨서 전립선이 커지면 요도를 압박해서 배뇨 상태에 이상이 나타난다.

더구나 전립선암으로 전립선이 커지는 것과 전립선 비대증은 다른 병이다.

전립선암에 의한 사망자는 최근 계속 늘어나고 있다.

'90년대 초에 전립선암에 의한 사망자 수는 4천여 명으로 30년 사이에 10배 가까이 늘어났다.

구미에서는 전립선암에 의한 사망률이 우리나라보다 훨씬 높다. 향후 우리나라에서도 전립선암에 의한 사망자가 더욱 늘어날 가능성이 있다.

또한 그 사망률은 50대 후반부터 급격하게 늘어나고 있어, 미래의 고령 사회에서 남성은 특히 전립선암에 대한 주의가 필요하다.

◪ 전립선암과 남성 호르몬과의 관계

남성 호르몬(앤드로겐)이 전립선암을 촉진하고 있음은 거의 틀림없다.

실제, 전립선암의 치료로서 그 호르몬의 분비를 멈추기 위해 정소(고환)를 적출하는 경우도 있다.

단, 남성 호르몬의 분비량만의 문제가 아니고, 여성 호르몬과의 균형도 살펴볼 필요가 있을 것 같다.

즉, 여성 호르몬의 분비가 적어지는 점도 문제가 있다고 생각된다.

지료는 수술에 의한 전립신의 직출, 여성 호르몬의 투여와 정소(고환)의 적출, 방사선 요법 ―등을 실시한다.

비교적 고령자가 많기 때문에 암의 진행 정도 뿐만 아니라, 환자의 연령(평균 여명) 등도 고려해서, 치료 방침을 결정하게 된다.

◪ 전립선암의 징후로 나타나는 주요 특징과 포인트

전립선에 암이 발생했을 경우, 배뇨 상태에 이상이 나타난다.

예를 들면, 배뇨 속도가 늦어지거나 소변이 잘 안 나오는 듯하거나 한다.

단, 암이 퍼지지 않는 한 피가 섞인다는 소변 자체의 변화는 거의 없다.

더구나 전립선은 남성의 생식기로 여성에게는 없기 때문에 전립선암은 남성에게만 일어나는 병이다.

■ 전립선암의 중요 징후와 증상에는 어떤 것들이 있는가

① 배뇨가 나빠진다

암으로 인해 요도가 압박당하면 이와 같은 증상이 나타난다.

단, 전립선 비대증에서도 완전히 똑같은 증상을 볼 수 있다.

또한 병의 빈도로서는 전립선 비대증쪽이 압도적으로 많다.

② 배뇨를 끝낼 때가지 시간이 걸리게 된다

이것도 요도의 압박으로 인한 증상이다. 이 경우 엄밀하게는, ㄱ) 소변을 보려고 할 때부터 실제로 페니스 끝에서 나올 때까지의 시간이 늦다, ㄴ) 소변이 나오기 시작하고 나서 다 나올 때까지의 시간이 늦다라는 두 가지의 요소가 있다.

이것에 대해서는 아침에 일어나서 첫 배뇨시에 소변을 완전히 다 볼 때까지 몇 초 정도 걸리는지, 여러 번 재어 두면 좋을 것이다. 이것은 그 후의 변화를 체크하는 기준이 된다.

③ 소변이 잦아졌다

이 빈뇨에는, ㄱ) 원만하지 못한 배뇨로 인해 소변이 방광에 남기 쉽다, ㄴ) 암이 방광을 자극해서 별로 소변이 고여 있지 않더라도 화장실에 가고 싶어진다 ―라는 원인을 생각할 수 있다.

물론 전립선 비대증이나 당뇨병 등 중대한 병이 도사리고 있을 가능성도 있으므로 주의가 필요하다.

④ 밤중에 잠이 깨서 자주 화장실에 가게 되었다

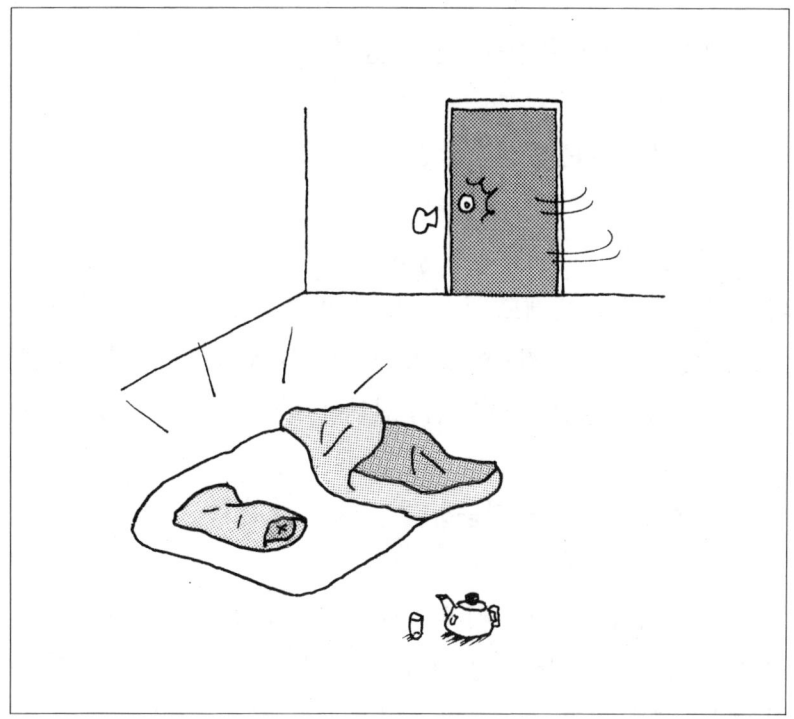

이 원인은 앞에서 말한 빈뇨와 기본적으로 같다.

물론 당뇨병 등으로 인해 밤에 자기 전에 물을 많이 마셨기 때문에 자주 화장실에 가는 경우도 있을 것이다.

전립선암의 경우, 물을 많이 마신다는 성질의 병이 아니기 때문에, 야간의 소변량은 특별히 많지 않다.

⑤ 소변이 붉어졌다

혈뇨의 가능성이 있다. 물론 혈뇨는 여러 가지 병에서 볼 수 있지만, 전립선암에서는 어느 정도 진행해서 요도에 장해가 일어나면 혈뇨가 나오는 경우가 있다.

■ 전립선암의 징후를 일찍 발견하는 법

(1) 정기적으로 전립선암 검진을 받는다

정기적인 검진이 무엇보다 중요하다. 한 번의 검진에서 발견하지 못한 증상이나 병세도 두 번째, 세 번째의 검진에서 드러날 수 있기 때문이다. 의료 기관에 따라서는 다르지만 문진, 복부 초음파 검사, 직장 검진 등으로 인해 전립선암이 발견되는 경우가 있다.

(2) 스스로의 검사도 가능하다

꼭 의료 기관을 찾아가지 않더라도 스스로의 검사가 가능하다. 정기적으로, 또는 이상 징후가 감지될 때에는 수시로 전립선암을 검사해 보도록 하자.

전립선암에서도 어느 정도 진행했을 경우, 혈뇨가 나올 가능성이 있다. 요로계의 다른 암을 초기에 발견한다는 의미에서도 일상적으로 '체커4' 등을 이용해서 요잠혈 반응의 검사를 해두면 좋을 것이다.

■ 어떤 사람이 전립선암에 걸리기 쉬운가

전립선암은 고령이 되면 매우 많이 발생하는 병이라는 사실을 인식하고, 50세를 넘으면 적극적으로 비뇨기계 검사를 포함해서 전반적으로 검진을 받도록 하자.

또한 같은 증상이 나타나는 병에 전립선 비대증이 있는데, 이 발증률은 전립선암의 10배 정도 많다.

전립선 비대증이라는 진단을 받으면 정확한 의사의 진찰과 경과 관찰을 받도록 하자. 또한 실제로 초기 전립선암의 경우 전립선 비대증으로 진단·치료받고 있는 예도 적지 않다.

■ 전립선암의 주요 징후

- 배뇨가 나빠진다.
- 배뇨를 끝낼 때까지 시간이 걸리게 되었다.
- 소변이 잦아졌다.
- 밤중에 잠이 깨어 자주 화장실에 가게 되었다.
- 소변이 붉어졌다.

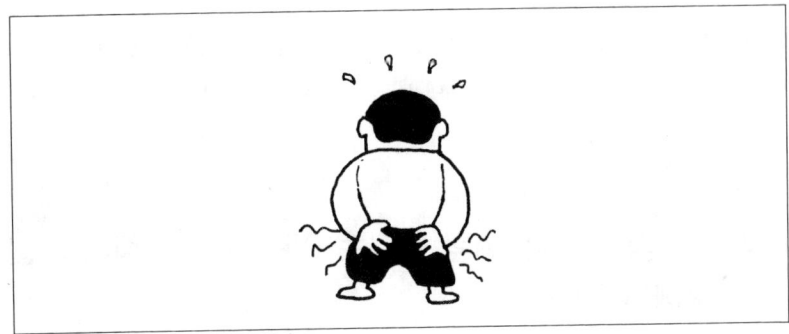

방광암(膀胱癌)의 예방과 치료

◢방광암은 50대 이상의 남성에게 주로 많다

신장에서 만들어진 소변을 모으기 위한 부위가 방광이다. 복부의 상당히 아래쪽에 위치하고, 용량은 약 0.5리터이다.

방광암은 보통 방광 점막에 발생해서 그 아래의 점막 하층, 근층으로 침윤해 들어간다.

방광암에 의한 사망률은 최근 계속 늘어나고 있다.

'90년대 초에는 3천여 명이 방광암으로 사망했다.

또한 방광암은 남성에게 많고, 50대부터 사망률이 증가하는 것이 특징이다. 그 연대가 된 남성은 꼭 방광암에도 주의하기 바란다.

◢ 방광암의 최대 위험 인자는 어떤 화학 물질이나 결석 등에서 온다

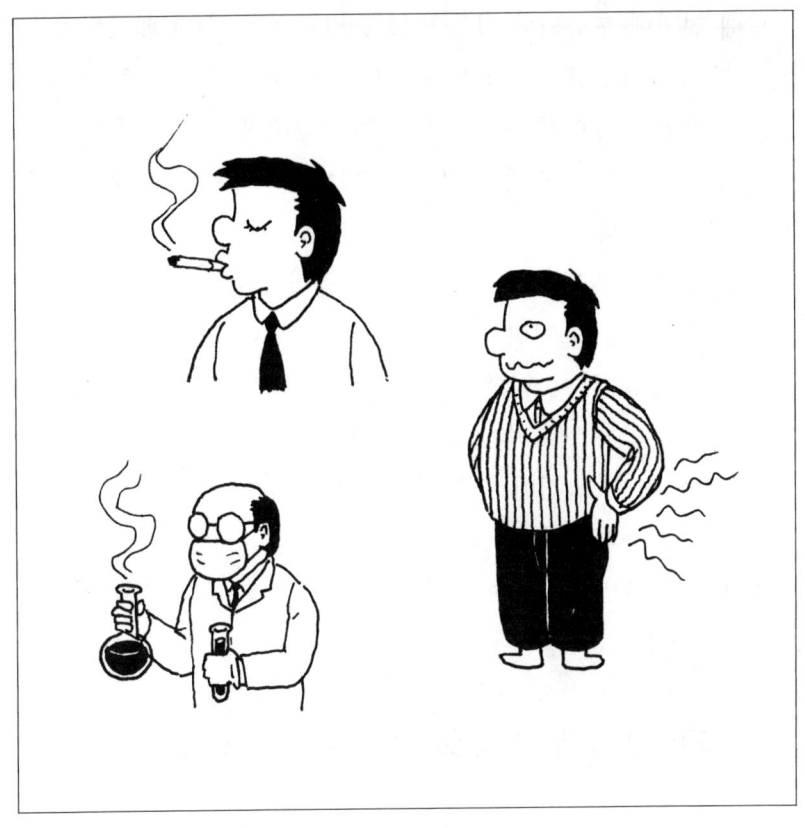

　방광암에 있어서 방광암을 일으키기 쉬운 라이프 스타일이나 물질(위험 인자)에 대해서는 비교적 잘 알려져 있다.

　구체적으로는 흡연 습관, 화학 물질, 방광 결석(膀胱 結石), 방광의 감염 등을 들 수 있다.

　우선 비흡연자에 비해 흡연자의 경우 방광암으로 사망할 위험성이 두배 가까이 높아진다.

　또한 남성에게 방광암이 많은 원인 중의 하나가 흡연이라고 생각된다.

담배 연기에 포함되어 있는 발암 물질이 소변 속에 배설되어 이것이 직접적으로 방광에 장해를 일으키고 있는 것으로 추측된다.

화학 물질에 대해서는 2-나프티라민, 벤티진 등 방향족 아민으로 총칭되는 화학 물질이 위험 인자라는 사실이 이미 19세기 말에 보고된 바가 있다.

방광 결석에 관해서는 그것이 방광 점막을 자극·장해하는 것이 암을 일으키는 요인이 되고 있다고 생각된다.

또한, 방광 결석이 있으면 방광을 감염시키기 쉬워지는데, 이 감염 자체도 암을 일으키는 위험 인자가 된다고 생각된다.

방광암의 초기 발견이 가능하면, 암 부분만의 절제, 전기 응고, 레이저 치료 등의 치유를 기대할 수 있다.

또한 화학 요법으로서 항암제나 BCG를 방광 내에 주입하는 방법도 시도되고 있다.

■ 방광암의 징후로 나타나는 주요 특징과 포인트

소변에 피가 섞이는 병태(혈뇨)를 얼마나 빨리 발견하느냐가 포인트이다.

혈뇨라고 해도 색이 엷은 상태일 때 발견하기 바란다. 집에서는 화장실을 밝게 하고, 소변이나 변기에 고인 물색의 아주 사소한 변화도 알아볼 수 있도록 해 두자.

더구나 처음은 혈뇨 뿐이고 통증은 없지만, 암이 진행하면 배뇨 시에 통증이 나타나는 경우가 있다.

■ 방광암의 중요 징후와 증상에는 어떤 것들이 있는가

(1) 혈뇨에 관한 증상

① 소변이 옅은 붉은색으로 물들어 있는 것 같은 느낌이 든다

혈뇨는 소변이 항상 새빨갛게 물드는 것은 아니다. 피가 조금밖에 섞이지 않아 옅은 붉은색 정도인 경우도 있다.

만일 붉게 착색한 식품 등을 대량으로 먹지 않았는데도 불구하고 소변의 색　은 붉은 색의 느낌이 난다면, 일찌감치 의사의 진찰을 받아보도록 하자.

물론 혈뇨가 나타나도 방광암 원인이라고는 할 수 없다. 현미경으로 관찰해야 비로소 혈뇨인 줄 아는 정도의 증례에서는 실제로 방광암을 발견할 수 있는 빈도는 2% 정도이다.

② 소변이 붉어졌다

소변이 붉어 보이면 혈뇨(육안적 혈뇨)의 가능성이 크다고 할 수 있다. 방광암이 원인인 혈뇨에서는 초기에 거의 통증이 없다는 것이 특징이다.

따라서 통증이 없다고 해서 방치해서는 안 된다. 의심스러울 때는 즉시 의료 기관을 찾아가 정밀 검진을 받아보는 것이 현명한 삶의 방법이다.

③ 소변의 색이 붉었지만, 이윽고 평소의 색으로 돌아왔다

방광암에 의한 혈뇨가 나오기 시작한 초기는 이 혈뇨는 계속되지 않는다.

방치해 두어도 자연히 멈춘다.

하지만 다시 혈뇨가 나온다. 그리고 그 반복의 간격이 차츰 짧아져서 최장적으로는 혈뇨가 계속해서 나온다는 상태에 이른다.

(2) 배뇨에 관한 증상

① 잔뇨감이 있다

암에 의한 배뇨 장해가 일어나면 웬지 거북하고 잔뇨감이 느껴지는 경우가 있다.

또한 실제로는 완전 배변을 하고 있어도 암이 방광을 자극하고 있는 경우, 소변이 방광에 남아있는 것 같은 느낌이 드는 경우도 있다.

② 배뇨가 곤란하다

이미 혈뇨가 나오고 있는 경우는, 그 핏덩어리로 요도가 막혀 있을 가능성도 있다.

또한 혈뇨를 볼 수 없는 경우는, 암이 퍼져서 소변의 통과 장해가 일어나고 있는 경우를 생각할 수 있다.

더구나 방광 이외의 요로계의 암에서도 이와 같은 증상이 나타나므로, 주의가 필요하다.

③ 배뇨하면 하복부가 아프다

이것은 배뇨통이라고 불리는 것이다. 암 이외라도 배뇨통은 일어나지만, 암이 원인이라고 한다면, ㄱ) 암이 방광벽에 깊이 침입했다, ㄴ) 암에 의해 방광염이 일어났다라는 경우를 생각할 수 있다.

④ 등이 아프다

방광암이 어느 정도 진행해서 요로가 거의 막힌 상태가 되었을 경우, 등쪽의 하복부 옆(옆구리부)에 통증이 나타나는 경우가 있다.

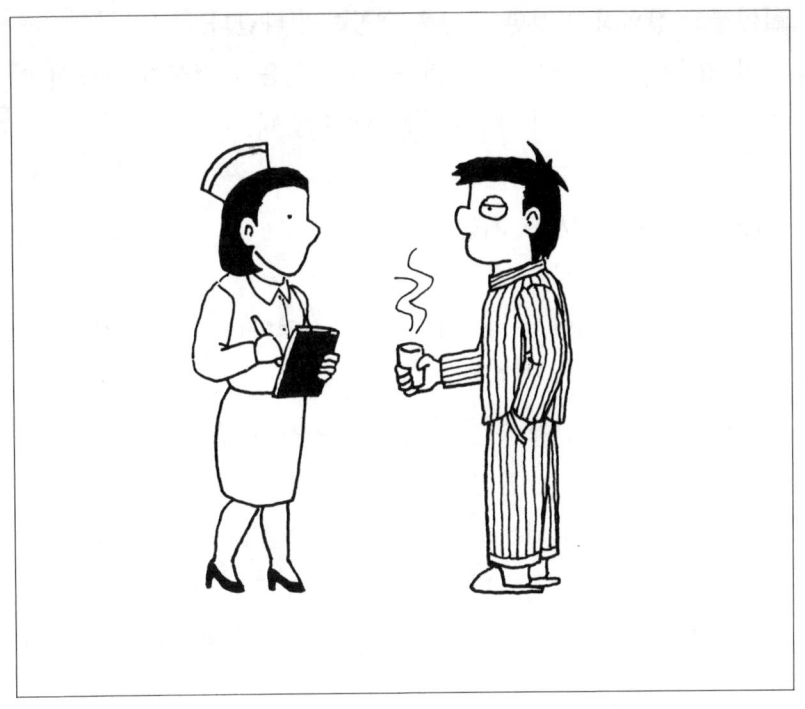

물론 등의 통증은 여러 가지 원인으로 일어날 수 있으므로, 이 경우에는 동시에 소변색에 주의하여 살펴 보도록 하자.

◾ 방광암의 징후를 일찍 발견하는 법

(1) 직장 등의 단체 검진을 활용한다

직장 등에서 종합적으로 실시하는 건강 검진의 기회가 있을 때에는 반드시 방광암에 대한 검진도 받아보도록 한다.

평소에 의심이 가는 점이 있으면 망설이지 말고 담당 의사에게

털어놓고 상의하여 정밀 검진을 요청하기 바란다.

이 경우에는 요잠혈 반응 검사, 복부 초음파 검사가 반드시 이루어지므로, 방광암의 발견을 기대할 수 있다.

(2) 스스로의 검사도 가능하다

요로계·비뇨기암의 발견에는 혈뇨를 얼마나 빨리 발견하느냐가 포인트이다.

또한 거기에는 실제 인간의 눈에 의지하기 보다는 검사약이나 의료 기기를 이용하는 편이 유리하다.

그 검사에 도움이 되는 것으로는 '체커4' 등을 들 수 있다.

그 이름대로 채취한 소변으로부터 ㄱ) 포도당, ㄴ) 단백질, ㄷ) 우로빌리노겐, ㄹ) 잠혈 ―이 4가지에 대해서 동시에 판정할 수 있다.

이런 종류의 기기나 검사약을 일상적으로 이용하면 방광암은 물론 신장병 등 많은 병의 초기 발견을 기대할 수 있다. 단, 방광암에 의한 출혈도 매일 일어나는 것은 아니다. 또한 혈뇨(잠혈 반응 양성) 판정이 나와도 방광암이 아니고 신장염이나 방광염 등 요로계의 질병일 가능성이 실제로 크다.

어쨌든 의심스러울 때는 일찌감치 비뇨기과 의사를 찾아가 보자.

(3) 본인이 직접 가지 않아도 검사를 받을 수 있다

일반용 검사약으로서 이른 바 소변 검사지를 누구나 살 수 있는데, 그것으로 체크할 수 있는 것은 단백질과 포도당 두 가지 뿐이고, 유감스럽게도 혈액(잠혈)에 대해서는 반응하지 않는다(의사용이 따로 있다).

따라서 일반용 검사약으로 방광암을 발견하는 것은 무리이다.

또한 앞에서 말한 '체커4'와 같은 기기를 사려면 약간 돈도 든다.

그래서 별로 돈을 들이지 않고 우선 한 번만 소변 잠혈을 체크하고 싶은 경우에는 의료 기관 등에서 실시하는 무료 검진의 기회를 적극 활용하는 것도 한 가지 좋은 방법이다. 본인이 직접 가지 않아도 검사를 받을 수가 있다.

이 소변 검사에서는 단백질과 포도당 뿐만 아니라, 잠혈의 체크도 있다.

방법은 의료 기관 등에서 보내 온 두 개의 스틱을 각각 매일 아침(2일 간) 소변에 적셔서 의료 기관에 반송하는 방법이다.

결과는 1주일 내에 알 수 있다.

◪ 어떤 사람이 방광암에 걸리기 쉬운가

방광암의 위험 인자를 근거로 방광암을 예방하기 위한 라이프 스타일로서 우선 금연을 들 수 있다.

방광 결석이나 방광염 등 방광에 일마간의 질병이 있는 경우에는 지체하지 말고 일찌감치 치료하도록 한다. 또한 방향족 아민 등의 화학 물질에 직접 닿을 가능성이 있는 사람들, 예를 들면 그 지방 고유의 산업으로 독특한 염색을 하고 있는 사람, 석유 화학 공장 등에서 일을 하고 있는 사람 등은 실제로 주변에 어떤 화학 물질이 있는지 확인해 보고 스스로 주의하도록 한다.

◢ 방광암의 주요 징후

- 소변이 옅은 붉은색으로 물들어 있는 것 같은 느낌이 든다.
- 소변이 붉어졌다[위험한 상태]).
- 소변색이 붉어졌지만, 이윽고 평소의 색으로 돌아왔다[위험한 상태]).
- 잔뇨감이 있다.
- 배뇨가 곤란하다[위험한 상태]).
- 배뇨하면 하복부가 아프다[위험한 상태]).
- 등이 아프다.

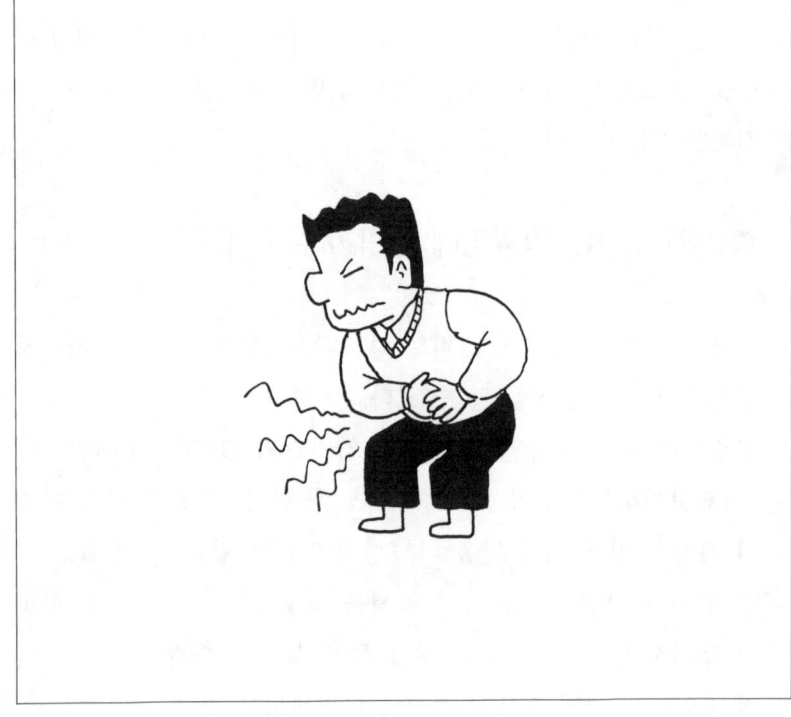

신장암(腎臟癌)의 예방과 치료

■ 신장암은 유아 · 소아에게서도 흔히 볼 수 있다

신장은 혈액을 여과해서 소변을 만드는 일 외에 혈압을 조정하는 물질을 분비하는 등 여러 가지 역할을 하고 있다.

그 위치는 위에서 약간 아래 등쪽으로, 좌우 한 쌍의 장기로 존재하고 있다.

단, 오른쪽에는 간장이 있기 때문에 오른쪽 신장은 조금 내려간 곳에 있다. 무게는 성인의 경우 120~130그램 정도이다.

이 신장의 조직을 기능으로 본다면, ㄱ) 요세관 등이 모여서 소변을 만드는 조직이 있는 부분, ㄴ) 신장 중앙부에 있어서 소변이 모이는 신우(腎盂) ―로 크게 나눌 수 있다.

그 어디에도 암은 발생한다.

신장암은 발생 부위나 암세포의 성질 등에 따라 신장 세포암, 윌무스 종양(신아 세포종), 신우암 등으로 분류된다.

실제로 그 대다수는 신장 세포암으로 이것은 주로 요세관(尿細
管)에 발생한다.

또한 소아의 경우는 윌무스 종양이 중심을 이룬다.

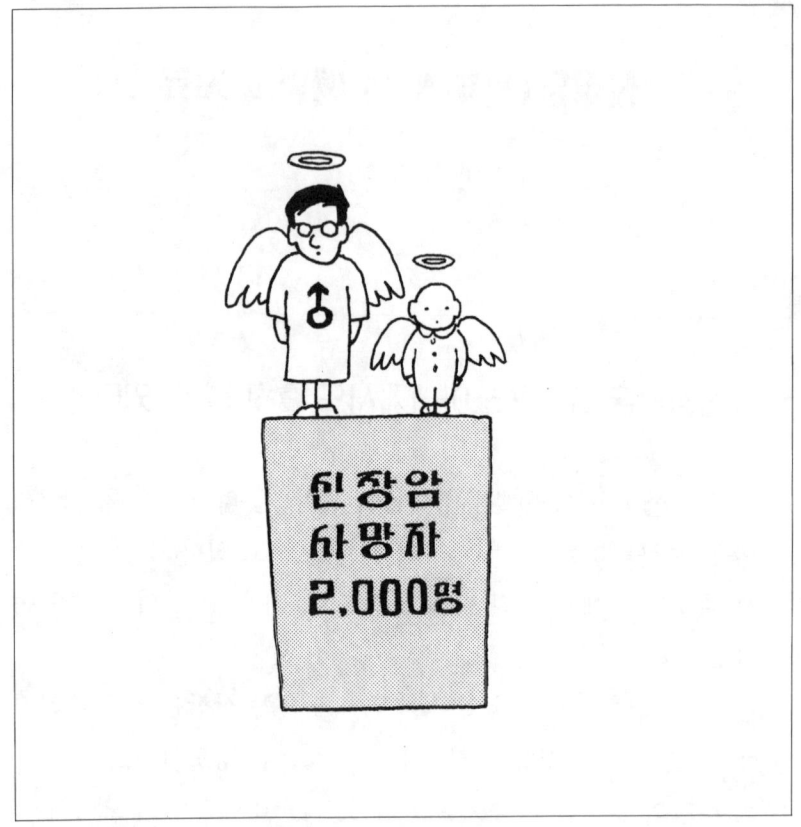

신장암도 최근 들어 늘어나는 경향이 있다. '90년대 초에 신장
암(신장·신우의 악성 종양)에 의한 사망자 수는 2천여 명으로, 유
아나 소아에게도 사망자가 나오고 있는 점, 남성에게 많은 점 등
도 특징이다.

■ 신장암의 면역 요법

요로계의 암 중에서도 신장암의 원인이나 위험 인자에 대해서는 불분명한 점이 많다고 할 수 있다.

예를 들면, 흡연 습관은 신장암을 일으킬 위험성은 있어도, 그 위험도는 그다지 높지 않은 듯하다.

여성에게 신장암이 적은 점으로 미루어 볼 때, 남성 호르몬의 관여도 생각되고 있다.

더구나 유아의 윌무스 종양의 경우에는 선천적인 요인으로 일어나고 있는 것으로 알려지고 있다.

수술로 신장이나 관련 장기를 적출하는 것이 기본으로, 여기에 항암제에 의한 화학 요법이나 방사선 요법을 첨가한다.

또한 신장암의 경우, 면역 요법이 유효하다는 견해에서 인터페론 등이 투여되는 경우도 있다.

■ 신장암의 징후로 나타나는 주요 특징과 포인트

신장암에 관여해서는 '3대 주요 징후(trias)'이라는 용어가 전문가 사이에서 자주 쓰인다.

즉, 신상암의 내표적인 징후와 증상으로시는, ㄱ) 혈뇨(소변에 피가 섞이는 병태), ㄴ) 신장 종류(부기, 응어리), ㄷ) 신장 동통(통증) ―의 세 가지가 있다.

단, 실제로 신장암이라도 '3대 주요 징후'가 모두 나타나는 경우는 전체의 10% 정도로 보여지고 있다.

따라서 그 세 가지 중에서 한 가지라도 자각 증상이 있었을 경우에는 일찌감치 의사의 진찰을 받아보도록 하자.

■ 신장암의 중요 징후와 증상에는 어떤 것들이 있는가

(1) 전형적인 증상(3대 주요 징후)

① 소변이 붉은 것 같다

혈뇨의 가능성이 있다. 붉은 색소를 포함한 식품을 다량으로 먹거나 하지 않았으면, 다시 잘 관찰해 보자.

② 소변이 빨갛다(혈뇨)

전형적인 혈뇨는 피같은 느낌이라기 보다 적포도주를 상상하면 될 것이다.

신장암이라고 단정할 수는 없지만, 요로계에 장해가 있다고 생각할 수 있다.

또한 신장암의 경우, 초기에는 혈뇨가 오래 계속되지 않는다. 혈뇨가 곧 치료되었다고 해도 빨리 의사의 진찰을 받는 것이 좋다.

③ 복부의 측면이 아프다

신장암에 의한 신장의 통증인 경우도 생각할 수 있다.

신장은 좌우 한쌍의 장기이기 때문에 복부 왼쪽이나 오른쪽 중 한쪽이 아파도 신장암일 가능성이 있다.

물론 복부의 측면에 통증이 나타나는 원인은 여러 가지가 있다.

만일 그것이 왼쪽이라면 심근경색일 가능성도 염두에 두자.

④ 등 측면이 아프다

이것도 신장암에 의한 신장의 통증일 가능성이 있다.

신장은 위치로 볼 때 등쪽에 가깝기 때문에 통증은 등쪽에 나타나는 경우도 있다.

⑤ 복부에 혹같은 덩어리가 생겨 있다

신장에서의 암 덩어리일 가능성이 있다. 특히 유아의 복부에서 딱딱한 응어리(덩어리)가 만져지면 신장암의 일종인 윌무스 종양(신아 세포종)일 가능성이 높다고 할 수 있다.

⑥ 유아의 복부가 팽팽하다

특히 유아에게 이와 같은 증상이 나타났을 경우, 윌무스 종양일 가능성이 상당히 높다고 할 수 있을 것이다.

이 경우에는 신장에서의 암 덩어리(종류)가 커져서 그로 인해 복부가 팽팽해 있는 것이다.

⑦ 원인 불명의 열이 난다

대부분의 암에서는 일반적으로 원인 불명의 발열이 나타나는 경우가 있다.

신장암의 경우에도 다른 암에 비해 흔히 발열의 증상을 볼 수 있다.

(2) 신장암이 의심되는 그 밖의 증상

① 혈압이 높아졌다

혈압 조정을 위한 레닌-앤지오텐신계라고 불리는 매우 중요한 기구가 인체에는 있다.

이 기구를 담당하고 있는 것이 신장이다.

거기에 암이 발생했을 경우 혈압의 저하는 일어나지 않고 혈압이 상승한다는 형태로 변화가 나타나는 경우가 있다.

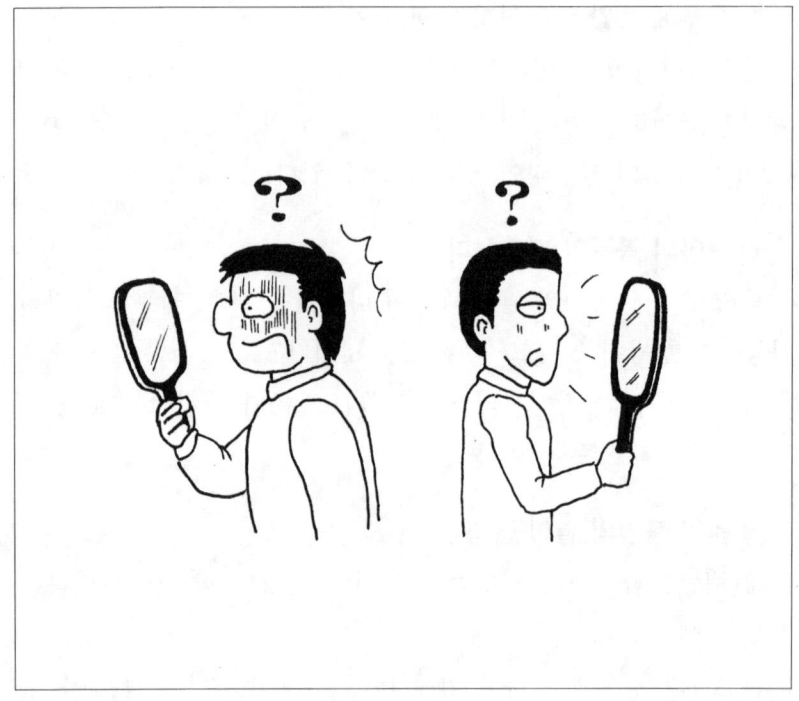

② 얼굴이 붉어졌다

신장은 적혈구를 늘리기(조혈하기) 위하여 중요한 역할을 하고 있는 에리스로포에틴이라는 호르몬을 만들고 있다. 신장에 암이 발생했을 경우, 이 에리스로포에틴이 결핍되는 것이 아니고 오히려 과잉으로 만들어지는 경우가 있다.

이 때문에 적혈구가 이상 증가를 보여서 얼굴색이 붉어지는 것이다.

③ 얼굴이 창백해졌다

앞에서 말한 '얼굴이 붉어졌다'와 모순되는 애기 같지만, 신장 암에서는 혈뇨 등으로 인해 빈혈이 일어나는 경우가 있다. 오히려 빈도로 보자면 이 빈혈쪽이 많다고 생각된다.

④ 다리가 부어 있다

이것은 신장병의 일종인 네프로제 증후군의 대표적인 증상이라고 할 수 있다.

신장암으로 인해 네프로제 증후군의 증상이 나타날 가능성이 있는 것이다.

■ 신장암의 징후를 일찍 발견하는 법

(1) 여러가지 검사약을 이용하여 스스로 검사를 할 수 있다

신장암의 대표적인 증상으로서는 혈뇨가 있는데, 단백뇨가 보여지는 경우도 있다.

따라서 '체커4'와 같은 기기를 사용하면 혈뇨와 단백뇨를 동시에 검사할 수 있어 조기 발견에 도움이 된다.

또한 혈뇨 검사는 불가능하지만, 단백뇨의 체크를 간단히 할 수 있고 가격도 싼 시험지(일반용 검사약)가 여러 회사에서 발매되고 있다.

소변 검사지를 가정에서 일상적으로 사용할 경우, 신장암 뿐만 아니라 네프로제 증후군 같은 대표적인 신장병의 초기 발견도 기대할 수가 있다.

더구나 운동 후 등에 일과성으로 나타나는, 특별히 문제가 없는 요단백도 있음을 알아 두자.

(2) 직장 등의 단체 검진을 활용한다

직장 등의 단체 검진 기회가 있을 때에는 꼭 신장암 검사도 해보기 바란다.

대부분의 의료 기관에서는 복부 초음파 검사, 요잠혈 반응 검사, 요단백 검사 등이 반드시 이루어지므로, 신장암의 발견을 기대할 수 있다.

◼ 어떤 사람이 신장암에 걸리기 쉬운가

신장암의 원인과 위험 인자는 아직 불명한 점이 많아, 그 예방법도 거의 짐작을 못하는 것이 현실정이다.

단, 신우암에서는 신장 결석을 합병하는 경우가 있다.

만약 신장 결석이 발견될 경우에는 정확한 전문의의 진찰을 받아야 할 것이다.

◼ 신장암의 주요 징후

● 소변이 붉은 것 같다.
● 소변이 붉다(혈뇨)[위험한 상태].
● 복부 측면이 아프다.
● 등 측면이 아프다.

- 복부에 혹같은 덩어리가 생겨 있다[위험한 상태].
- 유아의 복부가 팽팽하다[위험한 상태].
- 원인 불명의 열이 난다.
- 혈압이 높아졌다.
- 얼굴이 붉어졌다.
- 얼굴이 창백해졌다.
- 다리가 부어 있다.

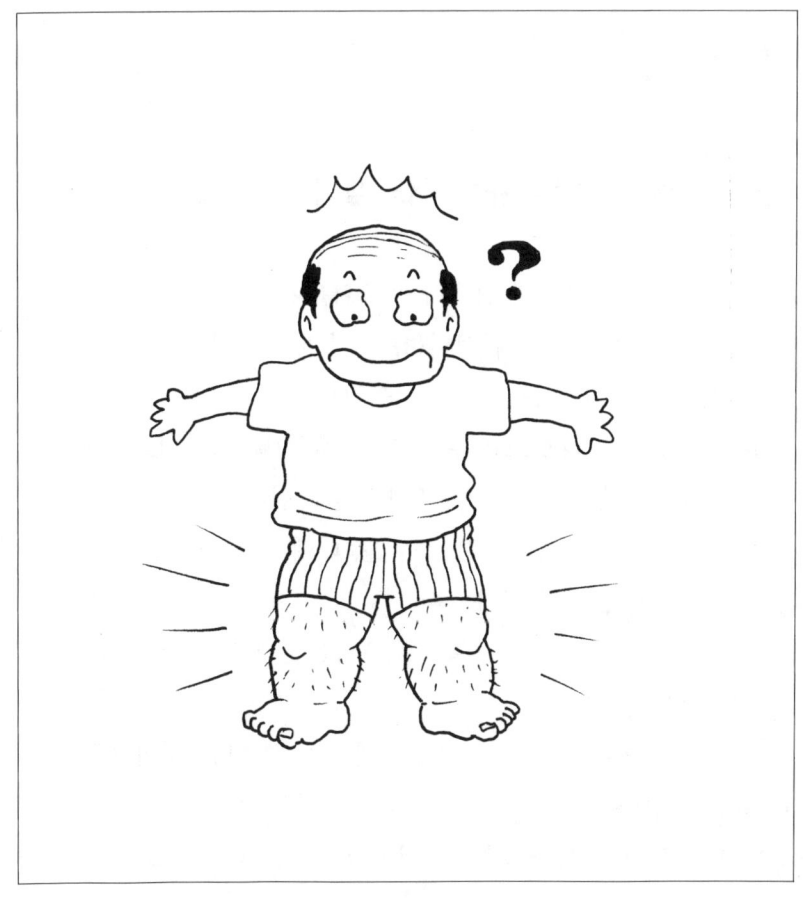

후두암(喉頭癌)의 예방과 치료

■ 후두암은 성문(聲門) 등에 생기는 암이다

후두는 식도의 상부에 위치하는 조직·기관이다.

이 중심을 이루는 것이 성대(聲帶)가 있는 성문, 이 위쪽이 성문 상부, 아래쪽이 성문 하부라고 불린다.

바로 목소리가 나오고 있는 주변이 후두(喉頭)이다. 그 어디에 암이 생기느냐에 따라 징후와 증상은 달라진다.

그런데 목소리를 혹사했을 경우, 성대에 폴립이 생기는 사실은 일반에게도 잘 알려져 있다.

폴립 수술을 하면 목소리를 쓸 수 없기 때문에 글로 대신하는 경우도 있을 수 있다.

이 폴립은 양성 종양으로 후두암과는 전혀 다른 것이므로 걱정할 필요는 없다.

후두암에 의한 사망자 수는 해방 후 거의 증가를 보이지 않고 있다.

인구비(사망률)로 보면 오히려 감소 경향조차 있다.

이와 같은 암은 드물다고 해도 좋을 것이다.

'90년대 초에 후두암에 의한 사망자 수는 8백여 명으로, 90%
이상이 남성이다.

암 중에서도 후두암은 특히 남성에게 많다는 특징이 있다.

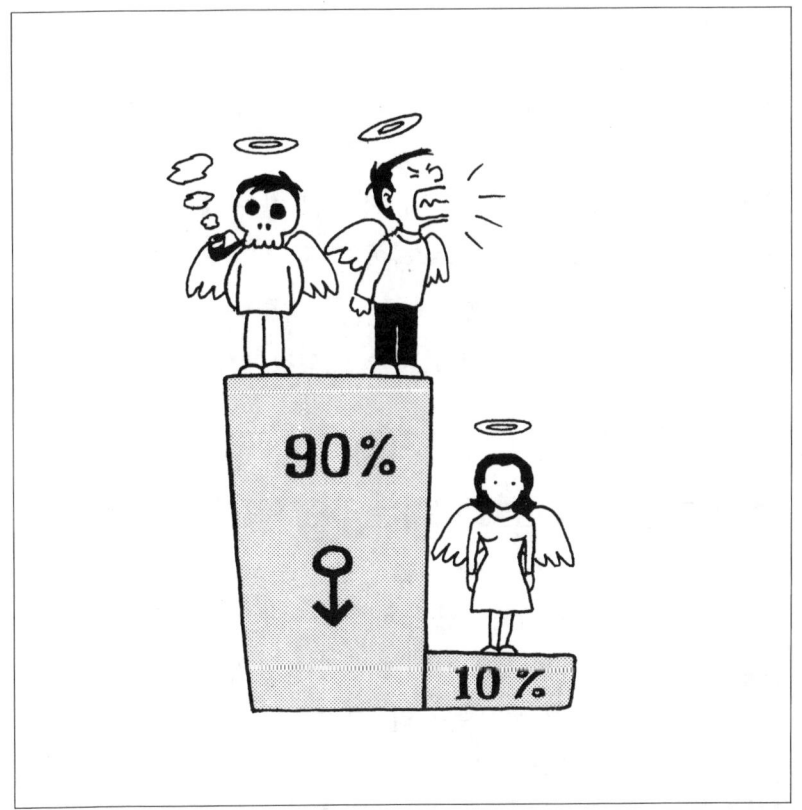

이것은 후두암의 위험 인자가 상당히 한정되어 있다는 사실도
시사하고 있다. 예를 들면, 흡연은 후두암의 중요한 위험 인자라

고 생각되고 있다.

그 이외에 큰 소리를 내어서 목을 심하게 사용한 경우에도 위험은 뒤따른다. 하지만 성대에 폴립이 생겼을 때에는 수술을 하지 않아야 한다.

■ 초기 후두암은 방사선 치료로

초기 후두암의 경우에는 방사선 치료로 암을 제거할 수 있다. 어떠한 경우에도 성대를 파괴하거나 성대를 없애는 수술은 하지 말아야 한다.

초기 암이라면 보통 방사선을 중심으로 한 치료를 하고, 후두의 절제는 하지 않는다. 최근에는 '레이저' 등도 이용되고 있다.

또한 암이 진행되었기 때문에 후두를 적출했을 경우, 그대로는 목소리를 낼 수 없으므로, 인공 후두를 설치하거나 식도에서 발성하는 연습을 한다.

■ 후두암의 징후로 나타나는 주요 특징과 포인트

후두는 성문 상부, 성문, 성문 하부로 나누어지는데, 그 징후나 증상이 나타나기 쉬운 것은 성문에 발생한 암의 경우이다.

그것은 구체적으로는 쉰 목소리, 잠긴 목소리로서 나온다.

이와 같은 목소리는 학술적으로는 애성(涯聲)이라고 불리지만, 그런 목소리의 변화나 성문(성대)의 이상에 민감해지는 것이 바람직하다.

실제로 전문가 사이에서는 '애성이 한 달 이상 계속되면 암을 의심한다'라는 것이 상식적으로 되어 있다.

◼ 후두암의 중요 징후와 증상에는 어떤 것들이 있는가

(1) 소리에 관한 증상

① 목소리가 쉬었다

감기나 과로, 혹은 목소리를 지나치게 쓰지 않았는데도 불구하고 목소리가 쉬었을 경우에는 후두암의 징후일 가능성이 있다.

특히 과다 흡연자로 이와 같은 증상이 2~3일이나 계속되는 것 같으면 의사의 진찰을 받아 보자.

② 목소리가 보름이나 계속해서 쉬어 있다

성대가 있는 성문부에 암이 발생하면 반드시라고 해도 좋을 만큼 목소리가 쉰다.

또한 후두암으로 인한 목소리의 쉼은 전혀 개선되지 않고 서서히 악화되어 가는 것이 특징이다.

원인 불명의 이 상태가 보름씩이나 계속되고, 그 사이에 전혀 개선의 여지가 보이지 않는다면 일찌감치 의료 기관을 찾아가 보도록 하자.

③ 목소리가 계속 쉬다가 안 나오게 되었다

후두암이 진행해서 커지면 목소리가 잘 안 나오게 되는 경우가 있다.

이 경우 보통은 목소리가 쉰 상태(증상)가 먼저 나타나고 있을 것이다.

만일 목소리가 쉬어 있는 상태였다면 당장에라도 의사의 진찰을 받도록 한다.

(2) 입 · 목에 관한 증상

① 목구멍이 가렵다

성문 상부의 암인 경우, 그 초기에는 거의 목소리에 변화는 없기 때문에 목의 이상한 느낌에 민감해질 필요가 있다. 예를 들면, 이 목구멍의 가려움 등은 언뜻 아무것도 아니지만 중요한 징후일 가능성도 있다.

② 기침이 자주 나오게 되었다

초기에는 증상이 적은 성문 하부의 암에서는 기침도 징후로서 무시할 수 없다.

원인 불명의 기침이 계속되는 것 같으면, 인두암과 함께 후두암일 가능성도 생각할 필요가 있다.

③ 음식을 삼키면 목구멍이 아프다

이 연하통(燕下通)이라고 불리는 증상은 성문 상부의 암에서는 비교적 일찍부터 나타난다. 이것은 인두암에서도 중요한 자각 증상으로 주의가 필요하다.

④ 숨이 차다

성문이 아닌 성문 상부나 혹은 하부에 암이 발생했을 경우, 자각 증상은 적은 것이 보통이다.

암이 커져서 목구멍 속을 막아 갑자기 숨이 차거나 호흡 곤란의 증상으로 나타나는 경우가 있다.

⑤ 목구멍에서 천식같이 '휴휴' 하는 소리가 나온다

이것도 후두암이 어느 정도 커져서 기도를 막게 되었을 때의 증상이다.

또한 호흡 곤란으로 진행되는 경우도 있다.

천식의 병력이 없는 사람에게 이와같은 증상이 나타났을 경우에는 주의가 필요하다.

⑥ 구취가 난다는 지적을 받았다

자각 증상이 부족한 성문 상부나 혹은 하부의 암에서는 암이 궤양 상태가 될 때까지 진행해서, 거기에서 이상한 냄새가 나야 비

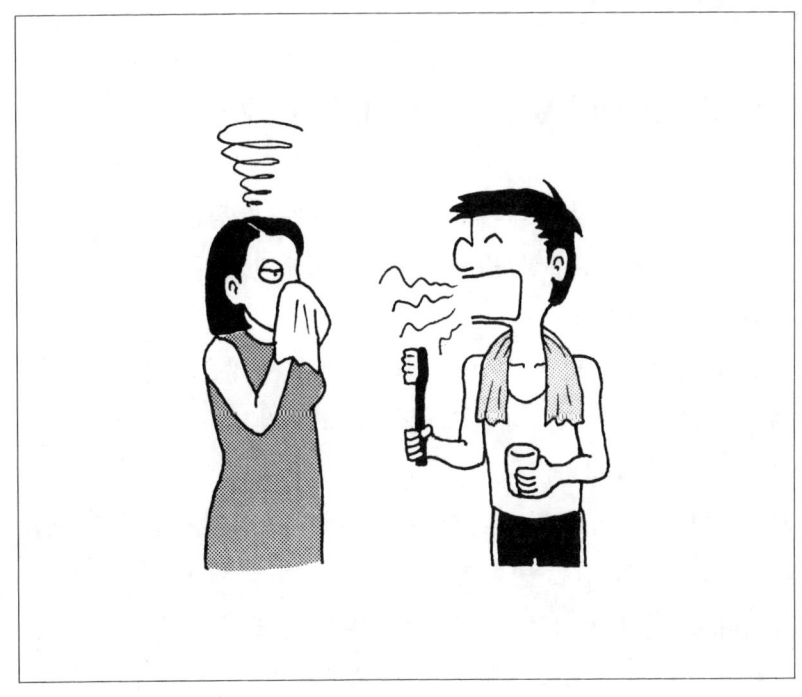

로소 발견되는 경우도 있다.

깨끗이 이를 닦고 있는데도 불구하고 구취가 나는 것 같은 경우에는 인두암이나 후두암의 가능성도 생각할 수 있다.

◪ 후두암의 징후를 일찍 발견하는 법

후두암에 대해서는 공적인 검진이 이루어지고 있지 않다. 직장 등의 단체 검진의 경우에도 보통 후두암을 직접적인 목표로 한 검사는 없다.

따라서 앞에서 말한 징후나 증상이 있으면 일찌감치 의사의 진찰을 받도록 하자. 이 경우에는 우선 후두경, 내시경 등을 사용해서 검사한다.

◪ 어떤 사람이 후두암에 걸리기 쉬운가

흡연이 후두암의 최대의 위험 인자임에는 틀림없다. 흡연 지수(하루의 흡연 대수×흡연 연수)가 100을 넘으면 후두암을 일으키기 쉬워진다고 생각되고 있다.

결국 요즘 같으면 발성법을 제대로 배우지 않은 사람이 가라오케에서 큰 소리로 계속해서 노래를 부르는 것 같은 행동은 주의하는 편이 좋을 듯하다.

더구나 항상 이를 닦거나 양치질을 하거나 해서 구강 내의 세균 감염, 만성적인 염증을 예방하는 것도 후두암 예방에 도움이 될 것이다. 또한 갑자기 큰 소리를 내거나 고함을 치는 등의 성대 가혹행위를 하지 않도록 하는 것도 중요하다.

▨ 후두암의 주요 징후

- 목소리가 쉬었다.
- 목구멍이 가렵다.
- 숨이 차다.
- 목소리가 보름이나 계속해서 쉬어 있다[위험한 상태].
- 목소리가 계속 쉬었다가 안 나오게 되었다[위험한 상태].
- 기침이 자주 나오게 되었다.
- 음식을 삼키면 목구멍이 아프다[위험한 상태].
- 목구멍에서 천식같이 '휴휴' 하는 소리가 난다[위험한 상태].
- 구취가 난다는 지적을 받았다.

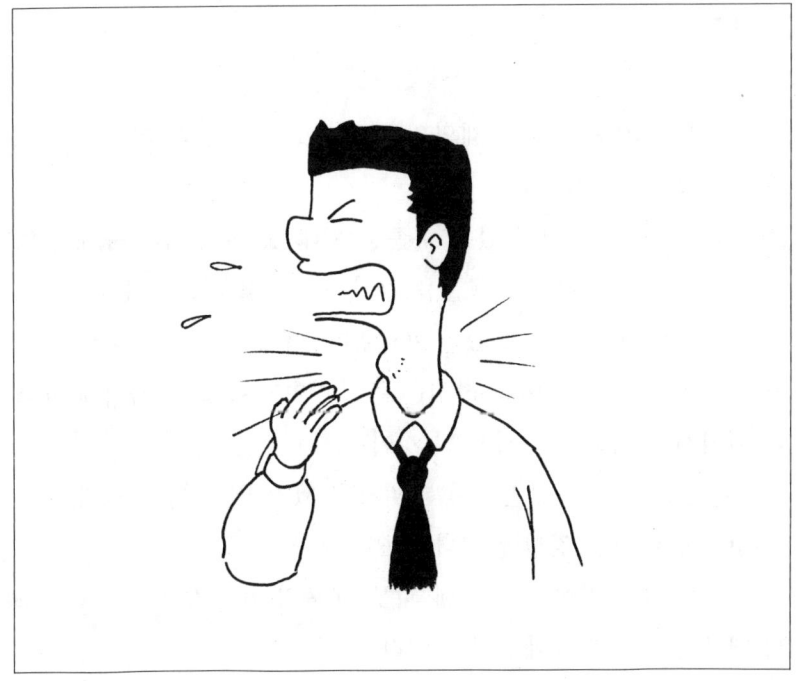

피부암(皮膚癌)의 예방과 치료

◢ 피부암은 최근 오존층 파괴로 부쩍 늘어나고 있는 암이다

최근에는 지구 환경 문제와의 관련으로 피부암이 화제가 되는 경우가 많은 것같다.

지상 약 20㎞ 지점에 있는 오존층은 태양으로부터의 유해한 자외선을 흡수해서 지상의 생물을 지키는 역할을 하고 있는데, 우리들이 만들어서 사용하고 있던 프레온 가스로 인해 오존층의 일부가 파괴되어 큰 구멍이 뚫려서(오존홀), 여기로 일부 지역에 유해한 자외선이 내리 쏟아지게 된 것이다.

또한 전체적으로 오존층이 파괴되어 있기 때문에, 각지의 자외선 양이 늘어나는 경향에 있다.

그 자외선의 영향으로 인해 피부 세포의 유전자가 손상됨으로써 피부암의 증가가 예상되고 있다.

'90년대 초에 피부암에 의한 사망자 수는 7백여 명으로 특별히 증가 경향을 보이고 있지 않다.

하지만 현재는 자외선이 연간에 3%씩 늘어나고 있다는 관측도 있으므로 앞으로 역시 피부암에 대해서는 주의해야 좋을 것 같다.

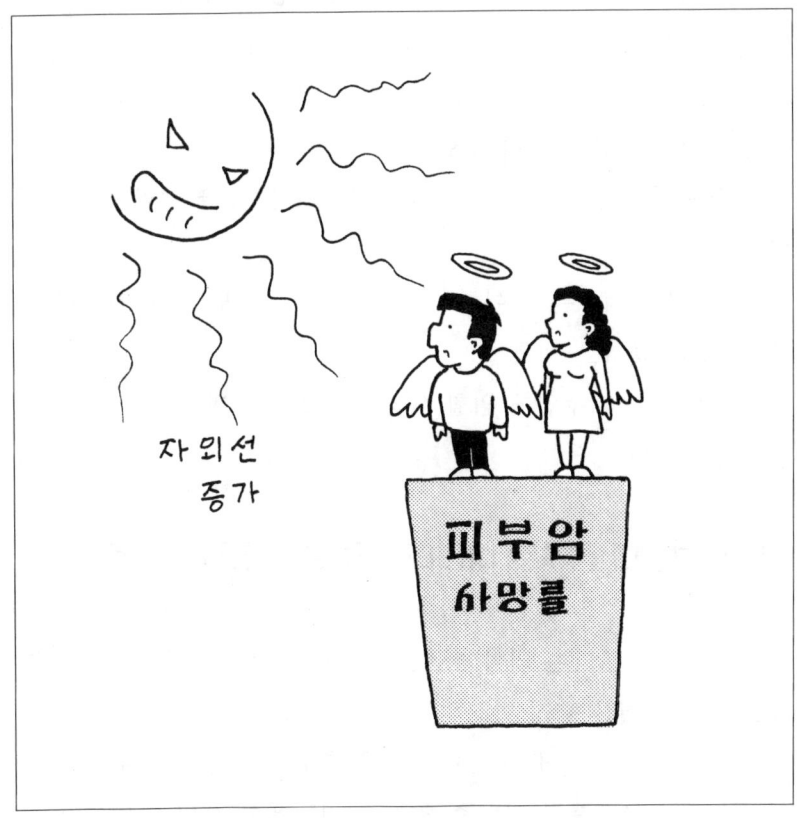

또한 피부암의 사망률에 남녀 차이는 적지만, 비교적 젊은 사람도 사망하고 있는 것이 특징이다.

◪ 악성 흑색종(惡性黑色腫)을 주의하자

피부암은 여러 가지 분류 방법이 있다. 그 중, ㄱ) 유극 세포암, ㄴ) 기저 세포암, ㄷ) 악성 흑색종(엘라노마), ㄹ) 표피 내암 ―등으로 분류되는 것이 비교적 자주 발생하고 있다.

또한 한 마디로 피부암이라고 해도 증상은 다양하다.

예를 들면, 앞에서 말한 표피 내암의 일종인 페이제트병(Paget병)은 주로 유방에 습진같은 증상을 나타낸다.

어쨌든 피부암은 피부에 얼마간의 증상을 나타내는 만큼, 초기에 발견하기 쉬운 암이라고 할 수 있다.

그만큼 일반적으로 치료 성적은 양호하다. 수술로 암을 제거하기만 하면 된다.

단, 악성 흑색종은 전이하기 쉽고 치료 성적도 안 좋기 때문에 주의가 필요하다.

덧붙이자면, 피부암에 의한 사망자의 반수는 바로 이 악성 흑색종이 원인이다.

■ 피부암의 징후로 나타나는 주요 특징과 포인트

피부암의 징후라는 의미에서는 피부의 전암증(피부암 전구증)이라고 불리는 것을 빨리 발견하는 것이 중요하다.

이것을 방치해 두면 상당히 높은 확률로 피부암이 된다.

구체적으로는 특히 장년층 또는 노인층에서 햇빛을 받는 피부의 일부가, ㄱ) 붉어진다, ㄴ) 두꺼워진다, ㄷ) 딱딱해진다, ㄹ) 부스럼 딱지 또는 생선 비늘같이 된다, ㅁ) 사마귀 같이 부풀어 오른다 ―라는 변화가 나타났을 경우에는 피부암 전구증일 가능성이 있다.

다음에 피부암 그 자체의 증상으로서는 갑자기 생긴 검정 사마귀 같은 것에 가장 주의가 필요하다.

거기에서 출혈이 있는 경우, 당장 피부과 의사의 진찰을 받아보도록 하자.

단, 주의할 점은 검정 사마귀 같은 증상으로만 나타난다고 안심해서는 안 된다. 습진같은 형태로 증상이 나타나는 경우도 적지 않기 때문이다.

더구나 위암 등으로 인해 피부암 전구증과 같은 증상이 나타나는 경우가 있다. 다른 암을 발견하는 의미에서도 피부의 변화에는 민감하게 주의하도록 하자.

■ 피부암의 중요 징후와 증상에는 어떤 것들이 있는가

(1) 피부암 전구증(前驅症)

① 피부가 두껍고 딱딱해져 있다

특히 장년층이나 노인층에서 햇빛(자외선)에 노출되는 부분의 피부에 색이나 두께의 변화가 있을 경우에는 주의가 필요하다.

이것은 피부암 전구증의 일종인 일광 각화증(日光角化症 ; 노인성 각화증)일 가능성이 있다.

② 붉어진 피부에 생선 비늘같은 것이 붙어 있다

이것도 앞에서 말한 일광 각화증에서 전형적으로 볼 수 있는 증상이다.

비늘이 아니고 부스럼 딱지같은 것이 붙는 경우도 있다.

단, 부스럼 딱지의 경우, 피부암으로부터의 출혈이 원인인 경우도 있어, 이런 의미에서도 주의가 필요하다.

③ 입술가 등 피부와 점막 경계에 흰 반점이 생겼다

반점이라고 하기보다는 사마귀같은 것이 생기는 경우가 있다.

그 피부 부분이 버석버석한 느낌이라면 피부암 전구증의 일종인 백판증일 가능성이 있다.

④ 이전에 방사선 치료를 받은 피부가 딱딱해져 있다

X선을 대량으로 쐬면 피부암을 일으킬 우려가 있다.

옛날 물집이나 습진 치료로 X선 조사를 받은 적이 있는 사람 중에서 그곳의 피부에 변화가 생긴 사람은 주의가 필요하다.

⑤ 습진이 좀체로 낫지 않는다

장년층이나 노인층 남성의 경우, 아토피성 피부염도 포함해서 습진은 별로 볼 수 없다. 따라서 특히 나이들어 습진이 계속되고 있는 경우, 일찌감치 피부과 의사의 진찰을 받아 보도록 하자.

더구나 피부암 전구증이 아니고, 피부암 그 자체라도 습진 증상이 나타나는 경우가 있다.

(2) 검정 사마귀와의 관계

① 갑자기 검정 사마귀같은 것이 생겼다

특히 발바닥에 검정 사마귀같은 것이 생겼을 경우에는 피부암일 가능성이 충분히 있다.

발바닥에서는 뒤꿈치쪽에 암이 일어나기 쉬운 것 같지만, 발가락쪽도 포함해서 어디에나 발생할 가능성이 있다.

이와 같이 발바닥에 피부암이 발생하기 쉬운 이유 중 하나는 보행으로 인해 직접적으로 자극을 받고 있기 때문이라고 생각되고 있다.

단, 운동으로 생긴 '피멍'이 굳어져서 검정 사마귀같이 보이고 있는 경우도 있으므로 침착하게 의료 기관을 찾아가 정밀 검진을 받아보도록 하자.

② 검정 사마귀가 커졌다

종래부터 있었던 검정사마귀가 암으로 변하는 경우도 있을 수 있다.

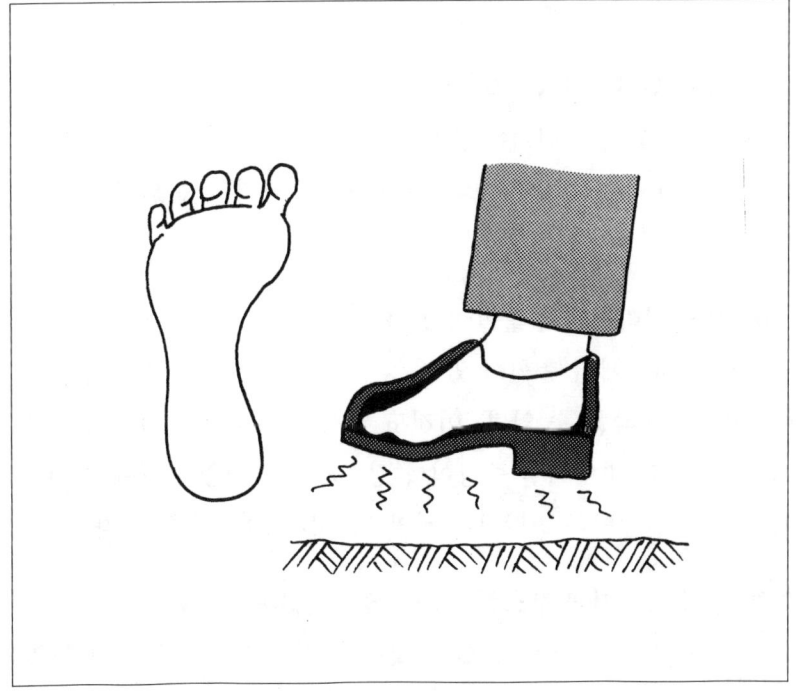

그 경우의 변화 중 하나가 면적이 커지는 것이다. 이 검정 사마귀의 색이 물든 주변부가 명료한 원형이 아니고 울퉁불퉁해 있으면 피부암일 가능성이 보다 높다고 할 수 있다.

③ 검정 사마귀의 색이 진해졌다

앞에서 말했듯이, 검정 사마귀가 암으로 변하는 경우가 있다. 검정 사마귀의 면적은 거의 변화가 없어도 색이 더욱 거무스름해진 경우에는 주의가 필요하다.

④ 검정 사마귀가 궤양처럼 되었다

검정 사마귀가 궤양처럼 되는 것은, 피부암 중에서도 위험한 악성 흑색종(멜라노마)의 전형적인 증상이다. 당장 피부과 의사의 진찰을 받아보도록 하자.

⑤ 검정 사마귀가 부풀어 올랐다

부풀어 오른다는 변화는 중요하다.

'사마귀다'라고 간단히 판단하지 말고, 당장 전문의의 진찰을 받아보자.

⑥ 검정 사마귀에서 출혈이 있다

검정 사마귀에서 출혈이 있는 경우에는 곧 그곳이 궤양처럼 되어 있다고 생각할 수 있다. 이것도 역시 멜라노마일 가능성이 매우 높다. 따라서 이러한 증상이나 징후가 발견되었을 때에는 지체하지 말고 전문의와 상담하여 정밀 검진을 받아보도록 하자.

⑦ 검정 사마귀에 부스럼 딱지가 붙어 있다

검정 사마귀로부터의 출혈이 멎어 그것이 부스럼 딱지가 되었다고 한다면 일단 멜라노마가 의심된다. 혹은 피부암 전구증일 가능성도 있다.

어쨌든 주의가 필요하다.

(3) 멍 사마귀와의 관계

① 갑자기 검붉은 점이 생겼다

피부암을 초기에 발견하기 위해서는 멍도 사마귀와 마찬가지로 생각해도 상관없다. 부딪친 일이 없는데도 불구하고 갑자기 검붉은 멍이 생겼을 경우에는 주의가 필요하다.

또한 그것이 부풀어 올라 있는 경우보다 위험한 변화라고 할 수 있다.

② 사마귀가 커졌다

피부가 부풀어 오른다는 변화의 발견은 피부암을 초기에 발견하는데 있어서 매우 중요하다.

피부암 전구증상(前驅症狀)에서도 사마귀 같은 것이 나타나는 경우가 있다.

(4) 그 외의 특징적인 증상

① 피부가 질금질금 가렵다

이 부분이 옛날 어떤 상태였는지 생각해 보자. 화상(火傷) 흉터가 아니라고 해도, 외상의 흉터라고 한다면 주의가 필요하다.

② 화상 흉터가 질금질금 가렵다

피부에 궤양같은 것이 생기는 것은 피부암의 중요한 징후이다. 특히 중증으로 치료가 어려웠던 화상의 흉터가 변화한 것 같은 경우에는 주의가 필요하다.

③ 유방에 습진같은 것이 생겨 있다

그 '습진'이 쉽게 낫지 않거나, 장기간에 걸쳐 계속되고 있는 경우는 피부암 중 페이제트병(유방 페이제트병)일 가능성도 있다.

이것은 여성 뿐만 아니라 남성에게도 나타나는 증상으로 일찌감치 의사의 진찰을 받아보도록 하자.

④ 고간(외음부)이나 항문 주위에 습진이 생겨 있다

이것도 페이제트병(유방 외 페이제트병)일 가능성이 있다.

단, 이것은 남성에게 많은 것이 특징이다.

■ 피부암의 징후를 일찍 발견하는 법

피부암에 대해서는 무엇보다도 스스로 빨리 발견하는 것이 중요하다.

다행히 피부에 이상한 징후나 증상이 나타나는 암(피부암)은 스스로 찾아내기 쉽다고 할 수 있다.

하지만 장년층이나 노인층의 경우에는 목덜미·귀 아래쪽·어깨 등에 피부암 전구증이 나타나기 쉬운데 그 부분은 실제 스스로 보기 어려운 곳이다.

그래서 나이가 들면 스스로는 잘 안 보이는 부분의 피부 변화, 검정 사마귀, 기미 등의 상태를 거울을 이용하거나 부부가 서로 관찰해 주자.

이것으로 얼마간의 변화를 확인하면 전문 피부과 의사의 진찰을 받도록 하자.

▨ 어떤 사람이 피부암에 걸리기 쉬운가

(1) 햇빛에 타는 것을 막자

자외선(UV)은 피장에 따라 A, B, C로 나눌 수 있는데, 그들 중 피부암을 일으키는 것은 주로 UVC라고 생각되고 있다.

그러나 현재 UVC는 오존층에서 상당히 흡수되고 있다.

오히려 문제가 되는 것은 UVB라고 불리는 자외선(중파장 자외

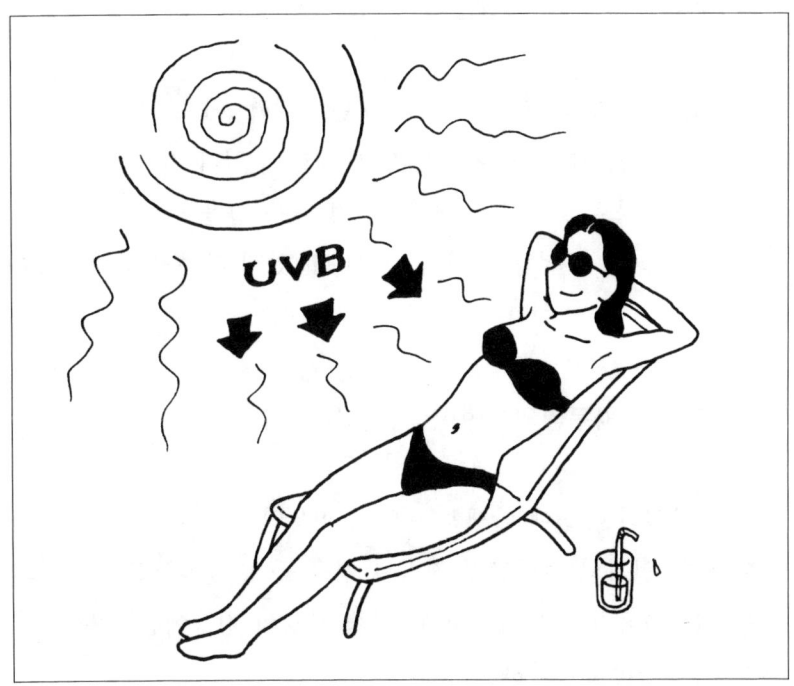

선)이라고 할 수 있다. 이 UVB는 피부를 붉게 부풀어 오르게 하거나, 피부를 노화시키는 등 유해한 작용을 갖고 있다.

그와 같은 피부의 변화, 노화는 간접적으로는 피부암으로 이어지는 요인이라고 추측할 수 있다.

보통으로 햇빛을 쬐면 이 UVB에 노출된다. 그 자외선 대책으로서 시판되고 있는 안탄 크림, 'UV 차단'을 무기로 내세우고 있는 화장품, SPF치의 표시가 있는 자외선 대책을 마련한 화장품 등을 적극적으로 사용하는 방법도 좋을 것이다.

덧붙이자면 그 SPF 뒤에 보통 10~20정도의 숫자가 표시되어 있는데, 그 숫자가 커질수록 UVB를 차단하는 효과도 커진다.

(2) 콜타르가 묻지 않았는가

피부암을 실험적으로 일으키는 수단으로서 콜타르를 피부에 묻히는 방법이 전문가 사이에서는 널리 알려져 있다.

따라서 콜타르가 피부에 잘 묻는 것 같은 일을 하고 있는 사람은 특히 그 피부 부분에 변화가 나타나고 있지 않는지 주의하도록 하자.

(3) 포경도 피부암의 위험 인자이다

또한 남성의 음경에 발생하는 암도 피부암의 범주에 들어간다.

이 위험 인자의 하나로서 진성 포경을 들 수 있다. 진성 포경의 경우에는 적극적으로 치료하고, 가성 포경의 경우에는 치구를 잘 씻어내는 것이 바람직하다.

(4) 자기식의 '치료'는 하지 않도록

스스로 바늘 등을 사용해서 검정 사마귀를 제거하거나 해서는 절대로 안 된다. 그것을 원인으로 검정 사마귀가 암으로 변할 우려가 있다.

또한 이른 바 미용(에스테틱) 살롱에서 점이나 검정 사마귀를 제거하는 듯한 메뉴가 있어도 의사 이외의 사람한테 '치료'를 받지 않도록 하자.

◢ 피부암의 주요 징후

- 피부가 두껍고 딱딱해져 있다.
- 붉어진 피부에 생선 비늘같은 것이 붙어 있다[위험한 상태].
- 입술가 등 피부와 점막 경계에 흰 반점이 생겼다[위험한 상태].
- 방사선 치료를 받은 피부가 딱딱해져 있다[위험한 상태].
- 습진이 좀체로 낫지 않는다.
- 갑자기 검정 사마귀같은 것이 생겼다[위험한 상태].
- 검정 사마귀가 커졌다[위험한 상태].
- 검정 사마귀의 색이 진해졌다[위험한 상태].
- 검정 사마귀가 궤양처럼 되어 있다[위험한 상태].
- 검정 사마귀가 부풀어 올랐다[위험한 상태].
- 검정 사마귀에서 출혈이 있다[위험한 상태].
- 검정 사마귀에 부스럼 딱지가 붙어 있다[위험한 상태].
- 피부에 검은 멍이 생긴다.
- 사마귀가 커졌다.

- 화상 흉터가 질금질금 가렵다[위험한 상태].
- 피부가 질금질금 가렵다.
- 유방에 습진같은 것이 생겨 있다[위험한 상태].
- 고간(외음부)이나 항문 주위에 습진이 생겨 있다[위험한 상태].

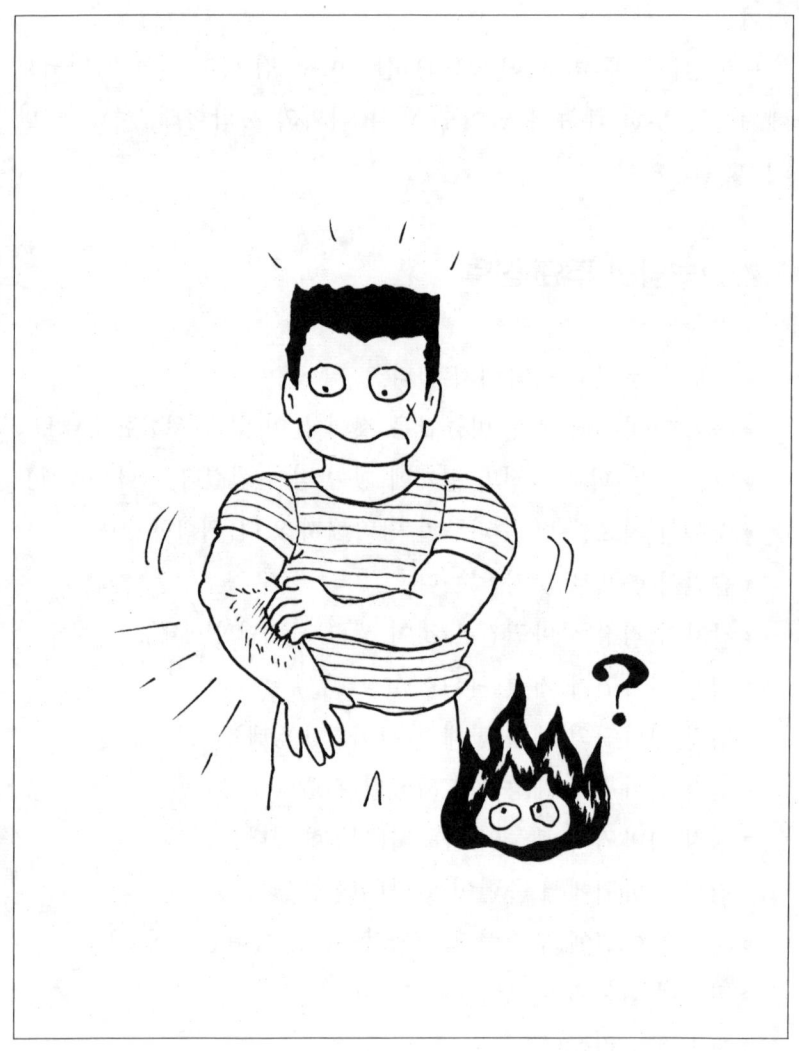

뇌종양(腦腫瘍)의 예방과 치료

◢ 뇌종양에는 악성과 양성이 있다

두개골 속, 뇌에서 조직·세포가 이상하게 증식해서 종양이 생기는 병이 뇌종양이다. 단, 그것이 '뇌암'에 상당하는 악성 종양이라고는 단언할 수 없다.

오히려 양성 뇌종양쪽이 더 많다.

그렇지만 그 양성과 악성의 차이는 증식의 속도 뿐이라고 이해해 두는 편이 좋을 것이다. 그것이 양성이라도 발생한 부위에 따라서는 악성 뇌종양과 같은 위험한 증상이 나타난다.

양성이니까 방치해 두어도 괜찮다고 안심할 수는 없다. 이 점이 마찬가지로 양성 종양이라고 불려도 폴립 등과는 다른 점이다.

또한 처음에 뇌에 생긴 종양(원발성 뇌종양)은 다른 조직·장기에는 거의 전이하지 않는다는 특징이 있다.

반대로 다른 조직·장기에 생긴 암이 뇌에 전이되는 경우(전이성 뇌종양)는 적지 않다. 뇌는 암이 전이하기 쉬운 부위이기도 하다. 암이 계속해서 늘어나고 있는 오늘날, 그 전이에 의한 뇌종양도 증가 추세에 있다.

원발성이든 전이성이든 죽음의 병으로부터 자신의 삶을 보호하기 위해서는 뇌종양의 증상을 빨리 발견할 필요가 있다.

◢ 뇌종양은 유유아(乳幼兒)에게도 발생한다

뇌종양은 조직학적으로 본 분류 방법이 있다. 그 주요 질병을

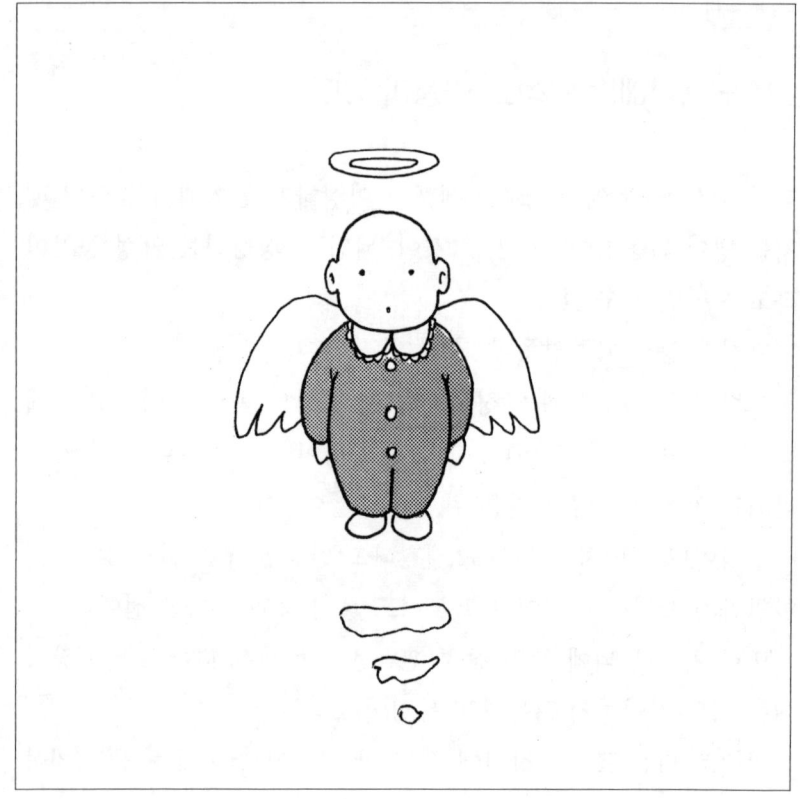

많은 순서대로 열거하면, 대강 ㄱ) 신경교종(글리오마), ㄴ) 수막종, ㄷ) 하수체선종, ㄹ) 신경초종, ㅁ) 배세포종 —이 된다.

덧붙이자면 전이성 뇌종양을 포함한 전 증례에서 글리오마가 30% 정도를 차지하고 있다.

'90년대 초에는 뇌종양(뇌의 악성 신생물)에 의해 7천여 명이 사망했다. 이 경우 현저하게 남성쪽의 사망률이 높게 나타나고 있다.

또한 어떤 종류의 뇌종양은 유유아(乳幼兒)나 소아(小兒)에게도 자주 발생한다. 모든 연대에서 뇌종양에는 주의할 필요가 있다고 할 수 있을 것이다.

뇌종양의 치료는 종양의 악성, 양성에도 불구하고 그것을 수술로 적출하는 것이 기본이다. 그 적출이 무리인 상태라면 차선책으로서 주로 방사선 치료를 한다.

◪ 뇌종양의 징후로 나타나는 주요 특징과 포인트

신경이 집중되어 있는 뇌에 종양이 발생하면, 그 부위에 따라서 매우 다양한 징후와 증상이 나타난다.

그 대부분을 이해하고 기억하기 위해서는 다음과 같이 체계있게 정리해 두면 좋을 것이다. 여러 가지로 응용도 가능하다.

용량이 일정한 두개골 속, 뇌에 종양이 발생했을 경우에는 그 내용물이 늘어난 것이기 때문에, 두개 내압이 올라간다.

이로 인한 증상은 주로 두통, 구역질, 구토 등이다. 특히 아침의 두통은 위험하다.

종양이 발생한 부위의 뇌·신경의 기능이 상실된다.

이 경우의 징후와 증상의 근본은 뭔가를 할 수 없게 된다는 상

태이다. 가령 운동 기능이나 감각이 비정상이 되거나(보행 실조
외), 시야가 비정상이 되거나(시야 결손), 말이 안 나오게 되거나
(실어) 한다.

또한 뇌가 관여한 호르몬 분비도 비정상이 되기 때문에, 가령
아이가 털이 많아지는 등 신체적인 이상(비정상)이 나타난다. 더
구나, 그들 증상을 가족 등 제3자의 입장에서 보면, 이른 바 치매
가 시작된 것처럼 보이는 경우가 적지 않다.

이상의 두 가지 점을 염두에 두고 다음 항에서 소개하는 징후나
증상을 이해해 나가자.

■ 뇌종양의 중요 징후와 증상에는 어떤 것들이 있는가

(1) 두통에 관한 증상

① 여러날 두통이 계속된다

감기에는 걸리지 않고 특별히 열이 없는데도 불구하고 두통이
계속되는 경우에는 각별히 주의할 필요가 있다.

또한 뇌종양의 두통은 쿡쿡거리거나 욱신욱신거리지 않고, 짓
눌리는 듯한 답답한 느낌이 나는 것이 특징이다. 그 두통은 보통
대낮에는 조금 낮지만 전체적으로는 서서히 강해지면서 계속된
다.

② 매일 아침 머리가 아프다

옆으로 누워 있으면 중력의 영향도 있어서 두개골 속의 압력
(두개 내압)이 높아진다.

따라서 뇌종양의 두통은 아침에 일어나는 경우가 많은 것이 특징이다.

가령, 잠이 깨었을 때, 침대에서 일어났을 때 등에, '반드시'라고 해도 좋을 만큼 두통이 발생한다면 빨리 의사를 찾아가 진찰을 받아 보도록 하자.

③ 눈 속이 아프다

뇌종양의 경우에는 이와 같은 형태로 두통이 나타나는 경우가 있다. 양 눈이 아니고 주로 한쪽 눈에만 증상이 나타나는 경우가 있다.

(2) 구역질 · 구토에 관한 증상

① 구역질이 난다

뇌종양에 의한 두개 내압 항진의 전형적인 증상의 하나이지만, 실제로 구역질은 여러 가지 원인으로 일어난다.

따라서 다음에 소개하는 구토와의 관련 상에서 이해하고 대응하도록 하자.

② 갑자기 토하게 되었다

토하는 것(구토)은 뇌종양에 의한 두개 내압 항진의 중요한 증상이다.

이 경우에는 분수처럼 확 뿜어 나오듯이 토하는 것이 특징이다.

더구나 구역질이 없는데도 불구하고 갑자기 토한다. 또한 이 구토는 식사의 유무와는 관계없지만, 두통과 마찬가지로 아침에 나타나기 쉬운 것도 특징이다. 그 외에 특정 자세를 취했을 때에 구토가 일어나기 쉬운 것같은 경우도 뇌종양이 의심되므로 지체하지 말고 의사를 찾아가 정밀 검진을 받아보도록 한다.

(3) 눈·시력에 관한 증상

① 눈이 잘 안 보이게 되었다
소뇌의 터어키 안상부라고 불리는 부위 등에서 종양이 발생하면 시력의 저하가 일어난다.

가령 걸핏하면 무엇에 부딪치거나 했을 경우에는 이 시력 저하나 혹은 시야 협착이 일어나고 있지 않은지 의식하고 살펴 보도록 하자.

② 시야가 좁아진다
터키 안상부(鞍上部)라고 불리는 부위에서 종양이 발생했을 경우에 흔히 나타나는 증상이다.

시야가 좁아진다고 하기보다 이지러지는 경우도 있다.

물론 이것도 주의할 필요가 있다.

③ 사물이 이중으로 보인다
이것도 터키 안상부라고 불리는 부위에서 종양이 발생했을 경우에 흔히 나타난다.

이 경우에는 안과 클리닉이 아니고 뇌 외과나 혹은 신경내과 등이 있는 의료 기관이나 종합병원을 찾아가서 정밀 검진을 받아보도록 한다.

④ 눈(안구)이 튀어 나온다

　뇌종양이라고는 할 수 없지만, 눈 주위에 암이 발생했을 때 등에 안구 돌출이 일어난다.

　보통 통증은 없다. 이것이 앞에서 말한 복시(사물이 이중으로 보이는 것)의 직접적인 원인이 되고 있는 경우도 있다.

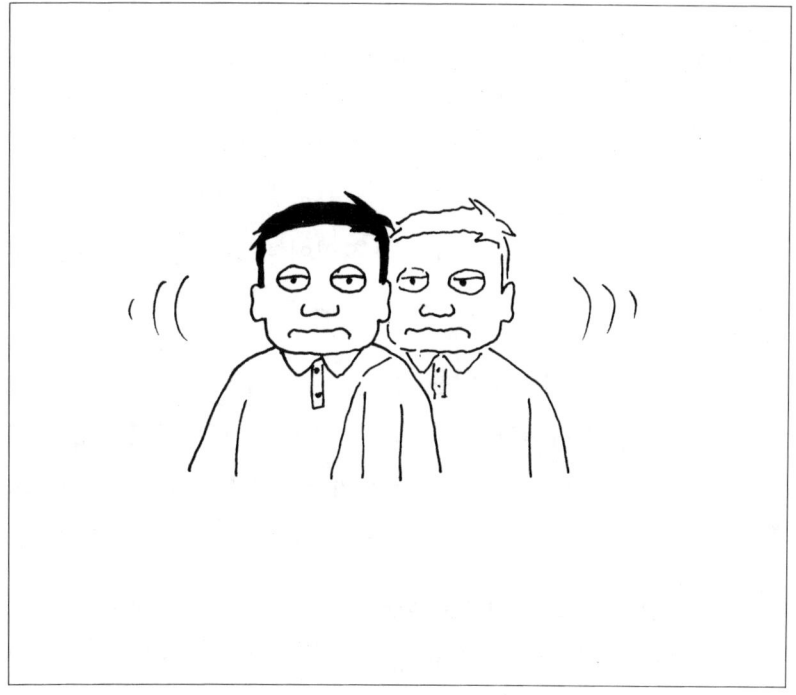

(4) 마비에 관한 증상

① 손이 저리다

　뇌졸중의 후유증 등과는 달리 뇌종양에 의한 마비와 저림은 점점 더 강해지고 또한 퍼지는 것이 특징이다.

　가령, 처음은 손가락 1개만이 저렸는데 서서히 손 전체로 퍼지거나 한다.

② 입을 잘 움직일 수 없다

마비가 안면에 나타나고 있을 가능성이 있다. 또한 뇌종양의 경우에는 안면이 당기거나 경련을 일으키는 경우도 있다.

③ 식사 때 젓가락을 잘 움직일 수 없다

앞에서 말한 손처럼, 마비는 구체적으로 이와 같은 증상에서 시작되는 경우가 있다.

또한 펜이나 연필로 글을 잘 쓰는 사람, 악기를 연주하는 사람 등의 경우에는 손이나 손가락의 움직임에 위화감을 느끼는 것 같은 경우에 마비나 저림이 없는지 의식하고 살펴 보자.

④ 몸 한쪽이 움직이지 않는다

상당히 강하게 마비가 나타나고 있는 증상이다. 뇌졸중일 가능성도 고려해서 빨리 의료 기관을 찾아가서 정밀 검진을 받아보도록 하자.

⑤ 통증을 별로 못느끼게 되었다

이것도 마비에 의한 증상의 하나라고 생각할 수 있다. 통증 뿐만 아니라 뜨겁고 차다는 감각에도 약해지는 경우가 있다.

(5) 언어에 관한 증상

① 혀가 움직이지 않아 말을 잘 할 수 없다

소뇌에 종양이 발생하면 이와같은 증상이 나타난다.

이 경우에는 정신 증상이 나타나서 의미가 불분명한 말을 하는 것이 아니다.

② 말이 나오지 않아 할 수가 없다

이것은 실어(증)라고 불리는 병태로서 하고 싶은 말이 있는데
도 말이 안 나오는 상태이다.

일반적으로 대뇌의 우반구에 장해가 일어나면 이와같은 증상이
나타난다. 또한 뇌졸중일 가능성도 있다.

③ 타인이 하고 있는 말을 이해할 수 없다

실어의 범주에 들어가는 증상이다. 동시에 책이나 잡지를 읽어
도 내용을 이해할 수 없는 상태는 아닌가? 이것도 실어의 범주에
들어간다.

(6) 정신 · 신경에 관한 증상

① 치매와 같은 이상한 행동을 한다

물론 치매증일 가능성도 있지만, 뇌에 발생한 종양의 부위에 따
라서는 정신 장해 또는 정신 이상이 일어난다.

가족 등 제3자의 입장에서 볼 때 이상한 행동이 발견되는 것 같
은 경우에는 일찌감치 의사의 진찰을 받아보고 대책을 세우자.

② 꾸벅꾸벅 존다

이와 같은 의식의 저하나 의식 장해도 뇌종양으로 일어나는 경
우가 있다.

이것이 당뇨병 때문이라고 해도 위험한 상태이므로 가족 등 제
3자가 발견했을 경우, 곧 주치의의 지시를 받거나 의료 기관의 진

찰을 받자.

③ 20세를 넘어서 처음 간질같은 발작을 일으켰다

이 '간질' 발작은 경련도 포함해서 광범위한 해석이 가능하다.
또한 이 경우에는 실제로 간질인지 어떤지 보다도 그것이 성인이
라는 점이 중요하다.

④ 기억력의 저하를 느낀다

보통 40대 정도까지는 기억력의 두드러진 저하는 볼 수 없다.

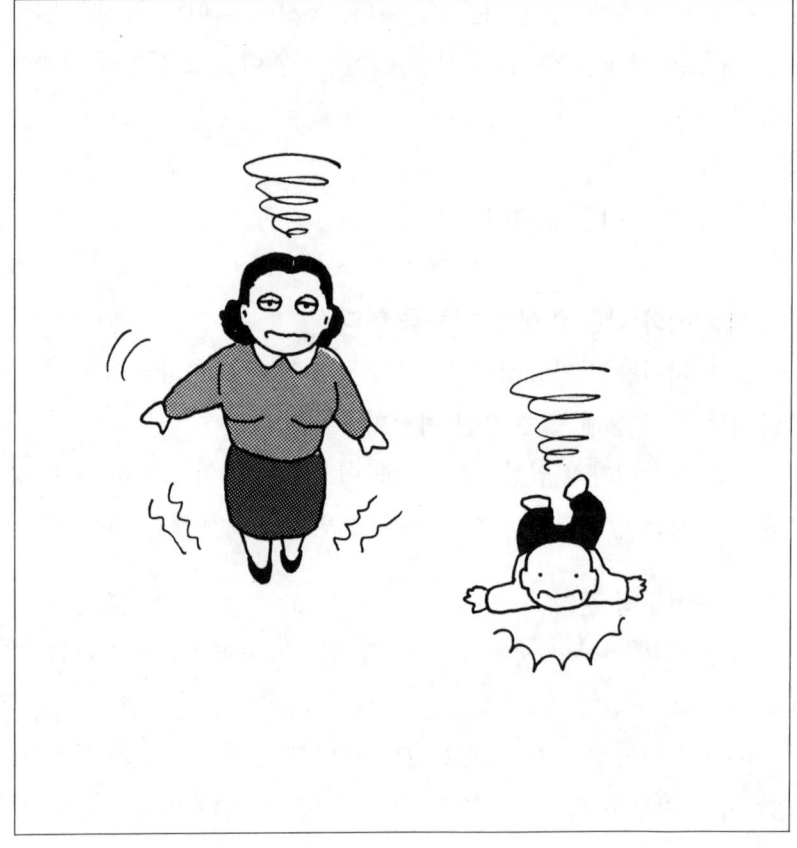

그런데 갑자기 기억력의 저하를 느낀다면 뇌종양도 염두에 두고 의사의 진찰을 받아보는 편이 좋을 것이다.

(7) 귀 · 청력에 관한 증상

① 귀가 멀어진다

소뇌에 종양이 발생해서 청신경의 장해 등이 일어나면 당연히 청력이 저하한다.

동시에 이명(후술)이 일어나고 있지는 않은지, 의식하고 살펴보도록 하자.

② 이명이 있다

이것도 소뇌 등에 발생한 종양이 원인으로 일어나는 경우가 있다. 또한 이명의 경우에는 현기증의 합병을 유발하는 경우도 있다.

(8) 운동에 관한 증상

① 걸을 때 비틀비틀한다

소뇌에서 종양이 발생하면 보행 장해가 일어난다. '비틀비틀'한다는 보행 실조는 그 대표적인 것이다.

② 걸핏하면 잘 넘어진다

보행 장해의 구체적인 증상의 하나가 바로 이 '넘어짐'이다. 특히 소아가 잘 넘어지고, 더구나 갑자기 토하거나 하면 주의해서 살펴보고 의사를 찾아가 정밀 검진해 보는 것이 필요하다.

③ 현기증이 난다

소뇌의 어디에 종양이 발생해도 현기증의 증상은 쉽게 나타난다. 특히 이명 등을 수반하고 있으면 주치의라도 상관없으니까 빨리 의료 기관을 찾아가 정밀 검진을 받도록 하자.

(9) 내분비의 이상

① 생리가 멎는다

생리 불순·무월경의 원인에는 실제로 여러가지가 있다. 뇌종양에 의해 내분비 장해가 일어났을 경우에도 무월경이 일어난다.

② 출산 후가 아닌데 유두에서 유즙이 나온다

뇌의 하수체 등에 종양이 발생했을 경우에는 호르몬이 관여하는 이상이 일어난다. 그 대표적인 증상의 하나가 바로 유즙 분비이다.

③ 손가락 끝이 굵어졌다

뇌에 생긴 종양으로 인해 호르몬의 분비가 과잉이 되면, 말단 비대증이 일어나는 경우가 있다.

손이나 발가락 끝이 굵어지거나 커졌다고 느꼈을 경우에는 일찌감치 의사의 진찰을 받아 보도록 하자.

④ 얼굴이 보름달같이 동그래졌다

쿠싱 증후군이라고 불리는 것으로, 직접적인 원인은 부신피질에서 분비되는 호르몬이다. 뇌하수체 등에 종양이 생기면 부신피질 자극 호르몬이 과잉으로 분비되어 이 간접적인 영향으로 쿠싱

증후군이 일어난다.

⑤ 갑자기 아이한테 수염이 났다

뇌종양이 원인으로 호르몬 분비의 이상이 일어났을 경우에는 갑자기 아이(소아)한테 수염이나 음모가 나거나 하는 경우도 있다.

소아과 의사라도 상관없으니까 일찌감치 찾아가 진찰을 받아보도록 하자.

◪ 뇌종양의 징후를 일찍 발견하는 법

(1) 뇌 전문 의료 기관을 활용한다

뇌의 질병을 초기 발견하기 위해서는 이른 바 일반 의료 기관보다는 뇌 전문 의료 기관을 찾아가 정밀 검진을 받고 대책을 세우는 것이 현명한 방법이다. 특별히 '뇌 전문 병원'이 없을 경우에는 '뇌 전문 의사'가 있는 의료 기관을 선정하는 것이 중요하다.

그곳에서는 뇌종양의 발견도 기대할 수 있을 것이다.

(2) 요당 검사를 한다

내분비 이상에 따르는 2차성 당뇨병으로서 소변 속에 당이 검출되는 경우가 있다.

뇌종양의 경우에도 내분비 이상이 일어나서 요당이 나올 가능성이 있다.

또한 그것을 소변 시험지나 '체커 4' 등을 이용해서 포착할 수 있을지도 모른다.

자기 검사에서 요당이 양성(＋)으로 나왔을 경우에는 당뇨병 뿐만 아니라 뇌종양 등의 가능성도 생각하고 일찌감치 주치의와 상담하기 바란다.

■ 어떤 사람이 뇌종양에 걸리기 쉬운가

뇌종양의 원인은 아직 잘 모르고 있다. 단, 일부의 뇌종양에 대해서는 유전적인 요인이 있다고 생각되고 있다.

또한 흡연하는 사람의 경우에는 비흡연자에 비해 뇌종양으로 사망할 위험성이 약간 높아진다는 사실을 알고 있다. 그 외에 뇌종양은 남성한테 약간 많다는 사실로 볼 때, 호르몬 관계도 지적되고 있다.

어쨌든 불분명한 점이 많아 아직까지는 결정적인 예방법이 발견되지 않고 있는 것이 실정이다. 결론적으로 말할 수 있는 것은 다른 암을 예방하는 의미에서도 금연이 바람직할 것이다.

■ 뇌종양의 주요 징후

- 여러 날 두통이 계속되고 있다[위험한 상태].
- 매일 아침 머리가 아프다[위험한 상태].
- 눈 속이 아프다.
- 구역질이 난다.
- 갑자기 토하게 되었다[위험한 상태].
- 눈이 잘 안 보이게 되었다[위험한 상태].

- 시야가 좁아진다[위험한 상태].
- 사물이 이중으로 보인다[위험한 상태].
- 눈(안구)이 튀어 나온다[위험한 상태].
- 손이 저리다[위험한 상태].
- 입을 잘 움직일 수 없다[위험한 상태].
- 젓가락을 잘 움직일 수 없다.
- 몸 한쪽이 움직이지 않는다[위험한 상태].
- 통증을 별로 못 느끼게 되었다.
- 혀가 움직이지 않아 말을 잘 할 수 없다[위험한 상태].
- 말이 안 나와 할 수가 없다[위험한 상태].
- 타인이 하고 있는 말을 이해할 수 없다[위험한 상태].
- 치매와 같은 이상한 행동을 한다[위험한 상태].
- 꾸벅꾸벅 존다[위험한 상태].
- 20세를 넘어서 처음 간질같은 발작을 일으켰다[위험한 상태].
- 기억력의 저하를 느낀다.
- 귀가 멀어진다.
- 이명이 있다.
- 걸을 때 비틀비틀 한다[위험한 상태].
- 걸핏하면 잘 넘어진다.
- 현기증이 난다.
- 생리가 멎는다.
- 출산 후가 아닌데 유두에서 유즙이 나온다[위험한 상태].
- 손가락 끝이 굵어졌다[위험한 상태].
- 얼굴이 보름달처럼 동그래졌다[위험한 상태].
- 갑자기 아이한테 수염이 났다[위험한 상태].

악성 임파종(惡性淋巴腫)의 예방과 치료

◪ 악성 임파종은 체내의 여기저기에 있는 임파 조직의 암이다

몸에 세균같은 이물질이 침입했을 경우에 그것을 잡아서 증식을 억제하는 시스템, 이른 바 면역 기구가 체내에는 있다.

그 실체는 임파 조직이라고 불리는 것으로 임파관을 그물눈처럼 빙 둘러싸고 있다.

또한 말초 혈관과 임파관의 말단(모세 임파관)은 말단 조직을 통해 간접적으로 이어져 있다고 볼 수도 있다.

임파관의 네트워크를 흐르는 것이 임파액인데, 이것은 말초 혈관에서 배어 나온 혈액(혈장) 성분이다.

이 임파액에 포함되어 있으면서 면역 기구에서 중요한 역할을 하고 있는 것이 임파구(淋巴球)이다.

또한 말초에서의 임파관이 모여서 절(節)같이 된 조직이 임파절이다.

임파절은 단순한 절이 아니고, 침입해 들어온 세균 등을 잡거나 임파구를 증식시키는 등 면역 기구에 있어서 불가결한 조직이다.

이 임파절 외에 면역계에 관여하는 비장 등도 포함한 것이 임파 조직이라고 불린다.

그 임파 조직, 구체적으로는 임파절이나 비장이 암으로 변하는 병이 바로 악성 임파종이다.

또한 악성 임파종은, ㄱ) 호지킨병 ㄴ) 비호지킨병(비호지킨 임파종)으로 크게 나누어지는데, 우리나라에서 볼 수 있는 것은 대부분 이 비호지킨 임파종이다.

◢ 악성 임파종의 치료는 화학 요법이나 방사선 요법이 중심

악성 임파종은 최근 증가 추세에 있다.

'90년대 초에는 악성 임파종으로 5천여 명이 사망하였는데 그 중 호지킨병은 100여 명 남짓이다.

그 남녀의 비는 약 3대 2로 남성이 많아지고 있다.

또한 숫자는 많지 않지만, 유유아(乳幼兒) 중에도 사망자가 나타나고 있다.

비교적 폭넓은 연대에서 볼 수 있는 것도 악성 임파종의 특징 중 하나라고 할 수 있을 것이다.

이와 같이 악성 임파종은 백혈병과 비슷한 요소도 있기 때문에 치료는 항암제를 사용한 화학 요법이나 방사선 요법이 중심이 되고 있다.

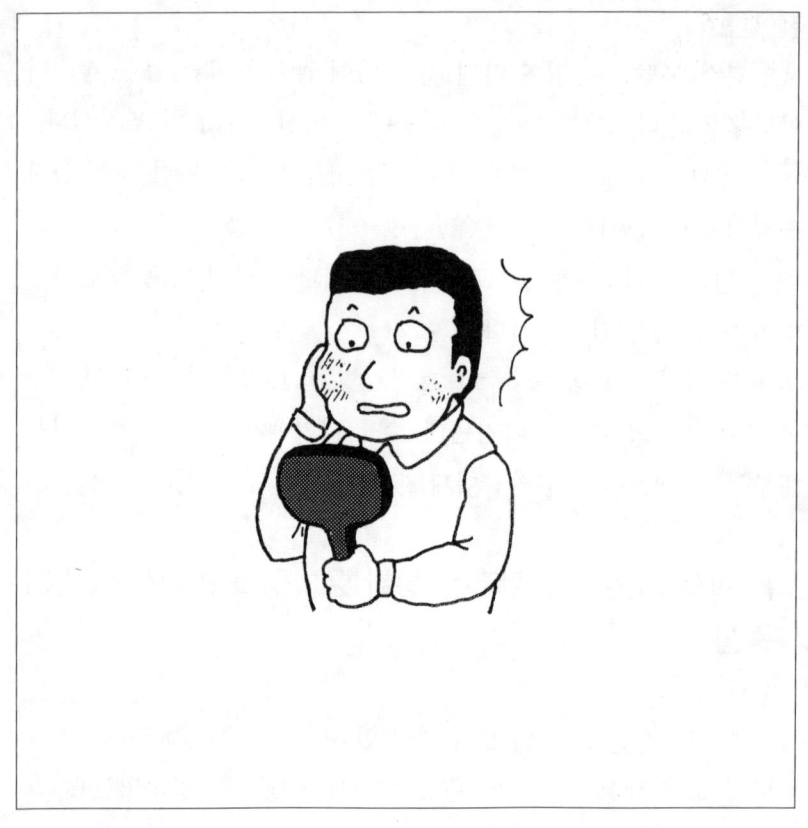

■ 악성 임파종의 징후로 나타나는 주요 특징과 포인트

임파절(소위 임파선)의 부기를 발견하는 것이 기본이다. 이 부기는 눌러도 아프지 않는 것이 특징이다.

따라서 주요 임파절의 위치를 기억해 두는 것이 바람직하지만, 실제로는 몸의 심부에 있는 임파절도 많아서 가령 그것이 부어도 우리들 자신이 알아보기는 곤란하다.

그래서 그 부기를 눈으로 직접 보고 알 수 있는 임파절을 소개해 둔다.

ㄱ) 목덜미에 있는 경부 임파절.

ㄴ) 겨드랑이 밑에 있는 액와 임파절.

ㄷ) 고간(다리 죽지)에 있는 서경 임파절.

ㄹ) 편도(소위 편도선. 임파절은 아니지만 임파 조직에 포함된다).

ㅁ) 왼쪽 상복부에 있는 비장(임파절은 아니지만, 임파 조직에 포함된다).

그 다음 단계로 발열 등 전신적인 증상이 나타난다.

또한 여기저기의 임파절이 붓게 된다.

■ 악성 임파종의 징후와 증상에는 어떤 것들이 있는가

(1) 몸의 일부에 부분적으로 나타나는 악성 임파종의 증상

① 목덜미(혹은 겨드랑이 밑, 다리 죽지)가 부어 있다

그 부기를 눌러도 아프지 않고, 가까이에 상처나 화농한 곳도 없는 것 같은 경우에는 일찌감치 의사의 진찰을 받아보도록 하자.

악성 임파종의 호지킨병일 경우, 경부 임파절의 부기라는 형태로 증상이 나타나는 경우가 대다수이다.

② 상복부의 왼쪽이 팽팽하다

상복부에서 위의 왼쪽 옆쯤 되는 지점이 약간 팽팽하다면, 그것은 비장이 부어 있을 가능성이 있다.

이 경우 통증의 유무라는 자각 증상에 관계없이 일찌감치 의사

의 진찰을 받아보도록 하자.

③ 목구멍이 아프다

편도(소위 편도선)나 인두에서도 비교적 악성 임파종이 잘 발생한다. 이 경우에는 임파절은 아니기 때문에 통증이 나타난다.

단, 세균 감염에 의한 편도염의 통증일 가능성도 충분히 있다.

④ 왠지 배의 상태가 안 좋다

소화관을 원발로 해서 최초의 증상이 소화관에 나타나는 악성 임파종(비호지킨 임파종)은 비교적 많다.

이 경우 악성 임파종의 진행 정도에 따라서 여러 가지 소화관 증상이 나타난다.

⑤ 피를 토했다

악성 임파종이 소화관에 일어났을 경우, 소화관에서 출혈이 일어나 이것을 입으로 토해내는 경우도 있다.

또한 피는 섞이지 않은 형태를 토하거나 구역질만 하는 경우도 있다. 피의 유무와는 관계없이 구역질이나 구토에는 주의할 필요가 있다.

⑥ 설사를 자주 한다

소화관을 원발로 한 악성 임파종에서 일어날 가능성이 있다.

단순한 설사가 아니고 소화관 출혈에 의한 하혈일 가능성도 있다. 변의 색이 불그스름하지 않은지 주의해서 보자.

⑦ 코피가 난다

비강에 악성 임파종(비호지킨 임파종)이 발생하는 경우도 적지 않다.

이 경우에는 코막힘이나 코피 등의 증상이 나타난다.

각각 흔한 증상이지만, 코피를 거듭하는 것 같은 경우에는 일찌 감치 의사의 진찰을 받아보도록 하자.

⑧ 피부에 발진이 생겼다

악성 임파종의 경우, 좁은 의미의 발진 뿐만 아니라 예를 들면, ㄱ) 피부에 작은 혹같은 것이 생겼다, ㄴ) 피부에 붉은 점같은 것 이 생겼다, ㄷ) 피부의 일부분이 붉어졌다 ―라는 여러 가지 변화 가 나타날 가능성이 있다.

또한 증상은 피부의 표면에 나타난다고 하기 보다는 피하에서 볼 수 있는 경우도 있다.

(2) 온몸에 걸쳐서 나타나는 악성 임파종의 징후와 증상

① 열이 난다

악성 임파종의 호지킨병에서는 우선 고열이 나고 이후 평열과 고열을 오르락 내리락하는 것이 특징이다.

비호지킨 임파종의 경우에도 발열은 있다. 38도 이상의 원인 불 명의 열이 계속되는 경우에는 일찌감치 의사의 진찰을 받아보도 록 하자.

② 식은 땀을 흘리게 되었다

호지킨병에서 비교적 자주 볼 수 있는 증상으로 야간 발열이 원 인이라고 생각된다.

평소에 식은 땀 따위를 흘린 적이 없다면 임파절의 부기가 없는지 주의해 보자.

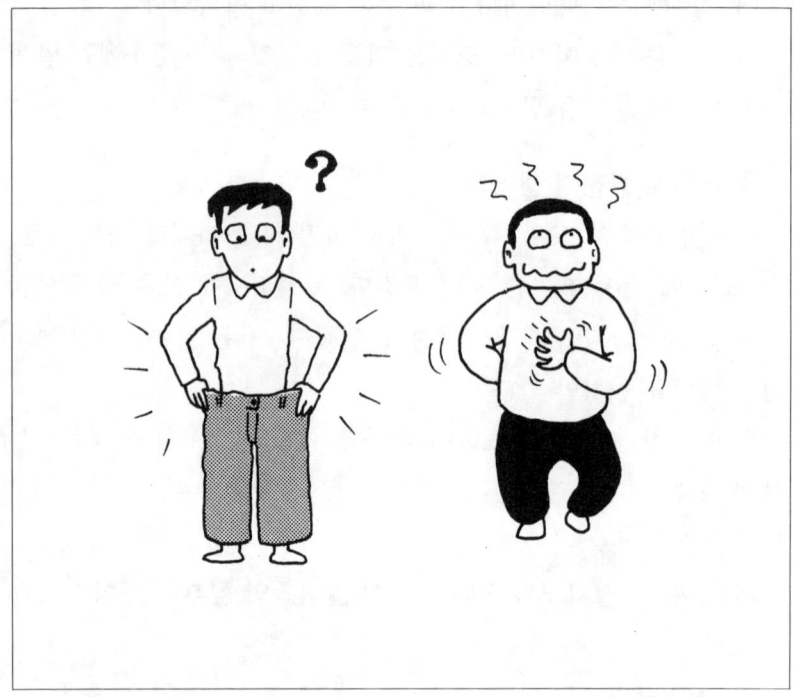

③ 체중이 서서히 줄어든다

암 전반에 공통적인 징후이다. 소화관에 원발한 악성 임파종의 경우에는 특히 이런 종류의 징후가 나타나기 쉽다고 생각된다.

④ 몸 전체가 가렵다

주로 호지킨병에서 볼 수 있는 증상으로, 이 배경의 면역계에 이상이 있다고 생각된다.

■ 악성 임파종의 징후를 일찍 발견하는 법

(1) 전문 의료 기관을 활용한다

악성 임파종은 실제로 여러 부위에 증상이 나타날 가능성이 있다. 따라서 가급적이면 전문 의료 기관에서 수시로 정밀 검진을 받아보는 것이 가장 안심할 수 있는 예방과 치료법이 될 것이다.

(2) 임파절의 부기를 스스로 검사한다

평소부터 몸을 거울에 비추어 보거나 혹은 손으로 만져서 경부 임파절, 액와 임파절, 서경 임파절 등이 있는 부위의 팽창감이나 감각을 잘 기억해 두자.

■ 어떤 사람이 악성 임파종에 걸리기 쉬운가

대부분의 암이 그렇듯이 악성 임파종 역시 아직은 그 발병 원인이 뚜렷하게 밝혀지지 않고 있다. 그러나 어떤 종류의 악성 임파종에 대해서는 바이러스가 원인이라는 사실이 알려졌다.

또한 동양에서 비교적 많은 성인 T세포 백혈병(ATL)은 보통 악성 임파종으로 분류되지만, 이 ATL은 HTLV-Ⅰ 또는 HTLV-Ⅱ라고 불리는 바이러스의 감염이 원인으로 일어난다는 사실이 밝혀졌다.

그 바이러스를 갖고 있는 사람(캐리어)은 일본에 많은 것이 특징이다. 일본에는 전국적으로 약 100만여 명의 캐리어가 있다고 한다.

그러나 그 캐리어가 ATL을 발증할 확률은 연간 0.1% 이하라는 것이다.

그것을 수십 배 해서 인생 전체에서의 확률로 환산해도 알 수 있듯이 캐리어라는 사실을 무턱대고 걱정할 필요는 없다.

그 밖에서는 어떤 종류의 농약 등의 위험성도 지적되고 있다. 더욱 흥미로운 사실은 위암의 항에서 소개한 헤리코박터 피로리라는 세균은 악성 임파종과 관계가 있다는 의심을 받고 있다.

이와 같이 악성 임파종의 원인에 대해서는 아직 불분명한 점이 많이 있다. 우선 우리들이 할 수 있는 일은 제초제나 살충제를 가까이서 지나치게 많이 사용하지 않도록 하는 방법일 것이다.

◼ 악성 임파종의 주요 징후

- 목덜미(혹은 겨드랑이 밑, 다리 죽지)가 부어 있다.
- 왼쪽 상복부가 팽팽하다[위험한 상태].
- 목구멍이 아프다.
- 왠지 배의 상태가 안 좋다.
- 피를 토했다[위험한 상태].
- 설사를 자주 한다.
- 코피가 난다.
- 피부에 발진이 생겼다.
- 열이 난다.
- 식은 땀을 흘리게 되었다.
- 체중이 서서히 줄어든다.
- 몸 전체가 가렵다.

제 2장

심장병(心臟病)을
이겨내는 지혜

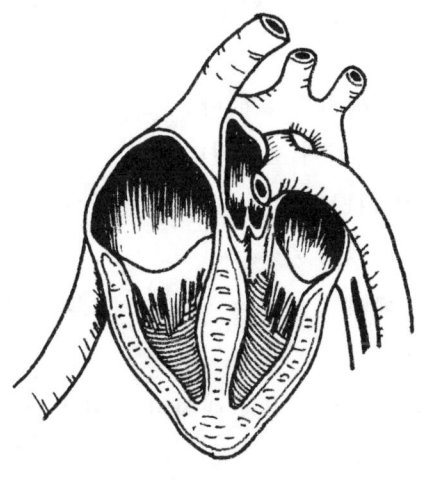

부정맥(不整脈)의 예방과 치료

◢ 부정맥은 심박의 리듬이 흐트러지는 것

심장의 박동 리듬이 불규칙해지는 것이 부정맥(不整脈)의 기본 개념이다.

단, 리듬이 흐트러지지는 않더라도 심박이 빨라지거나 느려지거나 하는 병태도 부정맥에 포함된다.

따라서 부정맥이 나타났다고 해도 진단에서는 다른 병명이 붙는 경우가 있다.

실제로 이 제2장에서 소개하는 심질환의 대부분은 부정맥이 나타날 가능성이 있다.

또한 특별한 문제가 없어 치료 대상이 되지 못하는 부정맥도 있다.

부정맥으로 사망한 수는 6천여 명에 이른다.

이것은 남녀 거의 반반의 비율로 비교적 젊은 연대에서도 볼 수 있음과 동시에, 고령자에서 점점 많아지고 있는 것이 특징이다.

◼ 여러 가지 부정맥이 있다

심장에는 그 페이스 메이커의 역할을 하는 동결절(洞結節)이라고 불리는 부위가 있다. 여기에서 발생하는 전기가 자극이 되어 심장이 고동하는 것이다.

심장에서 그 전기 자극을 보내는 '전선'에 해당하는 부분(자극전도계)에 이상이 일어나거나, 그 본래의 것 이외에 전도로(傳導路)가 생기거나 동결절 이외에서 전기 자극이 발생하면 부정맥이 나타나게 된다.

부정맥은 그 원인, 심박 변동의 패턴 등에 따라 여러 가지의 분류 방법이 있다.

부정맥의 하나로서, 가장 흔히 볼 수 있는 것은 기외수축(期外收縮)이다.

이것은 심장의 수축이 본래의 리듬(타이밍)을 벗어나서 빨라져 버리는 것이다. 건강한 사람에게도 비교적 자주 나타나는데, 그 대부분이 치료가 필요 없는 것이지만, 악화되는 예도 있다.

또한 심박수가 갑자기 늘어나서 약 120 이상(1분)이 되는 타입의 것이 빈맥성 부정맥(頻脈性不整脈)이다.

한편 심박수가 갑자기 줄어들어 약 50 이하(1분)가 되는 타입의 것이 서맥성 부정맥(徐脈性不整脈)이다.

더구나 빈맥성이나 서맥성 부정맥에 있어서 심박의 리듬이 반드시 흐트러지는 것은 아니다.

그러나 주요 증상으로서 나타나는 위험한 아담스 스톡스 증후군을 일으킬 우려도 있다.

■ 부정맥의 징후로 나타나는 주요 특징과 포인트

부정맥은 기본적으로 심전도를 진단하는 것이다. 그것도 휴대용 심전도를 이용해서 24시간에 걸친 심전도(홀터 심전도)로서 비로소 진단이 가능하다는 경우가 적지 않다.

즉, 부정맥은 스스로 맥을 짚어 본다고 해서 발견할 수 있다고 할 만큼 간단하지가 않다.

따라서 그 징후나 증상을 맥박으로 찾아내려고 하지 말고, 가령 동계나 가슴의 불쾌감 등 가슴(심장)에 관한 증상에 민감해지도록 한다.

또한 실신 등 의식에 관한 증상에도 주의하자.

■ 부정맥의 징후와 증상에는 어떤 것들이 있는가

(1) 의식에 관한 증상

① 실신한 적이 있다

부정맥을 원인으로 하는 아담스 스톡스 증후군에서는 실신하는 경우가 있다.

이 원인은 주로 심박이 매우 느려짐으로써(서맥성 부정맥) 뇌의 혈류량이 저하하기 때문이다.

단, 심박이 매우 빨라져도(빈맥성 뷔뷩맥), 심박 출량이 저하해서 이와 같은 증후군을 일으키는 경우가 있다.

어쨌든 실신은 매우 위험하다.

② 경련을 일으킨 적이 있다

이 메커니즘은 앞에서 말한 실신과 같다. 아담스 스톡스 증후군 등에서 볼 수 있으므로 주의할 필요가 있다.

③ 아찔아찔하다

특히 서맥성 부정맥의 경우, 실신까지는 하지 않더라도 조금 의식이 흐려져서 아찔아찔하는 경우가 있다.

이와 같은 증상에도 주의할 필요가 있다.

④ 현기증이 난다

이것도 주로 서맥성 부정맥에서 볼 수 있는 징후로 메커니즘은 실신이나 앞에서 말한 아찔아찔함과 같다.

⑤ 눈앞이 캄캄해지는 듯한 느낌이 든다

심장에서의 방실(房室) 블럭이라고 불리는 병태가 원인으로 부정맥이 일어나면 눈앞이 캄캄해지는 듯한 느낌으로 비틀거리는 경우가 있다.

(2) 맥박에 관한 증상

① 갑자기 맥이 적어졌다

빈맥성 부정맥의 우려가 있다. 당장 주치의와 상담하자.

또한 의식이 희미해지는 듯하면 당장 주변 사람에게 부탁해서 구급차를 부를 수 있도록 한다. 이러한 증상이 장시간 지속되면 생명에도 영향을 미치므로 꼭 주의 하도록 하자.

② 갑자기 맥이 늘어났다

빈맥성 부정맥일 가능성이 있다. 이 경우에도 실신을 일으킬 가능성이 있으므로 곧 주치의와 상담하자.

③ 심장이 몹시 두근거린다(동계)

부정맥의 자각 증상으로서 동계(動悸)를 느끼는 경우는 비교적 짧은 시간이다.

그것이 위험한 부정맥이라고는 할 수 없지만, 일찌감치 의사의 진찰을 받자.

이 동계가 부정맥이라면, 그 증상이 나타나고 있을 때에 의사의 진찰을 받는 편이 좋다고 할 수 있다.

④ 가슴이 가끔씩 철렁한다

이 철렁하는 감각의 메커니즘은 충분히 해명되고 있지는 않지만, 기외수축(期外收縮) 후의 심박(수축)은 보통 때보다 시간을 두기 때문에 그 심박이 강해지는 것이 직접적인 원인이라고 생각되고 있다.

⑤ 조용히 있을 때라도 심장의 고동을 느낀다

이것도 동계의 일종이라고 생각된다. 단, 동계에 대해서는 쉽게 느끼는 사람과 그렇지 못한 사람이 있는 것 같다.

⑥ 맥박이 난다

기외수축이라고 생각된다. 연속하는 심박 중 1박이 빨라지면, 그만큼 다음의 심박이 늦어지거나 혹은 리듬 그 자체가 갑자기 틀어졌기 때문에 맥박이 마치 나는 것처럼 느껴지는 것이다.

이 상태가 계속되면 일찌감치 주치의를 찾아가자.

⑦ 가슴에 불쾌감이 있다

동계, 기외수축 등이 원인이 되고 있을 가능성이 있다. 또한 이와 관련해서 구역질 등이 나타나는 경우도 있다.

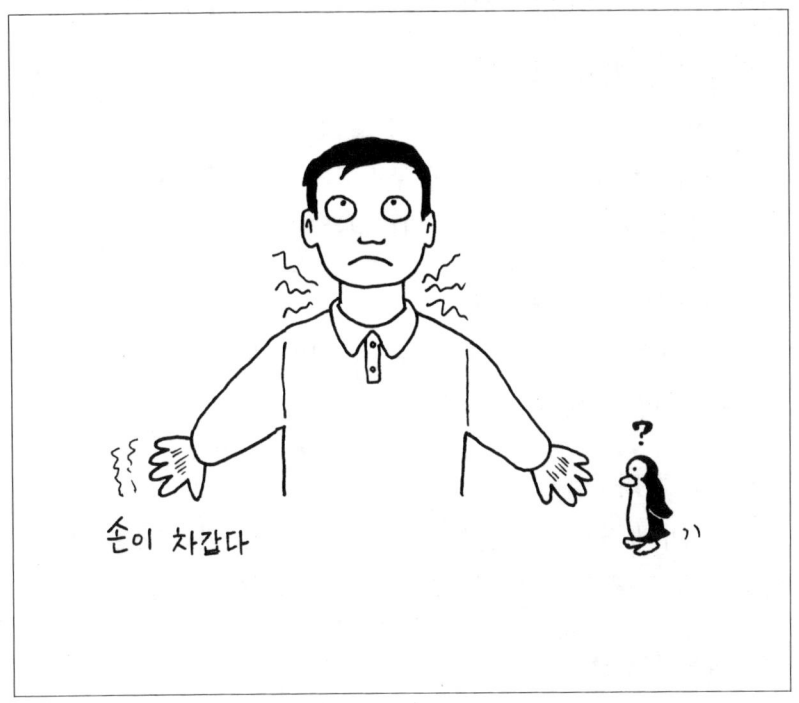

손이 차갑다

⑧ 목 안쪽 언저리에 불쾌감이 있다

직접적으로는 심상으로부터 나타나는 증성이지만, 그것을 목 안쪽 언저리에서 느끼는 경우도 드물지 않다.

(3) 온몸에 걸쳐서 나타나는 부정맥의 징후와 증상

① 수족이 차가워진다

서맥성 부정맥이 원인으로 심장에서 말초 신경에 보내지는 혈류량이 적어져서 수족이 차가워지고 있는 경우도 생각할 수 있다.

증상은 심부전(心不全)과 비슷하다. 이른 바 냉증 기미가 없는데도 불구하고 수족이 차가워지는 것 같은 경우에는 주의하자.

② 굉장히 피곤한 것 같다

굉장히 피곤한 것 같은 경우에는 자신의 맥을 짚어 보자. 맥이 매우 느리지는 않은가? 서맥성 부정맥의 경우, 혈류량의 감소 등의 원인으로 피로감, 권태감이 나타나는 경우가 있다.

③ 몸에 부기가 나타난다

이것은 기본적으로는 심부전 증상이지만 부정맥이 원인으로 심부전에 가까운 상태가 되었을 우려가 있다.

④ 숨이 차다

부정맥이 계속되면 심부전 같은 상태가 되어 뭔가 운동이나 작업을 한 후 등에 헐떡거림을 느끼는 경우가 있다.

⑤ 식은땀이 난다

부정맥에서 심부전 상태가 됨으로써 이와 같은 증상이 나타나는 경우가 있다.

⑥ 구토한다

부정맥이 원인으로 뇌출혈류량의 저하로 인해 이와 같은 증상이 나타날 가능성이 있다.

◪ 부정맥의 징후를 일찍 발견하는 법

(1) 정기 검진을 받도록 한다

정기적인 검진만이 몸(건강)의 이상 유무를 올바로 체크하고 확인할 수 있는 유일한 방법이다. 단체 검진이든 개인적인 검진이든, 반드시 심전도 검사를 받도록 한다.

대부분의 의료 기관에서는 심전도 검사가 있다. 하지만 부정맥이 나타나고 있지 않을 때에는 심전도 검사를 해도 전혀 이상이 발견되지 않는 경우가 적지 않다. 따라서 지금까지 동계 등을 느낀 적이 있는 사람은 의사와 상담하도록 하자.

(2) 스스로 맥을 짚어 본다

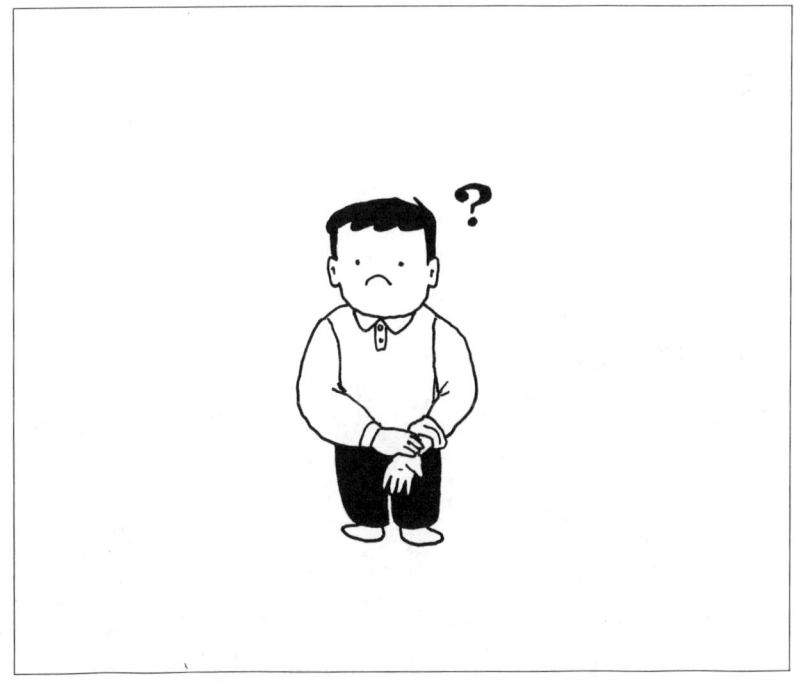

부정맥이 나타나고 있을 가능성이 비교적 클 때, 구체적으로는 동계나 가슴에 불쾌감을 느낄 때 등에, 스스로 맥을 체크해 보자.

가령, 기외수축에서는 맥의 리듬이 틀어져 있다고 하기보다 갑자기 강한 맥이 나타나거나 하는 것 같은 느낌이 든다.

◼ 어떤 사람이 부정맥에 걸리기 쉬운가

부정맥(기외수축)의 유발 요인으로서, ㄱ) 피로, ㄴ) 스트레스, ㄷ) 흡연, ㄹ) 커피, ㅁ) 디기탈리스 등 어떤 종류의 화학 물질이나 약물 —등이 알려져 있다.

기외수축이 일어나기 쉬운 사람은 물론 의사의 진찰을 받고 그 지시를 지킴과 동시에 절제된 생활이 바람직하다.

◼ 부정맥의 주요 징후

- 실신한 적이 있다.
- 경련을 일으킨 적이 있다.
- 아찔아찔하다[위험한 상태].
- 현기증이 난다[위험한 상태].
- 눈앞이 캄캄해지는 듯한 느낌이 든다[위험한 상태].
- 갑자기 맥박이 적어졌다[위험한 상태].
- 갑자기 맥박이 늘어났다[위험한 상태].
- 심장이 몹시 두근거린다[위험한 상태].
- 가슴이 가끔씩 철렁한다[위험한 상태].
- 조용히 있을 때라도 심장의 고동을 느낀다.

- 맥박이 난다[위험한 상태].
- 가슴에 불쾌감이 있다.
- 목 안쪽 언저리에 불쾌감이 있다.
- 수족이 차가워진다.
- 굉장히 피곤한 것 같다.
- 몸에 부기가 나타난다[위험한 상태].
- 숨이 차다[위험한 상태].
- 식은 땀이 난다.
- 구토한다.

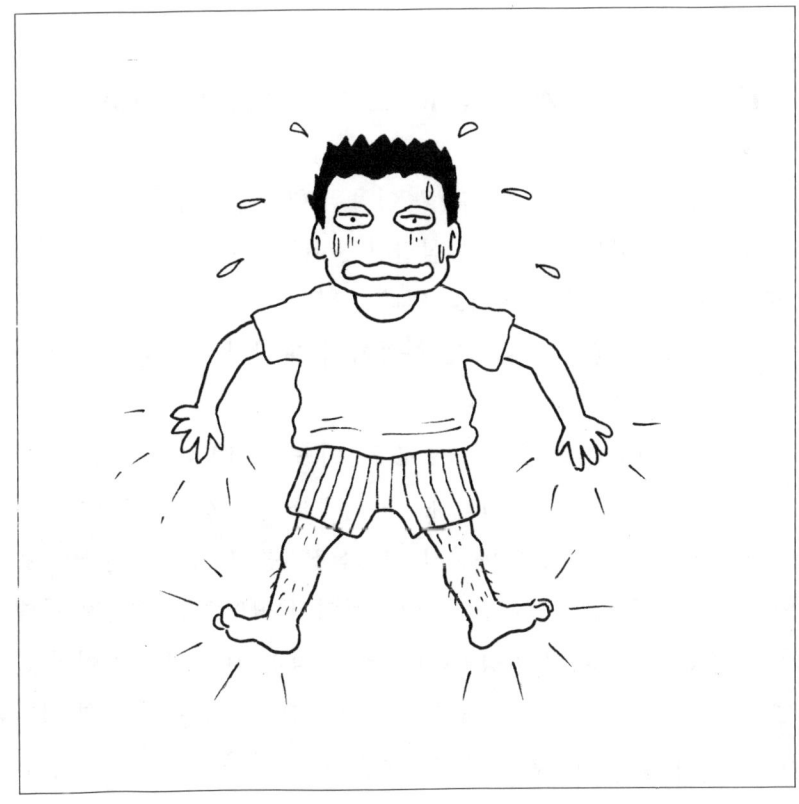

심근경색(心筋梗塞)의 예방과 치료

◼ 심근경색은 계속 늘어나는 허혈성 심질환이다

심근경색은 협심증(狹心症)과 아울러 허혈성 심질환(虛血性心疾患)으로 총칭되는데, 이같은 심질환은 최근 라이프 스타일의 변화 등을 배경으로 계속 늘어나고 있다.

이 허혈성 심질환 중에서도 사망자 수가 많아 주의할 필요가 있는 것이 급성 심근경색이다.

'90년대 초에 급성 심근경색으로 3만여 명이 사망했다. 또한 그 사망은 40대부터 늘어나기 시작하고 남성에게 많은 것이 특징이다.

심근경색은 협심증과 마찬가지로 심장 근육(심근)에 산소를 공급할 수 없게 되어 일어난다. 관상동맥이 딱딱하고 좁아진 상태(동맥경화)로, 거기에 피덩어리(혈전)가 막히거나 하면 그 이상 앞으로 혈액이 흘러 가지 못해 심근으로의 산소 공급은 완전히 정지해 버린다. 그 결과 심근 조직이 무너져 버린다(괴사). 이것이 심근경색이다.

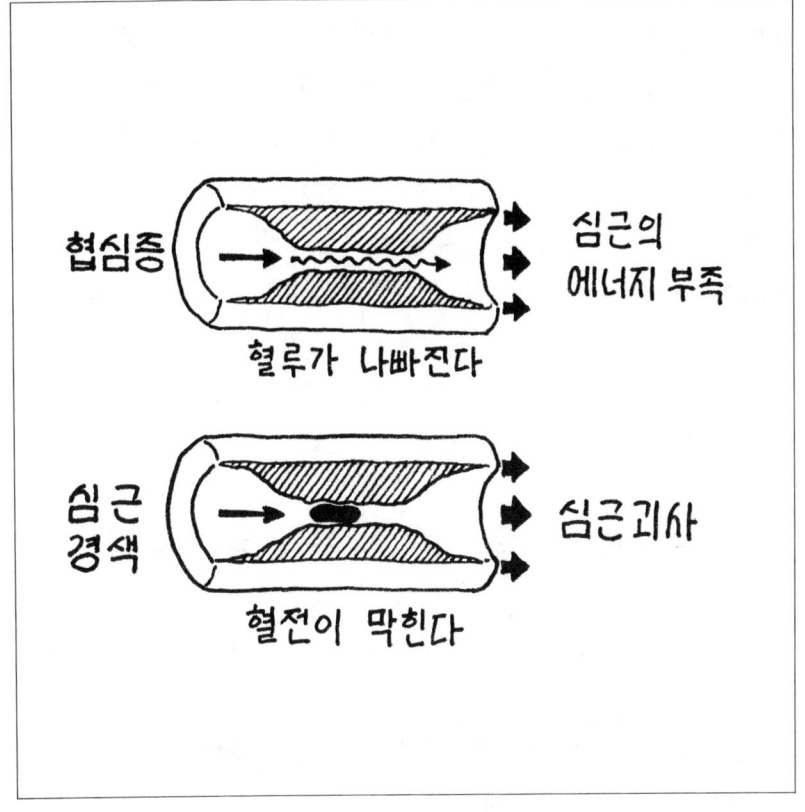

하지만 협심증의 경우에는 산소 공급은 감소하지만 완전히 정지하는 것은 아니며, 그것도 일시적이기 때문에 심근 괴사를 일으키지는 않는다.

◤ 심근경색의 치료법은 날로 발전되고 있다

이와 같이 심근경색은 위험한 병이기는 하지만 혈전 용해 요법

(血栓溶解療法), 막힌 관동맥에 가는 관을 통해 풍선을 넣어 부풀리는 치료법(PTCA), 관동맥 바이패스술(術) 등 치료법은 나날이 진보하고 있다. 적절한 치료를 받으면 사회 복귀도 가능하다.

가령, 1991년 걸프 전쟁 당시에 활약한 미국의 체이니 국방장관(당시)은 4개의 관동맥 바이패스를 갖고 있었다고 한다.

그 국방장관의 경우, 특히 의학적인 필요성이 있어서 그 바이패스술 치료를 받지는 않은 것 같은데 적극적인 치료를 받고 있었기 때문에 국제적인 위기에 국방장관으로서 버틸 수 있었던 것이 아닐까?

또한 심근경색의 경우 리허빌리테이션도 중시되고 있다. 의사의 지시에 따라서 확실히 리허빌리에 노력하자.

■ 심근경색의 징후로 나타나는 주요 특징과 포인트

심근경색은 협심증과 함께 허혈성 심질환이라는 사실을 이해해 두자.

즉, 협심증의 일부, 불안정 협심증으로 분류되는 것은 심근경색으로 이행할 가능성이 있다.

그런 의미에서는 협심증의 징후를 빨리 발견해서 의사로부터 협심증에 대한 치료나 생활 지도를 받는 것이 심근경색을 예방하는 방법이다. 협심증의 징후가 바로 심근경색의 징후라고 할 수 있다.

따라서 협심증에 관한 항목도 꼭 읽어 주기 바란다.

이 항에서는 심근경색(급성 심근경색)의 단계에 한한 징후나 증상만을 소개하는데, 그 포인트는 계속되는 가슴의 격통이다.

협심증에 의한 통증은 보통 5~10분 정도 지나면 낫는데, 급성 심근경색의 경우에 통증은 그 이상 계속된다. 실제로 수시간 정도 통증이 계속되는 경우가 많은 것 같다.

그러나 전혀 통증을 오래 참을 필요는 없다. 가슴의 강한 통증은 10분 이상 계속되면 구급차를 불러서 신속하게 의료 기관의 진찰을 받도록 한다.

■ 심근경색의 징후와 증상에는 어떤 것들이 있는가

(1) 통증에 관한 것

① 가슴에서 격통이 계속되고 있다

심근경색(心筋梗塞)에서는 이와 같은 증상이 갑자기 나타나는 경우가 많다.

이 통증을 경험한 사람들은 '꽉 죄는 듯한', '타는 듯한', '부젓가락을 가슴 속에 찌르는 듯한', '쥐어뜯기는 듯한', '잡아찢는 듯한'이라는 표현을 자주 쓴다.

어쨌든 강렬한 통증이라고 이해해 두면 될 것이다. 협심증의 통증을 경험한 사람이라도 이 통증이 보통 격렬한 것이 아니라고 느낄 것이다.

그 강렬한 통증이 10분 이상 계속되면, 전혀 지체할 필요가 없다. 당장 구급차를 부르도록 한다.

② 왼손 새끼 손가락이 아프다

심근경색이나 협심증에서는 이와 같이 왼손 새끼 손가락에 통증이 나타는 경우가 있다.

특히 협심증 진단을 받은 사람 중에서 새끼 손가락의 통증이 계속되는 경우에는 주의가 필요하다.

③ 등이 아프다

심근경색의 통증은 등쪽에 나타나는 경우도 있다. 이때 짓눌리는 답답한 듯한 통증을 느끼는 경우도 있다.

협심증 진단을 받은 사람 중에서 등의 통증이 계속되는 경우, 일찌감치 주치의의 지시를 받자.

④ 복통이 있다

심근경색의 통증은 이른 바 '명치' 언저리에 나타나는 경우가 있다.

특히 협심증 진단을 받은 사람은 지속되는 상복부의 통증에 주의해야 한다.

⑤ 위 주변이 메슥거린다

앞에서 말했듯이 심근경색에서는 통증이 '명치' 언저리에 나타나는 외에도 구역질을 수반하는 경우도 있다.

그 때문에 위 주변이 메슥거린다는 느낌이 드는 경우가 있다.

(2) 온몸에 걸쳐서 나타나는 심근경색의 징후와 증상

① 식은 땀이 난다

이것은 흉통같은 주증상에 수반되는 경우가 많다. 따라서 흉통에 식은 땀을 수반하고 있으면 심근경색일 가능성이 보다 높다고 할 수 있다.

② 구역질이 난다

실제로 토하는 것(구토)도 포함해서 심근경색에서는 구역질·구토를 수반하는 경우가 적지 않다.

만일 동시에 가슴에 통증을 조금이라도 느끼면, 당장 의료 기관을 찾아가 주치의의 지시를 받자.

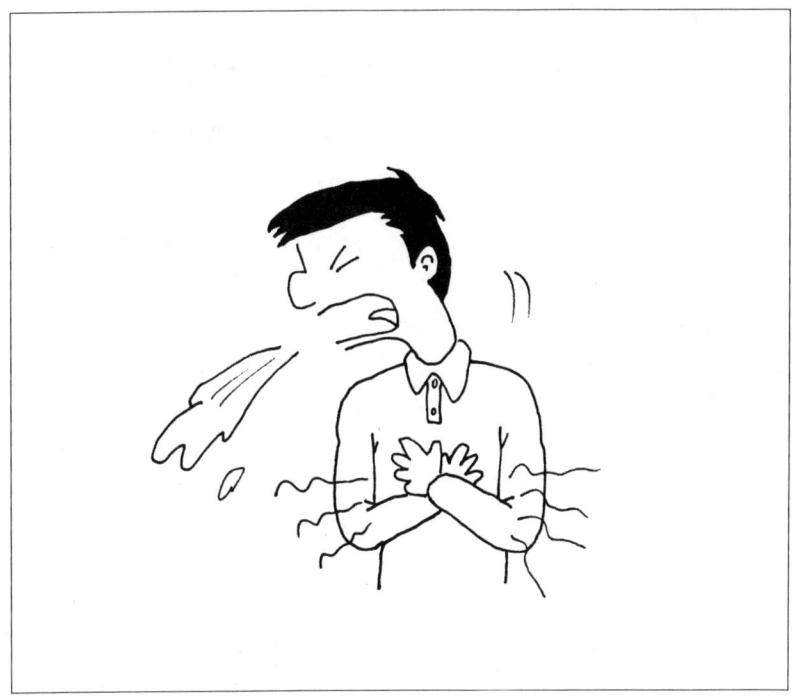

③ 호흡이 곤란해진다

고령자, 신경 장해가 나타나는 당뇨병 환자 등의 심근경색에서는 통증을 좀체로 느끼지 못하기 때문에 호흡 곤란이 주요 증상이 되는 경우가 있다.

이것은 심근경색을 원인으로 하는 심부전에 의한 증상이라고 생각할 수 있다.

④ 힘이 빠진 느낌이 든다

심근경색의 경우, 이와 같은 호소도 비교적 많다 이것은 심부전이 원인이라고 생각된다.

⑤ 수족이 차가와진다

심근경색을 원인으로 하는 심부전, 혈압 저하가 있으면 피부가 차가와지는 경우가 있다. 동시에 가슴에 통증이 없는지 주의하자.

⑥ 안색이 창백하다

이것도 앞에서 말한 심부전, 혈압 저하에 의한 증상일 가능성이 있다.

지금까지 빈혈을 일으킨 적이 없는 사람으로 안색이 나빠졌을 경우에는 흉통 등은 없는지 주의하자.

⑦ 입술이 보라빛이 되었다

이것도 앞에서 말했듯이 혈압 저하에 의한 쇼크 증상일 가능성이 있다.

⑧ 입술 외 손톱도 창백해지거나 보라빛이 되는 경우가 있다

제3자가 볼 때 착란 상태이다.

심근경색에서는 정신 착란을 일으키는 경우도 있다. 가족 등 제3자가 볼 때 특히 협심증인 사람이 정신 착란을 일으키고 있는 것 같은 경우에는 심근경색도 염두에 두고 대응하도록 한다.

◼ 심근경색의 징후를 일찍 발견하는 법

심근경색 발작을 일으킬 때에는 소변 속에 당이 나오는 경우가 있어 이것을 소변 검사지나 '체커4' 등으로 포착할 수 있을 가능성이 있다.

물론 강렬한 통증이 가슴을 습격하고 있을 때에는 무리해서 소변 검사를 할 필요는 없다.

◼ 어떤 사람이 심근경색을 일으키기 쉬운가

급성 심근경색 증례의 약 3분의 1은 이미 협심증 진단을 받은 사람이다.

그러나 그것을 역으로 보자면 약 3분의 1은 갑자기 심근경색을 일으키고 있는 것이므로 협심증의 유무에 관계없이 중년이 되면 모든 사람이 심근경색에 대비하는 편이 좋을 것이다.

또한 협심증의 증상이 나타나기 시작한 첫 한 달은 특히 주의가 필요하다. 더구나 협심증의 예방법을 대부분 그대로 심근경색의 간접적인 예방법으로 응용할 수 있다.

이런 의미에서 뒤에 설명하는 협심증의 항도 참고로 하기 바란다.

◼ 심근경색의 주요 징후

• 가슴에서 격통이 계속되고 있다[아주 위험한 상태! 즉시 구급차를 불러야 한다].
• 등이 아프다.

- 복통이 있다.
- 위 주변이 메슥거린다.
- 식은 땀이 난다.
- 구역질이 난다.
- 호흡이 곤란해진다[위험한 상태].
- 힘이 빠진 느낌이 든다.
- 수족이 차가워진다.
- 안색이 창백하다[위험한 상태].
- 입술이 보라빛이 되었다[위험한 상태].
- 제3자가 볼 때 착란상태다[위험한 상태].

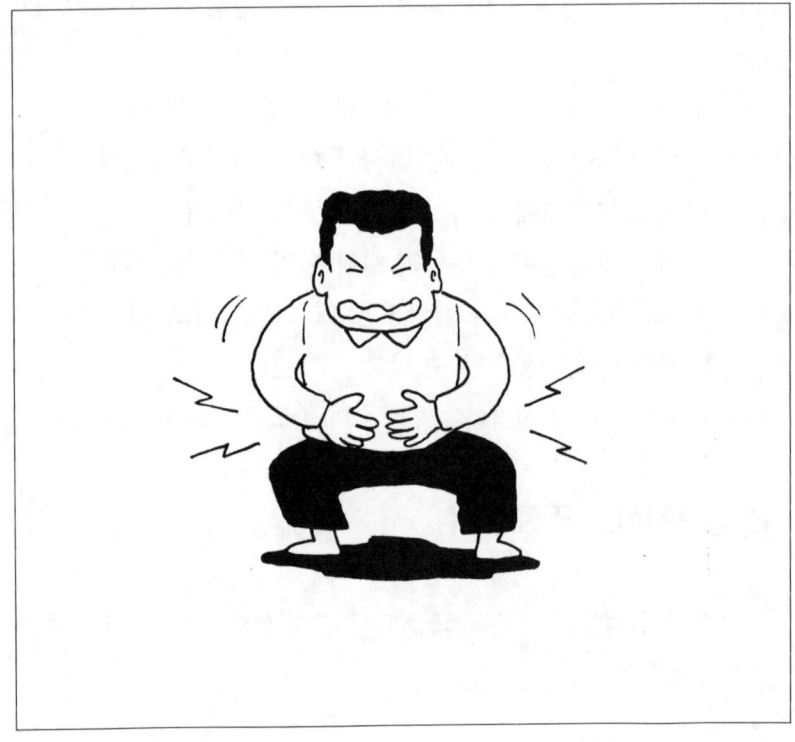

협심증(狹心症)의 예방과 치료

◢ 협심증은 심질환에 의한 죽음의 병이다

협심증과 심근경색은 허혈성 심질환(虛血性心疾患)으로 총칭된다.

이 '허혈성 심질환'에 대한 의미인데, 심장 근육(심근)에 산소가 충분히 가지 않게 된 병태라고 이해하면 될 것이다.

그 주요 원인은 심근에 혈액을 보내고 있는 관상동맥이 경화해서(동맥경화), 좁아지거나 일종의 경련을 일으키는 것이다. 그렇게 해서 심근에 혈액이 충분히 닿지 않게 되면 거기에 일시적으로 산소 부족이 일어난다.

이 산소 부족이 직접적인 원인으로 흉통 등이 나타나는 것이 협심증이다.

'90년대 초에는 협심증으로 2천여 명이 사망했다. 50대부터 사망이 많아지는 것이 특징이다.

단, 협심증의 일부와 심근경색은 허혈성 심질환으로서 상당히 공통적인 요소가 있어 같은 종류의 병으로 파악할 수도 있다.

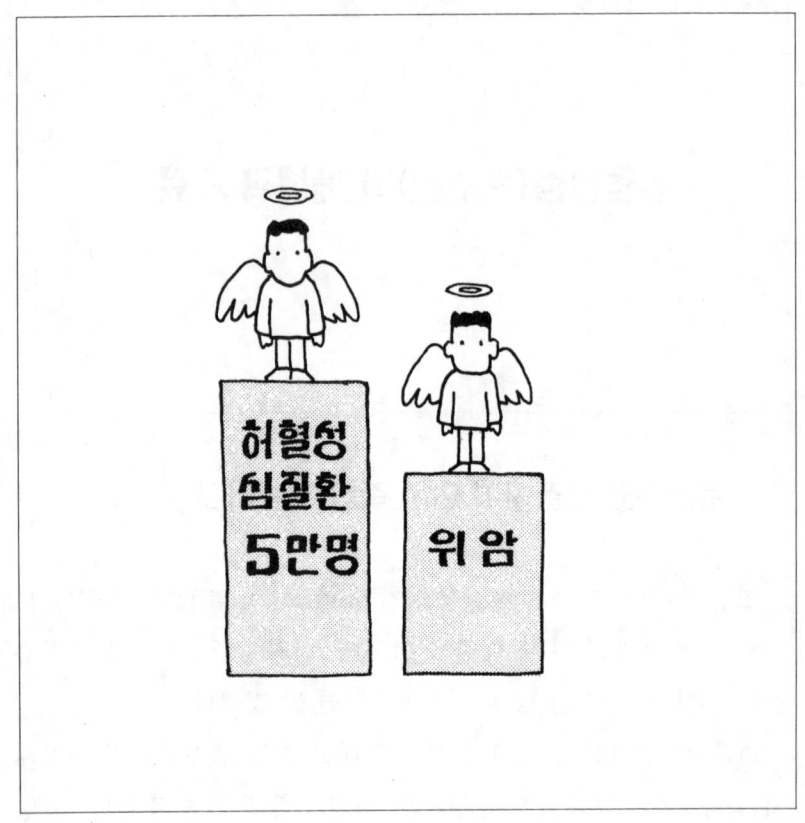

만성 질환을 포함해서 허혈성 심질환으로 '90년대 초에 5만여 명이 사망했다. 이것은 위암에 의한 사망보다도 오히려 많은 숫자 이다. 따라서 협심증에는 각별한 주의가 필요하다.

◼ 안정해도 발작을 일으키는 타입도 있다

협심증은 보통 그 발작을 일으키는 상황에 따라, ㄱ) 노작 협심증, ㄴ) 안정 협심증, ㄷ) 노작 겸 안정 협심증 ―으로 분류한다.

가령, 뭔가 작업이나 운동(노작)을 하면 발작을 일으키는 것도 있지만(ㄱ), 그 반대로 안정을 취하고 있거나 밤에 자고 있으면 발작을 일으키는 것도 있다(ㄴ)는 의미이다.

또한 심근경색으로 이행하는 위험성 때문에 안정 협심증과 불안정 협심증으로 크게 나누는 경우도 있다.

그 불안정 협심증은 서서히 발작이 길어지거나 강해지고 있는 타입으로 주의가 필요하다.

한편 안정 협심증이란, '특정 노작으로 발작이 일어나지만 단시간에 끝난다'라는 타입이다. 이것은 말 그대로 증상이 안정되고 있지만, 앞으로는 악화해서 불안정 협심증이 될 가능성도 있다는 것을 의미한다.

◼ 협심증의 징후로 나타나는 주요 특징과 포인트

꽉 조이는 듯한 느낌의 통증이 나타나는 것이 특징인데 꼭 심장 주변에 나타난다고는 할 수 없다.

통증은 가슴을 중심으로 일어나는데 손이나 턱에서부터 복부·등까지 상당한 범위에서 부채살 모양으로 펼쳐질 수 있다.

통증이 있는 부위와 함께 그 동증이 나타나는데 뭔가 특징은 없는지 생각해 보자. 가령 역 계단을 다 올라가면 통증이 나타나기 쉽다고 하는 것과 같은 점이다.

그와같은 관점에서 통증이 나타날 때의 특징, 지속 시간 등을 정확히 파악하고 있으면 의사가 진단하는데 있어서 매우 도움이 된다. 더구나 고령자나 혹은 당뇨병이 있는 사람은 통증을 쉽게 느끼지 못하므로 흉부에 '통증'이라고 하기보다는 약간의 위화감이 있으면 일찌감치 의사의 진찰을 받아 보도록 하자.

■ 협심증의 징후와 증상에는 어떤 것들이 있는가

(1) 가슴을 중심으로 한 통증

① 가슴 중앙부가 꽉 죄는 듯이 아프다

이 통증은 '꽉 죈다'고 하기보다는 '타는 듯한 느낌'(즉, 옥죄이다)이라고 표현하는 편이 적절한 경우도 있다.

어쨌든 통증은 강하고 격렬한 것이 특징이다.

그리고 그 통증이 수 분 이내에 사라지면 협심증에 의한 전형적인 통증이라고 생각할 수 있다. 계속되는 것 같으면 급성 심근경색을 의심해 볼 만하다.

② 오른쪽 가슴이 아프다

심장은 몸 왼쪽에 있기 때문에 협심증의 통증은 왼쪽 가슴에 나타날 것이라고 단순하게 생각해서는 안 된다.

오른쪽 가슴에 통증이 나타나는 경우도 충분히 생각할 수 있다.

③ 식도가 꽉 죄듯이 아프다

협심증의 통증은 심장이 있는 가슴 중앙부에만 나타난다고 할 수는 없다. 그 조금 위쪽, 즉 식도에 통증이 나타나는 경우는 드물지 않다.

④ 배가 아프다

가슴 밑에 해당하는 부분, 이른 바 '명치' 언저리도 협심증의 통증이 나타나기 쉬운 부분이다. 즉, 통증은 가슴을 중심으로 그 위쪽과 아래쪽에도 나타난다.

⑤ 왼쪽 어깨가 아프다

협심증에서는 그 통증이 심장 반대쪽(뒤쪽)에 이르는 경우가 종종 있다.

이 경우에는 짓누르는 답답한 통증이거나 쑤시는 듯한 느낌인 경우가 많은 것 같다. 더구나 수적으로 적지만, 왼쪽이 아니고 오른쪽 어깨가 아픈(쑤시는) 경우도 있다.

⑥ 등이 아프다

어깨의 통증과 마찬가지로 협심증의 통증이 등(주로 좌우의 견갑골 사이)으로 퍼지는 경우가 있다.

(2) 온몸에 걸쳐서 나타나는 협심증의 징후와 증상

① 숨이 차다(헐떡거림)

심장병 전반에 걸쳐서 나타나는 중요한 징후와 증상이다.

특히 협심증의 경우, 초기부터 이런 형태로 징후가 나타나는 경우가 있으므로 놓치지 않도록 하기 바란다.

② 호흡이 곤란해진다

앞에서 말한 숨이 찬 증상이 강하게 나타나고 있다고도 추측할 수 있지만 진행된 협심증에서 심근의 허혈 정도가 강한 경우에는 심장의 기능 저하가 커지기 때문에 호흡 곤란의 증상이 나타나고 있다고도 생각할 수 있다.

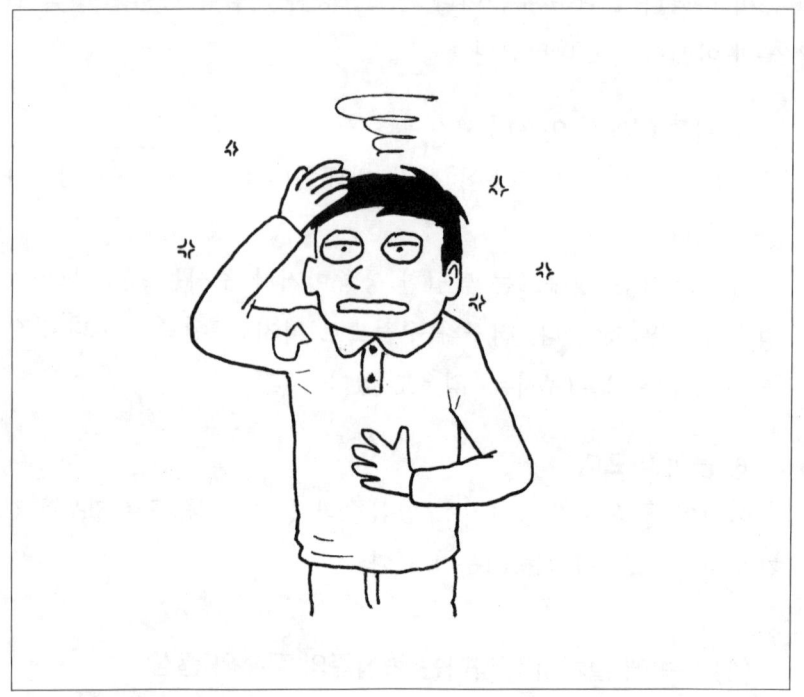

③ 피로를 느낀다

협심증의 비교적 초기 징후이다. 이 배경에는 앞에서 말한 헐떡
거림이나 혹은 심기능의 저하 등이 있다고 추측할 수 있다.

(3) 심장의 주변에 나타나는 협심증의 증상

① 팔 한쪽이 아프다

협심증의 통증은 팔에 나타나는(팔에 방출되는) 경우가 있다.
이 경우 새끼 손가락쪽, 혹은 팔꿈치가 아프게 된다.

② 어금니가 아프다

협심증의 통증은 의외로 멀리에 나타나는(방출되는) 경우가 있다. 주로 치아를 중심으로 통증이 나타나기도 한다.

충치 등의 이상이 없는데도 불구하고 어금니가 아픈 경우에는 협심증일 가능성도 배제할 수 없으므로 주의가 필요하다.

③ 턱이 아프다

지금까지 턱이 아픈 적이 없는 사람의 턱(아래턱)에 통증이 나타났을 경우에는 협심증도 염두에 두고 상태를 살펴 보자.

④ 목구멍이 꽉 죄는 듯하다

아프다고 하기보다는 꽉 죄는 듯한 느낌이 나는 경우에는 협심증일 가능성이 충분히 있다. 협심증의 증상은 목구멍 쪽에 비교적 나타나기 쉽다.

(4) 특정 노작(운동) 등에 의한 협심증의 증상

① 특정 동작이나 운동 등을 했을 때에 가슴 등이 아프기 시작한다

협심증 중 '노작 협심증'이라고 생각된다. 그 노작(운동이나 노농)을 하기 위해 심근이 필요로 하는 혈액(산소)을 충분히 공급할 수 없기 때문에 협심증으로서 그와 같은 통증이 나타나는 것이다.

그 노작을 중단하면 보통 5분 이내에 통증은 낫는다. 물론 그 사실을 깨달은 단계에서 곧 의사의 진찰을 받을 필요가 있지만, 이후 통증의 지속 시간이 길어지는 것 같으면 그 사실을 의사한테 반드시 얘기하도록 한다.

② 의자에 앉아서 쉬고 있을 때 가슴이 아픈 경우가 있다

전형적인 '안정 협심증'이라고 생각된다. 이런 종류의 통증이 나타나는 사람은 반대로 운동 등을 했을 때는 보통 협심증 발작을 일으키지 않는다.

③ 밤중에 가슴 등이 아파서 잠이 깬다

안정 협심증의 일종인 '이형 협심증(異形狹心症)'이라고 생각된다.

이 직접적인 원인은 관상동맥의 경련으로 인한 것이다.

밤중 뿐만 아니라 이른 아침에도 자주 볼 수 있다.

또한 통증의 지속 시간은 노작 협심증보다 약간 길어 10분 전후가 되는 것도 특징이다.

④ 밤중에 식은 땀을 흘리고 잠이 깬다

이형 협심증은 식은땀을 수반하는 경우가 적지 않다. 잠이 깼을 때 가슴의 통증은 별로 느낄 수 없었다고 해도 식은 땀은 남기 때문에 이것은 중요한 징후가 된다고 할 수 있을 것이다.

(5) 특별한 동작이나 조건에 관한 협심증의 징후

일상의 사소한 동작이나 특정한 환경이 협심증 발작을 일으키는 경우가 적지 않다.

여기에서는 그 동작 · 환경 등을 구체적으로 소개한다. 다음에 소개하는 것과 같은 때에 가슴 등에서 통증이 일어나면 일단 협심증을 염두에 두고 의사의 진찰을 받도록 한다.

ㄱ) 세수나 머리를 감았을 때.

ㄴ) 높은 선반에 물건을 올리거나 내리는 작업을 했을 때.

ㄷ) 요를 깔거나 개키는 작업을 했을 때.

ㄹ) 식사를 했을 때.

ㅁ) 특정 음식을 먹었을 때.

ㅂ) 갑자기 추운 곳에 나갔을 때.

ㅅ) 정신적으로 긴장하거나 혹은 흥분했을 때.

ㅇ) 특정 시간대에.

ㅈ) 신발을 신기 위해 몸을 웅크렸을 때.

ㅊ) 담배를 피웠을 때.

이상의 상황을 염두에 두고 그것들을 잘 정리해 보자.

우선, 손을 어깨 위로 올리는 것이 협심증의 발작을 유발하는 경우가 있다.

예를 들면, 앞에서 말한 ㄱ), ㄴ), ㄷ) 등이 그 경우이다.

단, ㄱ)의 세수같은 경우는 ㅂ)과 마찬가지로 찬 물에 의한 자극이 발작의 유인이 되고 있는 경우도 생각할 수 있다. 식사를 했을 때에 발작이 일어나는 원인은 위의 팽창으로 인한 것이다. 또한 식사 내용에 따라서도 발작이 일어나는데(ㅁ), 실제로도 기름진 음식을 먹었을 때가 많은 것 같다.

이것은 혈액 중에 지방분이 늘어나서 산소가 적이지기 때문이라고 생각된다. 더구나 정신적인 긴장(ㅅ)에 관해서 구체적으로는 스스로 스포츠를 하면서 승부가 걸린 중요한 장면에서, 혹은 스포츠 관전 중에 긴장하거나 흥분해서 발작을 일으키는 경우가 많은 것 같다.

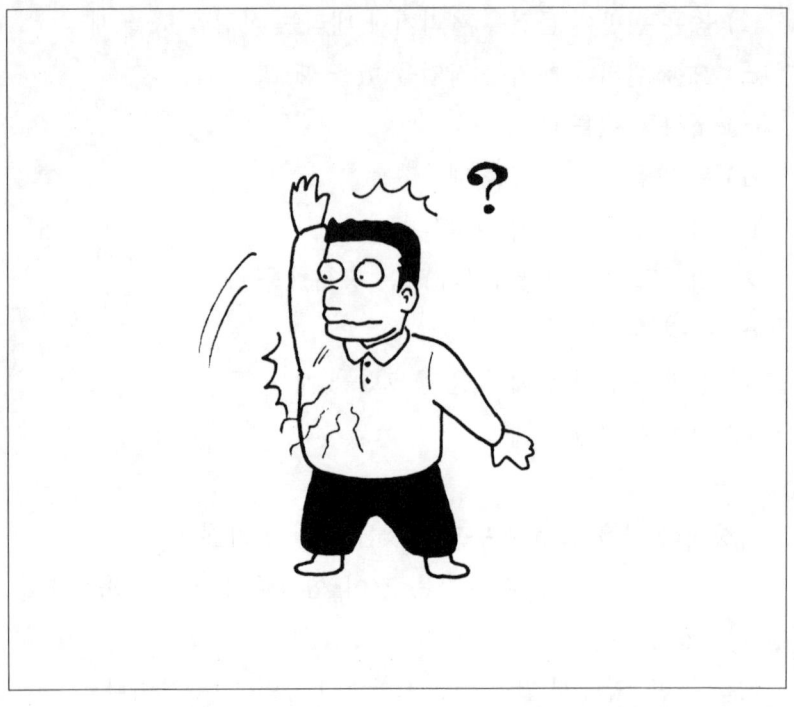

　더구나 그들 동작의 반대 동작을 취하면 가슴 등의 통증이 낫는 경우가 있다. 가령, 손을 어깨 위로 올렸을 때에 가슴의 통증이 나타난다고 하면 반대로 그 손을 내려보자.

　또는 방에 반대로 자다가 가슴이 아파오면 요(혹은 침대) 위에 앉아 본다. 이렇게 해서 통증이 가라앉는다고 한다면 협심증일 가능성이 매우 높다고 할 수 있다.

◪ 협심증의 징후를 일찍 발견하는 법

(1) 협심증의 유발을 예방하기 위한 요당 검사

당뇨병에 걸리면 동맥경화가 진행되기 때문에 협심증을 일으킬 위험성도 높아진다.

따라서 당뇨병을 조기 발견해서 식사 요법이나 운동 요법 등을 실시하면 협심증 예방도 된다. 또한 당뇨병의 발견은 협심증의 발견으로도 이어질 가능성이 있다.

그 당뇨병을 초기에 발견하기 위한 일반적인 방법으로서는 소변 검사지나 '체커 4' 등을 이용한 검사가 있다.

이들 검사는 허혈성 심질환의 예방에도 도움이 된다.

(2) 가정용 혈압계로 혈압을 재어 본다

고혈압은 협심증을 일으킬 위험성을 높인다. 그런 의미에서 일상적인 혈압의 컨트롤은 그 의의가 크다고 할 수 있다.

또한 그 경우 가정에서 혈압을 재는 것은 의미가 있다.

가령, 최근 전문가 사이에서 '백의 고혈압(白衣高血壓)'이라는 용어가 자주 쓰이게 되었다. 흰 가운을 입은 의사 앞에서 혈압을 재는 경우, 환자는 쉽게 긴장하기 때문에 혈압도 가정에서보다 좀 높게 나오는 경향이 있다.

그러니 반대로 '흰 가운' 앞에서는 가정에서보다 저혈압이 되는 경우도 있다. 신뢰할 수 있는 의사한테 오면 정신적으로 안정이 되어 혈압도 낮아지는 사람도 있다. 어쨌든 가정에서의 혈압 상태를 알아 둘 필요가 있다.

현재 가정용 자동 혈압계가 많이 시판되고 있다. 그 방식을 크게 나누면, ㄱ) 상완부에 헝겊(카프)을 감고 측정하는 것, ㄴ) 상완부 체외(손가락, 손목 등)에서 측정하는 것, ㄷ) 팔목 시계형 —

이 될 것이다.

그들 중 ㄱ) 이 정통적이며 일반적인 사용에서는 가장 정밀도가 높다고 생각할 수 있다.

물론 그것들은 일정한 품질 관리하에서 출하된 것이지만 어느 정도의 정밀도가 있는지, 자신의 측정 방법이 옳은지 등의 사실은 확인해 두는 편이 좋을 것이다. 그 때문에 한 번 주치의한테 실제로 사용하고 있는 가정용 혈압계를 가져 가서 그 의사가 사용하고 있는 혈압계로 자신의 혈압을 재어 보고, 동시에 스스로 가정용 자동 혈압계를 이용해서 측정해 본다. 그리고 그 두 개의 혈압치를 비교해 본다.

이렇게 함으로서 자신감을 갖고 가정에서 혈압계를 사용할 수 있다.

이와 같이 주치의한테 가정용 혈압계를 가져 가서 체크받는 것은 결코 이상한 행동도 무례한 행동도 아니다.

그것을 싫어하는 것 같은 의사는 더 이상 주치의로 하지 않는 편이 좋다고 할 수 있다.

더구나 혈압은 하루 중 어느 정도 변동이 있다. 하루에 단 한 번 혈압을 측정해서 그것으로 섣불리 판정하고 웃고 우는 것은 결코 좋은 태도가 아니다.

(3) 여러 가지 방법으로 심전도 검사를 한다

협심증의 경우, 그 발작이 일어나지 않으면 평소대로 심전도 검사를 해도 진단은 불가능하다라는 경우가 적지 않다.

따라서 가슴 등에 협심증이 의심되는 통증이 나타났을 경우, 주치의라도 상관없으니까 의료 기관을 찾아가서 통증이 어떻게 나타나는지 지속 시간 등을 상세히 설명하도록 한다.

의료 기관에서는 그 특징에 따라 계단 오르내리기 등 운동을 하고 심전도를 검사하거나 24시간 심전도(홀터 심전도)를 검사하거나 할 것이다.

■ 어떤 사람이 협심증에 걸리기 쉬운가

(1) 스트레스를 많이 받는 사람이 위험하다

협심증을 일으키는 요인(위험 인자)은 상당히 분명하게 알려져 있다.

구체적으로는 ㄱ) 고혈압증, ㄴ) 당뇨병, ㄷ) 고지혈증, ㄹ) 흡연 습관, ㅁ) 심장 비대, ㅂ) 스트레스, ㅅ) 비만, ㅇ) 유전적 요인(가족성) ―등이다.

그들 중 ㄱ) 부터 ㅁ) 까지는 유무(있다. 없다)로 평가할 수 있는데, 그것이 '있다'라는 사람은 '없다'라는 사람에 비해 협심증을 일으킬 위험성이 2~4배 정도 높아진다.

이것은 어디까지나 개개의 위험 인자에 대해서 살펴본 것이다. 그것이 2가지 이상 겹치면 위험성은 더욱 높아진다.

그 5가지의 위험 인자를 모두 갖고 있는 사람은 하나도 안 갖고 있는 사람에 비해 위험성은 수십 배나 높아진다고 보여지고 있다.

스트레스(ㅂ)와 관련해서는 성격과 협심증의 관계도 주목되고 있다.

구체적으로는 전문가 사이에서 'A형 성격'(타입 A)이라고 불리

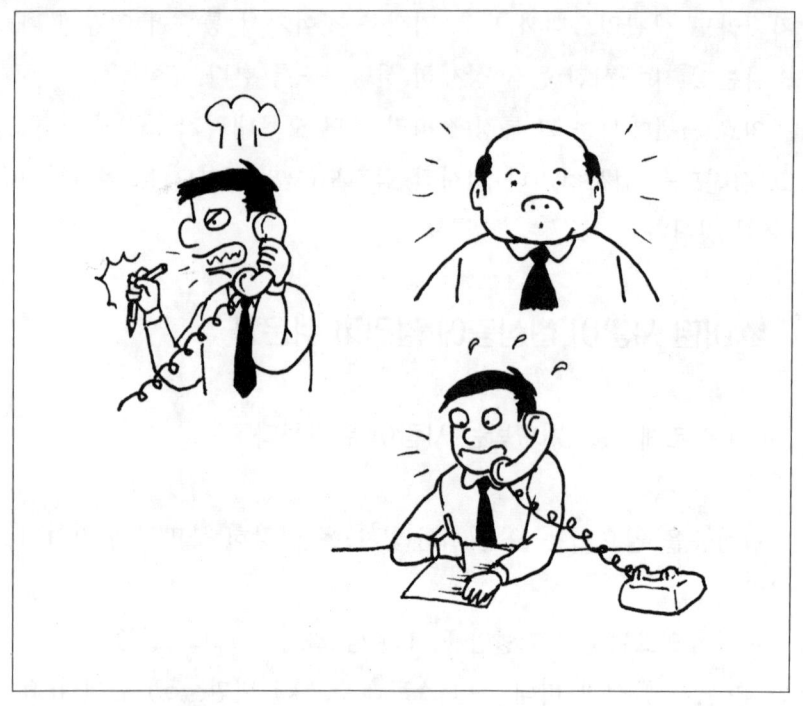

는 성격의 사람한테 협심증이 일어나기 쉽다는 경향이 있다. 'A 형 성격'이란 정확한 정의가 있지만, 대강의 개념으로서 성급하고 말이 빠르며 더구나 정력적으로 행동하는 한편 신경질적인 면도 있는 사람 —이라고 이해해 두면 될 것이다.

부지런히 일을 하고 있는 비즈니스맨, 좋은 성적을 올리고 있는 영업 사원 등에도 이런 종류의 사람은 많을 것이다.

비만(ㅅ)에 대해서도 고혈압이나 고지혈증, 동맥경화로 이어지기 때문에 당연히 협심증을 일으키기 쉽다고 추측할 수 있다.

또한 유전적인 요인(ㅇ)에 관해서는 양친 중 한 사람이 비교적 젊을 때에 협심증을 일으켰을 경우, 그 아이는 협심증을 일으킬 위험성이 높아진다고 보여지고 있다.

실제로 그들 위험 인자는 간단하게 치료할 수 없는 병이 중심이다. 그러나 릴랙스한 생활이나 금연 등은 노력 여하에 따라서 충분히 가능한 것이다.

(2) 협심증을 예방하기 위해서 등푸른 생선을 적극적으로 먹자

최근에는 협심증 치료(보조적인 요법)로서 EPA(에이코사펜타엔산)가 시험적으로 이용되고 있다.

가령, 좁아진 관상동맥에 카테테르를 통해 풍선을 넣어 부풀려서 그 부분을 넓힌다는 치료법(PTCA)이 있지만, 이것을 실시하기 전에 EPA를 투여한다. 그렇게 함으로써 관상동맥이 다시 좁아지는 것을 예방할 수 있을 가능성이 있다(재협착의 위험성이 낮아진다)고 생각한다.

이 EPA는 정어리나 고등어 등의 등푸른 생선의 지방쪽에 흔히 포함되어 있는 것으로, 건강 식품에 흥미가 있는 사람들 사이에서는 비교적 널리 알려져 있다.

또한 '90년대 초부터는 EPA를 성분으로 한 의약품이 개발되어 세계 각처에서 판매되고 있는 실정이다.

일부러 EPA를 주성분으로 한 건강 식품을 사오는 정도는 아니더라도 평소부터 등푸른 생선을 많이 먹도록 해 두면 콜레스테롤 등 혈청 지질(血淸脂質)의 상승을 억제해서 동맥경화, 더욱이는 협심증까지도 예방할 가능성이 있다.

◢ 협심증의 주요 징후

• 가슴 중앙부가 꽉 죄는 듯이 아프다[위험한 상태].

- 오른쪽 가슴이 아프다.
- 식도가 꽉 죄듯이 아프다[위험한 상태].
- 배가 아프다.
- 왼쪽 어깨가 아프다.
- 등이 아프다.
- 숨이 차다.
- 호흡이 곤란해진다[위험한 상태].
- 피로를 느낀다.
- 팔 안쪽이 아프다.
- 어금니가 아프다.
- 턱이 아프다.
- 목구멍이 꽉 죄는 듯하다[위험한 상태].
- 특정 동작이나 운동 등을 했을 때에 가슴 등이 아프기 시작한다[위험한 상태].
- 의자에 앉아서 쉬고 있을 때, 가슴이 아픈 경우가 있다[위험한 상태].
- 밤중에 가슴 등이 아파서 잠이 깬다[위험한 상태].
- 밤중에 식은 땀을 흘리며 잠이 깬다.

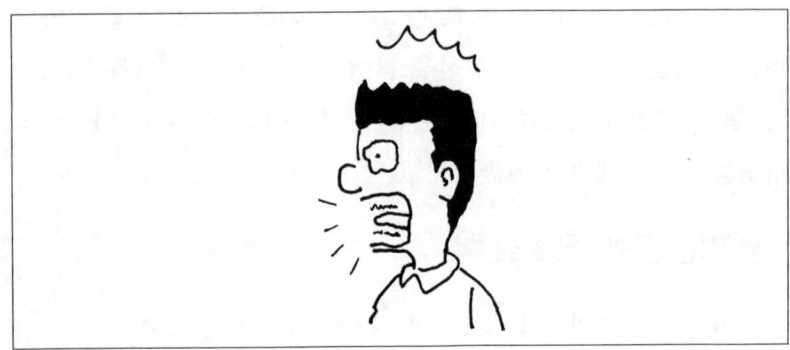

심부전(心不全)의 예방과 치료

◪ 심부전은 심장의 기능 장해로 나타나는 아주 무서운 병이다

심장의 조직, 구조나 기능에 약간 장해가 일어나서 혈액을 내보내는 펌프로서의 역할을 충분히 할 수 없게 된 병태가 바로 심부전병이다.

부정맥이나 심근경색은 물론, 심장판막증, 심근증, 장기간에 계속되는 고혈압 등에서도 심부전을 일으키는 경우가 있다.

그와 같은 심장과 관련된 병 뿐만 아니라 빈혈이나 갑상선 기능항진증, 더욱이는 피로나 스트레스 등에서도 심부전을 일으킬 가능성이 있다.

'90년대 초에 심부전을 원인으로 사망한 사람은 무려 10여만 명에 이르고 있다.

실제로 그와같이 심부전에 의한 사망은 매년 굉장히 많지만, 이 숫자(즉, 사망 진단)에 대해서는 의문의 소리가 있는 것도 역시 사실이다.

즉, 뇌사를 죽음으로 인정하고 있지 않았던 과거에는 사람의 사망은 모두 심장 정지, 즉 심부전과 같은 현상이 일어나고 있음을 중시하여 왔다.

따라서 가령 악성종양(암)이 사인이라고 해도 이상하지 않을 것 같은 경우라도 심부전이 사인이 되는 경우도 있다. 덧붙이자면, '90년대 중반 이후부터 사망 진단서가 조금 개선되어 보다 자

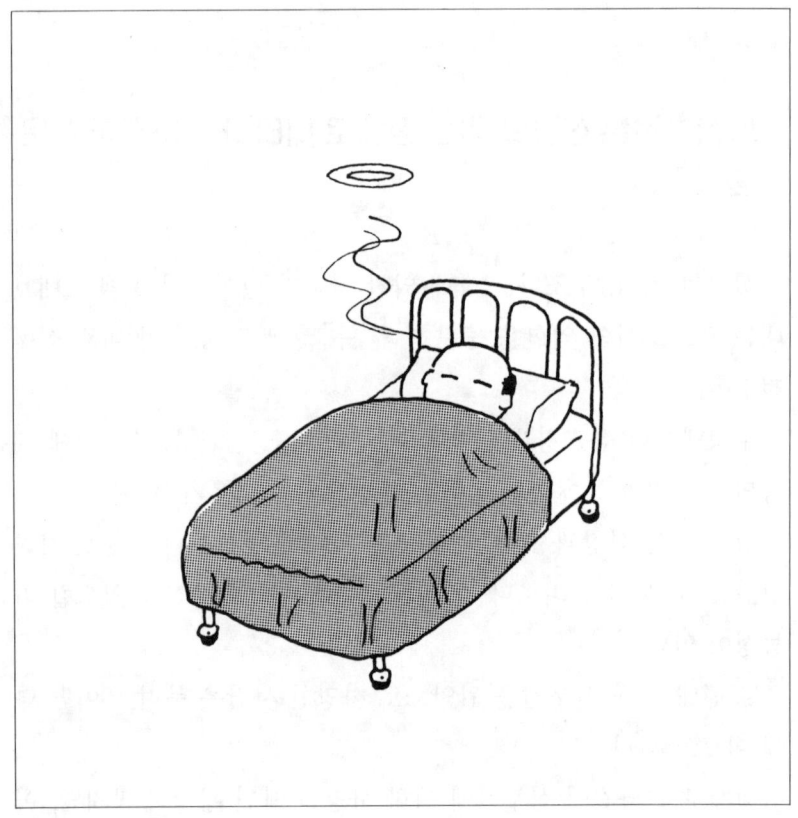

세하게 쓰게 되기 때문에 심부전이 줄어들고 악성 종양이 늘어날 것이라는 예상도 있다.

하지만 역시 심부전에 의한 사망은 여전히 많기 때문에 각별한 주의가 필요하다.

심부전 환자의 경우, 남녀 차이는 거의 없고 모든 연대에서 볼 수 있는데, 40대부터 늘어나고 있는 것이 특징이다.

◢ 우심(右心)과 좌심(左心)의 부전에서 다른 증상이 나타난다

심장은 그 기능과 구조상, ㄱ) 우심(우심방, 우심실), ㄴ) 좌심 (좌심방, 좌심실)으로 나눌 수 있다.

우선 전신을 순환한 혈액은 대정맥을 통해 우심방에서 우심실 로 가고, 거기에서 폐동맥을 통해 폐로 보내진다.

다음에 폐에서 가스 교환을 한 혈액은 폐정맥을 통해 좌심방에 서 좌심실로 가서 거기에서 대동맥을 통해 전신으로 보내진다.

이와 같이 좌심과 우심에서는 역할이 다르다. 그 좌심, 우심 중 어느 것이 부전을 일으키느냐에 따라서 심부전의 증상은 상당히 달라진다.

◢ 심부전의 징후로 나타나는 주요 특징과 포인트

가장 먼저 나타나는 증상은 호흡기계의 이상이 비교적 많다고 할 수 있다. 이것은 좌심(전술)의 부전에 의한 것이다. 즉, 일반적 으로는 우심보다도 좌심의 부전에서부터 시작되는 경우가 많다. 이 경우에는 특히 호흡 곤란이 중요하다.

또한 방에서 자고 있을 때 호흡 곤란에 빠졌다면(심장 천식), 심부전일 가능성이 높다고 할 수 있다.

이 호흡 곤란의 상태가 계속되면 입술이 보라빛이 되거나 몸이 차가워진다.

또한 배가 팽팽한 느낌이 들거나 식욕 부진 등 흔한 소화기 증상의 출현에도 주의하자.

이것도 심부전(우심의 부전)의 징후일 가능성이 있다. 더구나 이 우심부전의 특징적인 증상으로서 부종이 있는데, 이것은 중력의 관계로 주로 다리에 나타나며 손가락으로 잠깐 눌렀다 떼어도 한참 그 부분이 움푹 들어가 있는 것이 특징이다.

◢ 심부전의 징후와 증상에는 어떤 것들이 있는가

(1) 호흡 곤란에 관한 증상

좌심에 부전이 있으면 전신에 혈액을 충분히 보낼 수 없게 되므로 그만큼 폐가 울혈(혈액이 고이는 상태)을 일으키기 쉬워진다. 이 때문에 심부전(주로 좌심부전)에서는 여러 가지 호흡기 증상이 나타난다. 구체적인 경우를 다음에 소개한다.

ㄱ) 운동을 하면 호흡이 곤란해진다.

ㄴ) 숨이 차다.

ㄷ) 호흡 횟수가 늘어난다.

ㄹ) 밤에 호흡이 곤란해져서 천식같이 목구멍에서 '휴휴' 하는 소리가 난다.

ㅁ) 밤에 누우면 기침이 난다.

ㅂ) 누워 있으면 괴로워서 일어나서 호흡을 한다.

ㅅ) 기침을 하면 가래가 나온다.

ㅇ) 가래에 피가 섞여 있다.

(2) 좌심부전에 관한 증상

좌심부전에서는 앞에서 말했듯이 혈액이 전신에서 충분히 순환하지 못하게 된다. 이로 인한 구체적인 증상으로서 다음과 같은 형태를 볼 수 있다.

ㄱ) 쉽게 지친다.

ㄴ) 수족이 차가워진다.

ㄷ) 안색이 창백해진다.

ㄹ) 입술이 보라빛이 된다.

(3) 우심부전에 관한 증상

우심부전이 있으면 혈액을 심장으로 되돌리기 힘들어져서 그만큼 선신에 혈액이 징제하게 된다.

그리고 전신·혈관에 정체한 혈액으로 인한 증상이 여러 가지 형태로 나타난다. 구체적으로는 다음과 같다.

ㄱ) 목덜미의 혈관(정맥)이 팽창한다.

ㄴ) 다리에 부종이 나타난다.

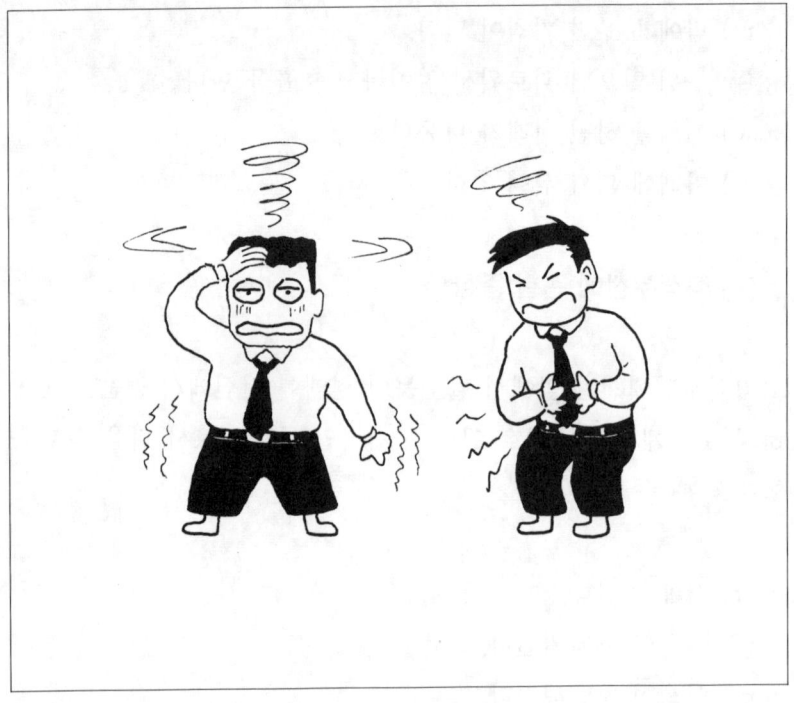

ㄷ) 소변이 별로 안 나오게 된다.

ㄹ) 우측 상복부가 아프다.

ㅁ) 배가 켕긴다.

ㅂ) 식욕이 없다.

ㅅ) 황달이 나타난다.

ㅇ) 전신에 강한 피로를 느낀다.

■ 심부전의 징후를 일찍 발견하는 법

장기간에 걸쳐 고혈압 상태가 계속되면 심부전을 일으킬 우려
가 있다.

그 고혈압을 초기에 발견하는 방법으로서 또한 혈압을 컨트롤 하는 수단으로서 가정용 자동 혈압계를 일상적으로 사용하는 것은 의의있는 일이다.

또한 급성 심부전을 일으켰을 경우는 혈압이 내려간다. 이와 같은 때 굳이 스스로 혈압을 체크할 필요는 없지만 고혈압 뿐만 아니라 혈압 저하에도 주의하자.

◼ 어떤 사람이 심부전에 걸리기 쉬운가

심비대, 판막증, 고혈압 등의 사람은 심부전을 일으키기 쉬운 상태이다.

이들 사람은 의사의 지시에 따라서 치료하고 생활 관리를 정확히 할 필요가 있다.

또한 호흡기계의 이상을 심부전의 징후로 간주하고 일찌감치 대응하도록 한다.

◼ 심부전의 주요 징후

- 운동을 하면 호흡이 곤란해진다〔위험한 상태〕.
- 숨이 차다.
- 호흡 회수가 늘어난다.
- 밤에 천식같이 목구멍에서 '휴휴' 하는 소리가 난다〔위험한 상태〕.
- 밤에 누우면 기침이 난다.
- 누워 있으면 괴로워서 일어나서 호흡을 한다〔위험한 상태〕.
- 기침을 하면 가래가 나온다.

- 가래에 피가 섞여 있다[위험한 상태].
- 쉽게 지친다.
- 수족이 차가워진다.
- 안색이 창백해진다[위험한 상태].
- 입술이 보라빛이 된다[위험한 상태].
- 목덜미의 혈관(정맥)이 팽창해 있다[위험한 상태].
- 다리에 부종이 나타난다[위험한 상태].
- 소변이 별로 안 나오게 된다[위험한 상태].
- 우측 상복부가 아프다.
- 배가 켕긴다.
- 식욕이 없다.
- 황달이 나타난다[위험한 상태].
- 전신의 강한 피로를 느낀다.

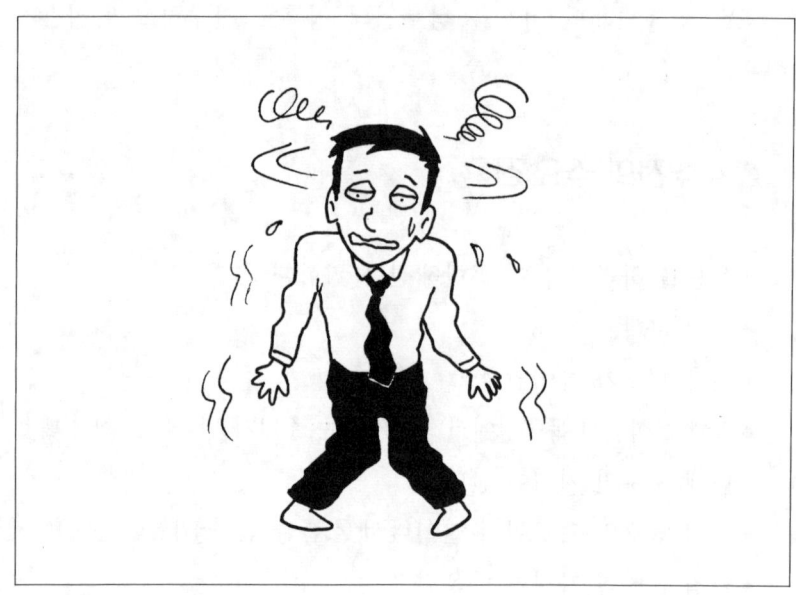

제3장

뇌졸중(腦卒中)을 극복하는 지혜

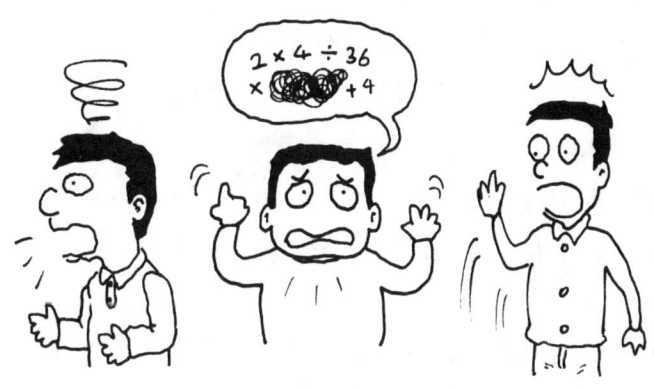

뇌경색(腦梗塞)의 예방과 치료

◢ 뇌경색은 뇌혈관 질환 중에서 사망률이 최고이다

뇌졸중이라고 총칭되는 병 중에서 가장 사망률이 높은 것이 뇌경색이다. 우선 그 뇌졸중에 대해서 정리해 두자.

뇌졸중은 뇌혈관 질환이라고도 하는데 뇌혈관이 막히거나 출혈하는 병이다.

이 병태로 인해 뇌졸중은 보통, ㄱ) 뇌경색, ㄴ) 뇌출혈, ㄷ) 지주막하 출혈 —로 크게 나눈다. 또한 일과성 뇌허혈, 고혈압성 뇌증 등도 뇌졸중에 첨가된다.

옛날 20년쯤 전까지는 뇌졸중에서의 사망은 뇌출혈('뇌일혈'이라고 불리고 있었던 것)이 가장 많다라는 상태였다. 그 후 뇌출혈에 의한 사망은 급격하게 감소한데 반해 뇌경색에 의한 사망은 별로 줄어들지 않고 있기 때문이다.

'90년대 초에 뇌경색에 의한 사망은 6만여 명으로 뇌졸중으로 인한 사망자 수의 반 이상을 차지하고 있다. 이 사망률에 남녀의 차이는 별로 없고, 50대부터 사망률이 높아지기 시작한다.

뇌졸중에 의한 사망은 '70년대가 가장 많아, 연간 18만여 명 이상이 사망했다. 그것이 현재는 약 11만여 명, 즉 3분의 2로 감소했다.

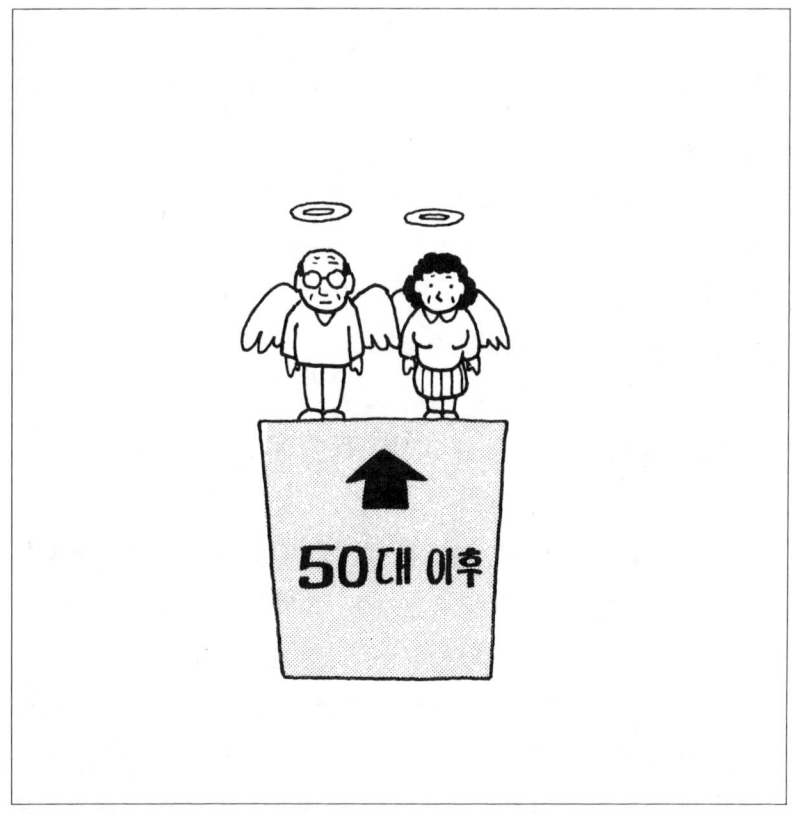

그러나 전문의 사이에서는 외래 뇌졸중 환자는 아직도 줄어들고 있지 않다는 지적이 있다. 뇌졸중이 경증화해서 사망은 줄어들었지만, 그 발증은 별로 줄어들지 않고 있다. 뇌졸중을 절대 얕

보아서는 안 된다.

■ 심장병이 원인이 되는 뇌경색도 있다

뇌경색은 뇌혈관이 막히는 병이다.

그 막히는 방법에는 두 가지가 있다. 하나는 뇌가 경화(硬化)한 혈관에 서서히 피덩어리(혈전)가 생겨서 그곳이 막혀 버리는 것 (뇌혈전). 또 하나는 심장벽 등에 생긴 혈전이 떨어져서 뇌혈관까지 흘러와 막혀 버리는 것(뇌경색)이다.

부정맥 등이 있으면 심장에 혈전이 생기기 쉬워진다.

이와 같이 혈전이 뇌에 생겼느냐 혹은 다른데 생겼느냐로 뇌경색을 크게 나눈다. 어쨌든 그 혈관 영역의 뇌에 혈액이 보내지지 않게 되면 여러 가지 장해가 나타난다.

■ 뇌졸중의 징후로 나타나는 주요 특징과 포인트

뇌경색이라는 이름에서 상당히 무거운 증상이 나타나리라고 생각될지도 모른다. 하지만 요즘은 실제로 뇌졸중의 경증화 경향이라는 배경도 있어서 뇌경색의 증상은 가벼운 것이 많다.

물론 혈관이 막힌 부위에 따라서 증상은 조금 달라지지만, 가령 ㄱ) 말을 제대로 할 수 없다, ㄴ) 조금 비틀거린다, ㄷ) 머리가 멍하다 —등, 몸이나 정신·신경상태의 사소한 변화에 주의하도록 한다.

감각의 미묘한 변화가 뇌경색의 주요 징후나 증상이 되는 경우도 적지 않다.

또한 뇌경색 중 뇌색전(腦塞栓)에서는 심장 등으로부터 혈전(血栓)이 날아오기 때문에 갑자기 증상이 나타나는 경향이 있다.

증상 역시 약간 한정된다. 그에 반해 뇌혈전은 여러 가지 증상이 나타나서 그것이 서서히 진행하는 경향이 있다.

◨ 뇌경색의 중요 징후와 증상에는 어떤 것들이 있는가

(1) 마비, 감각의 이상에 관한 증상

① 몸 한쪽이 마비된다

뇌경색에서는 몸의 한쪽만 마비되는 경우가 많은 것 같다.

가령, 한 손이 마비되는 것 같은 경우에는 특히 주의가 필요하다.

② 수족의 감각이 없어진다

이것도 마비 증상으로 생각된다. 특히 온도에 관한 감각이 없어지는 경우가 있다. 또한 양 손이나 양 발이 마비되어 있는 것 같으면 광범위에서 뇌경색이 일어나고 있을 우려가 있다.

③ 식사 때 젓가락을 제대로 사용할 수 없게 되었다

한 손에 미묘하게 마비가 나타나는 경우가 있다. 가령, 젓가락을 제대로 쓸 수 없게 되기니 하지는 않는가?

또한 연필을 사용하고 있는 손이 점점 굳어져서 연필을 제대로 움직일 수 없게 되는 '서경(書痙)'을 일으키는 경우도 있다.

④ 입을 움직이기 힘들다

마비는 안면에 나타나는 경우도 있다. 입 한쪽이 당기거나 해서

제대로 말을 못하게 되거나 했을 경우 곧 의사의 진찰을 받도록
한다.

⑤ 현기증이 난다

이것을 '몸이 빙글빙글 돌고 있는 것 같은 느낌이 든다'고 표현
하는 사람도 있다.

이 현기증은 뇌경색에 선행해서 나타나는 경우도 있다. 바로 징
후로서 나타나는 것이다. 또한 뇌종양의 증상으로서도 중요하다.

⑥ 제대로 걸을 수 없게 된다

비교적 가벼운 정도의 뇌경색에서는 걸을 때에 비틀거린다는
보행 장해가 나타나는 경우가 적지 않다.

본인은 잘 의식하지 못하는 경우가 많으므로 가족 등 제3자가
볼 때 걸음걸이가 이상하면 주의해서 살펴보도록 해야 한다..

⑦ 혀가 제대로 움직이지 않는다

뇌경색의 징후와 증상으로서는 매우 중요하다. 왠지 입이나 혀
가 제대로 움직이지 않는다고 느끼면 일찌감치 의사의 진찰을 받
아 보도록 한다.

(2) 시력 · 시야에 관한 증상

① 사물이 이중으로 보인다

이 복시라고 불리는 증상은 주로 뇌혈전에서 볼 수 있다. 안구
운동이 마비되어 있기 때문에 일어난다고 생각된다.

② 시야의 한쪽이 귀떨어져 보인다

뇌경색에서의 중요한 특징적 증상이다. 의사는 어느 쪽의 시야가 귀떨어져 보이느냐에 따라 뇌의 좌우 어느 쪽의 혈관에 경색이 일어났는지 판단할 수 있다.

③ 시력이 저하했다

전체적으로 뿌옇게 보인다라는 증상이 나타나는 경우가 있다. 주로 뇌혈전에서 볼 수 있다.

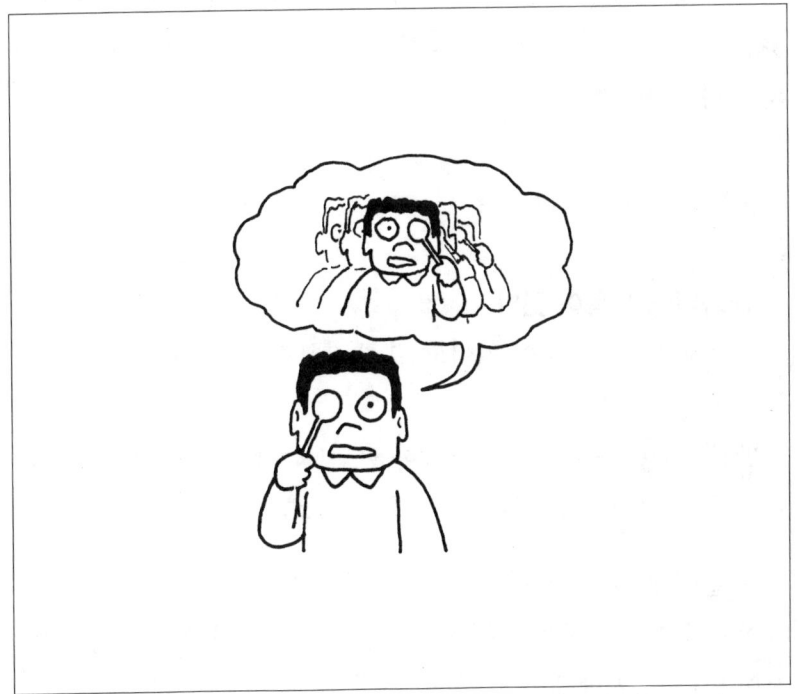

(3) 의식 장해에 관한 증상

① 경련을 일으킨다

뇌경색 중 특히 뇌색전에서는 경련이 최초의 증상으로서 나타나는 경우가 있다. 더구나 제3자가 볼 때 경련이라고 하기보다 일시적으로 의식을 잃고 일정한 방향을 바라보고 있는 것처럼 '결신(欠伸)'의 증상이 나타나는 사람이 있다면, 이것은 뇌혈관 장해에 선행하는 증상이나 징후일 가능성도 있다.

② 멍하니 있다

가족 등 제3자가 볼 때 멍하니 있거나 깜빡깜빡 조는 등 졸린 듯한 느낌이 든다면 뇌혈관 장해일 가능성을 염두에 두고 일찌감치 의사의 진찰을 받자.

(4) 그 외의 중요한 증상

① 가벼운 두통이 있다

뇌경색에서는 두통이 있어도 별로 강하지 않다. 두통이 안 나타나는 경우도 있다.

만일, 강한 두통이면 지주막하 출혈(蜘蛛膜下出血)이 의심되므로 서둘러 전문의에게 정밀 검진을 받아 보도록 한다.

② 말이 안 나오게 된다

이와 같은 실어(失語)는 뇌혈전과 뇌색전 모두에 일어날 가능성이 있다. 동시에 문장도 쓸 수 없게 되지는 않았는가?

③ 상대가 하고 있는 말을 이해할 수 없다

이것도 실어에 포함된다. 이 경우 책 등을 읽어도 의미를 모른다고 하는 경우도 많은 것 같다.

④ 암산을 할 수 없게 된다

이것은 실어와는 다른 범주의 증상이지만, 뇌경색에서는 계산을 할 수 없게 된다는 형태로 증상이 나타나는 경우가 있으므로 주의하기 바란다.

⑤ 말투가 변했다

이것은 '혀가 제대로 움직이지 않는다'는 경우와는 의미가 다르다. 말투가 평소와는 달라진다는 뜻이다.

가족 등 제3자가 볼 때, 말 수가 적어지거나 작은 소리로 속삭이는 듯하면 주의한다.

⑥ 힘이 빠진다

뇌경색에서는 탈력감(脫力感)을 볼 수 있는 경우가 있다. 지쳤다고 하기보다 근력이 저하된 느낌이다.

⑦ 손발이 멋대로 움직인다

손발이 멋대로 움직여 버려서 마치 춤을 추고 있는 것 같은 증상이 나타나는 경우가 있다. 이것은 뇌경색이 아니라고 해도, 무답병(舞踏病)일 가능성도 충분히 있으므로 빨리 의사의 진찰을 받도록 한다.

⑧ 소변을 흘렸다

실금(失禁)은 뇌경색 전반에 볼 수 있는 증상은 아니지만, 경색을 일으킨 혈관에 따라서는 그것이 일어난다.

평소에 소변 등을 흘린 적이 없는 사람이 실금을 보였다면 주의하도록 한다.

■ 뇌경색의 징후를 일찍 발견하는 법

뇌전문 병원에서 뇌에 관한 종합 검진을 받아보는 것은 뇌경색의 예방과 초기 발견에도 도움이 된다. 어떤 뇌전문 병원에서는 증상이 없는 사람의 약 40%에서 미미한 뇌경색이 발견되고 있다고 한다. 치료의 필요성의 문제는 차치하고, 그 무증후성 뇌경색(無症候性腦梗塞)의 발견률은 상당히 높다.

무증후성 뇌경색이 있는 사람은 그것이 없는 사람에 비해 앞으로 뇌경색을 일으키기 쉽다(증상이 나타나기 쉽다)고 생각해도 틀림없다.

따라서 무증후성 뇌경색이 있는 사람은 식사 등도 포함한 라이프 스타일을 개선함과 동시에 혈압의 컨트롤에 적극적으로 노력하는 것이 바람직하다.

■ 어떤 사람이 뇌경색을 일으키기 쉬운가

(1) 뇌경색의 위험 인자는 고혈압이다

뇌경색의 위험 인자를 한 마디로 하자면 '동맥경화'다. 그 원인을 하나 들면, 고혈압이다. 또한 보통 나이를 더해감에 따라서 동맥경화가 진행되기 때문에 50대를 넘으면 모든 사람이 뇌경색에는 주의할 필요가 있다고 할 수 있을 것이다.

그 외, ㄱ) 당뇨병, ㄴ) 흡연 습관, ㄷ) 진한 혈액(고헤마토크리트혈증), ㄹ) 대량의 음주 습관, ㅁ) 고지혈증(고콜레스테롤혈증) 등도 위험 인자로 들 수 있다.

그것과는 별도로 부정맥 등을 일으키는 심장병은 뇌경색(뇌색전)의 중대한 위험 인자이다.

또한 뇌경색을 예방하는 의미에서 모든 연대에 있어서 금연, 절주, 기름진 음식의 과식 금식 등이 바람직하다.

(2) 자기 전의 한 잔의 물은 뇌경색을 예방한다

이론적으로는 혈액이 진할 경우, 뇌혈관이 막히기 쉽다고 생각할 수 있다. 또한 밤에 자고 있을 때, 혈액은 진해지는 경향이 있다. 실제로 뇌경색을 일으키는 시각은 아침녘이 많다.

그래서 야간에 혈액이 진해지는 것을 막는 방법으로서 자기 전에 한 잔의 물을 마시도록 권하는 의사도 있다.

또한 수분으로 혈액을 희석시키는 효과를 높이기 위해 '아이소토닉 음료' 혹은 '스포츠 음료' 등으로 불리는 드링크(청량 음료수)를 권하는 전문가도 있다. 이런 종류의 음료는 잘 흡수시키기 위해 체액과 같은 정도의 침투성(침투압)으로 조정되고 있다.

그만큼 체내에 오래 남기 쉬워, 혈액을 묽게 하는 시간도 길어진다.

(3) 뇌경색을 예방하기 위해서는 심장병 치료를 먼저 하라

심장병이 있어서 부정맥 등이 일어나면 심장 내에 혈전이 생기기 쉬워진다.

또한 그 혈전은 전문의가 초음파 진단 장치 등을 사용해서 심장을 검사하면 발견할 수 있을 가능성이 있다.

이렇게 해서 혈전이 발견되면 뇌경색(뇌색전)을 일으킬 우려가 있는 점도 고려해서 심장병이나 혈전에 대한 치료가 이루어진다.

◢ 뇌경색의 주요 징후

- 몸의 한쪽이 마비된다[위험한 상태].
- 수족의 감각이 없어진다[위험한 상태].
- 젓가락을 제대로 사용할 수 없게 되었다[위험한 상태].
- 입을 움직이기 힘들다[위험한 상태].
- 현기증이 난다[위험한 상태].
- 제대로 걸을 수 없게 된다[위험한 상태].

- 혀가 제대로 움직이지 않는다[위험한 상태].
- 사물이 이중으로 보인다[위험한 상태].
- 시야의 한쪽이 귀떨어져 보인다[위험한 상태].
- 시력이 저하했다.
- 경련을 일으킨다[위험한 상태].
- 멍하니 있다.
- 가벼운 두통이 있다.
- 말이 안 나오게 된다[위험한 상태].
- 상대가 하고 있는 말을 이해할 수 없다[위험한 상태].
- 암산을 할 수 없게 된다[위험한 상태].
- 말투가 변했다.
- 힘이 빠진다.
- 수족이 멋대로 움직인다[위험한 상태].
- 소변을 흘렸다.

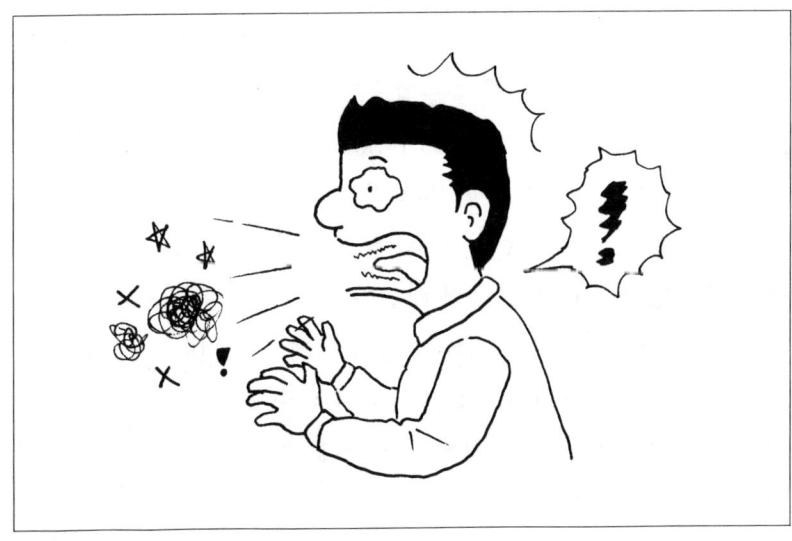

뇌출혈(腦出血)의 예방과 치료

◢ 뇌출혈은 뇌혈관이 파괴되는 병이다

뇌졸중으로 총칭되는 병은 혈관이 파괴되어 출혈되는 것(두개 내출혈), 혈관이 막히는 것(뇌경색)으로 크게 나눌 수 있다. 그 두 개내출혈의 대표적인 병이 뇌출혈로 뇌표면이 아니라 뇌실질내 (뇌내)의 동맥이 파괴되어 출혈함으로써 일어난다.

뇌출혈은 뇌일혈이라고도 해서 '50년대까지는 뇌졸중에 의한 사 망자의 대부분(4분의 3 이상)을 차지하는 등 매우 많은 병이었다.

당시 뇌출혈 후에 일어난 마비 상태를 중풍이라고 해서 휴유증 의 면에서도 대단히 두려움의 대상이 되고 있었다.

지금 중풍이라는 말도 거의 들리지 않게 되었지만, 뇌출혈은 절 대 얕볼 수 없는 병이다. '90년대 초에 뇌출혈에 의해 2만여 명이 사망했다. 여성보다는 남성에게 약간 많고, 이 경우 40대 이후부 터 많아지기 시작한다.

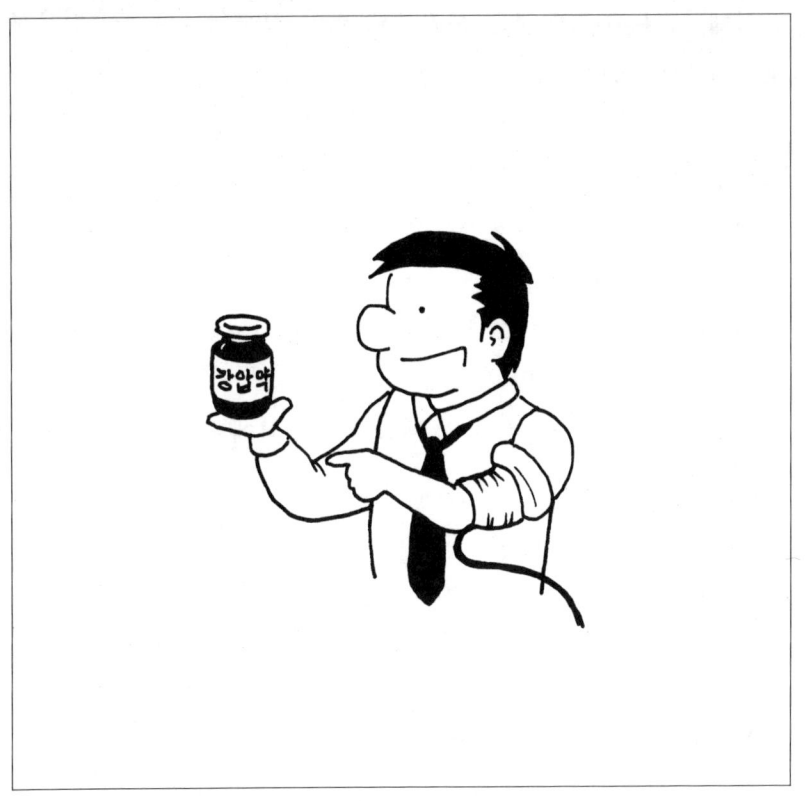

◪ 뇌출혈을 예방하기 위해서는 혈압의 컨트롤이 중요하다

　뇌출혈이 감소한 주요 이유로서는 의학·의료의 진보로 혈압의 컨트롤을 능숙하게 할 수 있게 된 점을 들 수 있을 것이다.

　구체적으로는 매우 사용하기 쉬운 강압약(強壓藥)이 등장한 점이다.

　가령, 칼슘 길항약(拮抗藥)이라고 불리는 계통의 강압약이 널리 쓰이게 되었는데, 이것은 부작용도 적고 하루에 1회 복용만으로 충분한 것도 있다.

현재 고혈압증 진단을 받은 사람은 '80년대 중반에 비해 두 배쯤으로 늘어난 것으로 추정된다.

그러나 그 고혈압이 전체적으로 잘 컨트롤되어 경증화되고 있는 것으로 생각된다.

또한 식염을 하루 10그램 이하로 섭취하자고 말했듯이, 감염의 지도·교육도 보급되었다.

냉장고도 보급되어 식품을 무리하게 소금에 절여서 보존할 필요도 없어졌다.

이것들도 고혈압의 경증화, 뇌출혈에 의한 사망 감소에 공헌하고 있다.

바로 고혈압의 예방은 뇌출혈의 예방과도 직결되는 것이다.

■ 뇌출혈의 징후로 나타나는 주요 특징과 포인트

뇌출혈은 보통 돌발적으로 일어나지만, 그 발증(發症) 수일 전쯤에 전구 증상(前驅症狀)이 나타나는 경우가 대부분이다.

우선, 그것을 뇌출혈의 징후로서 포착하도록 하자.

구체적으로는 두통, 현기증, 피로감 등이다. 단, 그것들은 전구 증상이 아니고 뇌출혈 그 자체의 증상으로서도 나타날 가능성이 있다.

어쨌든 혈압이 약간 높은 사람에게 두통, 현기증 등의 증상이 있을 경우에는 주의할 필요가 있다.

또한 뇌출혈 증상의 중심이 되는 것은 의식 장해이다. 이 경우에는 일시적으로 혹은 최종적으로 의식을 잃고 있다.

■ 뇌출혈의 중요 징후와 증상에는 어떤 것들이 있는가

(1) 의식 장해에 관한 증상

① 일시적으로 의식을 잃었다

뇌 혈관으로부터의 출혈이 가벼우면 의식을 잃어도 회복되는 경우가 있다.

이 경우에는 몸에 마비 등의 장해가 나타나고 있을 가능성이 있으므로 체크해 보도록 하자.

② 의식을 계속 잃고 있다

의식 장해는 뇌출혈의 전형적인 증상이다.

출혈의 정도나 부위에 따라서도 다르지만, 갑자기 의식을 잃기보다는 강한 두통 후에 차츰 의식이 희미해져 가는 경우가 많은 것 같다.

의식을 잃고 있으면서 구토 등을 하는 사람을 가족 등 제3자가 발견하면 즉시 구급차를 부르도록 한다.

더구나 완전히 의식을 잃고 혼수 상태에 빠지는 경우가 있다. 이 경우 코를 골거나 하고 있어도 절대로 평범한 상태가 아니므로 서둘러 조치를 취해야 한다.

③ 갑자기 현기증이 나기 시작했다

현기증이 갑자기 일어났다고 한다면, 뇌출혈(소뇌에서의 출혈)을 일으켰을 가능성이 있다.

더구나 현기증은 뇌출혈의 전구 증상일 가능성도 있으므로 주의할 필요가 있다.

④ 경련을 일으킨다

출혈이 비교적 많으면 경련을 일으키기 쉬워진다. 이 경우 보통 경련만으로 그치지 않고 의식 장해가 나타난다.

이와 같이 경련은 위험한 뇌출혈의 증상이라고 할 수 있다.

⑤ 기분이 나쁘다

뇌출혈에서 가장 먼저 나타나는 증상일 가능성이 있다. 실제로 뇌출혈이라면 보통 기분이 나쁜 정도로 그치지 않고 점점 의식이 희미해져 간다.

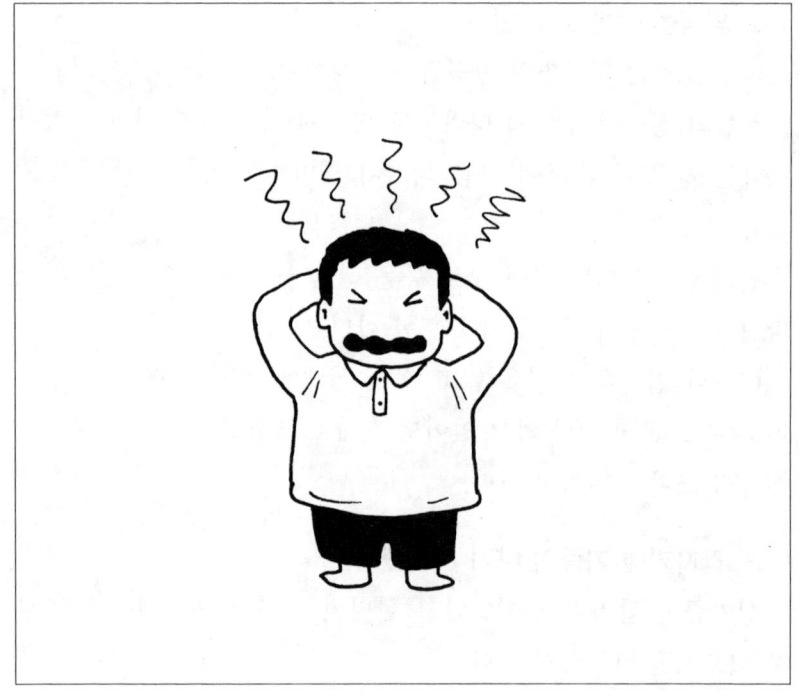

따라서 기분이 나쁘다는 단계에서 주위에 도와줄 사람이 있는지 확인하는 등 주의를 기울인다.

⑥ 구역질이 난다(구토한다)

주로 소뇌에서 출혈이 있었을 경우에는 헛구역질이 난다. 물론 헛구역질 뿐만 아니라 실제로 토하는 경우(구토)도 있다.

⑦ 갑자기 강한 두통이 시작되었다

뇌출혈의 증상으로서는 초기에 강한 두통이 나타나는 경우가 있다. 단, 두통에만 그치지 않고 의식 장해로 옮겨가는 경우가 많은 것 같다.

더구나 뇌출혈에서도 전혀 두통이 나타나지 않는 경우도 있다.

(2) 마비에 관한 증상

① 몸 한쪽이 마비된다

뇌에서의 출혈 상태에 따라서는 다르겠지만, 몸 한쪽이 전체적으로 마비되는 경우가 있다.

이 경우 얼굴이나 입 등도 마비되어 말을 제대로 할 수 없다는 형태로 증상이 나타나는 경우도 있다.

② 양 손발이 마비된다

뇌의 다리라고 불리는 부위에서 출혈이 일어나면, 증상은 강하게 나타난다.

마비는 한쪽이 아니라 양 손발에 일어난다. 또한 이 경우, 발열하는 것도 특징이다.

③ 한쪽 손발이 저린 것 같다

비교적 소규모의 출혈에서는 마비라고 할 정도는 아니지만, 왠지 손발이 저린 느낌이 드는 경우가 있다.

(3) 그 밖의 장해와 증상

① 말을 하려고 해도 말이 안 나온다

출혈 부위에 따라서는 실어(失語)가 일어나는 경우가 있다.

이것은 말을 할 수 없을 뿐만 아니라 가령 상대가 하고 있는 말을 이해할 수 없다라는 형태로 증상이 나타나는 경우도 있다.

② 혀가 잘 움직이지 않는다

이것은 실어가 아니고 언어 장해에 해당한다.

출혈 부위에 따라서는 그와 같은 언어 장해가 나타나는 경우가 있다.

또한 혀가 마비되어 있는 경우에도 제대로 말을 할 수 없다는 증상이 나타난다. 어쨌든 주의할 필요가 있다.

③ 제대로 걸을 수가 없다

소뇌에서 출혈이 있으면 운동 실조(運動失調)가 일어나서 제대로 걸을 수 없어 비틀거려 버리는 경우가 있다. 또한 몸에 여러 가지 마비가 나타나면 제대로 걸을 수가 없다.

④ 시선이 아래를 향해 버린다

이것은 하방 편시(下方偏視)라고 불리는 증상으로, 아무리 해도 눈이 코를 보게 되어 버린다. 출혈량이 비교적 많으면 이 하방 편시가 나타난다.

⑤ 치매에 걸린 듯한 행동을 한다

대뇌의 전두엽 등에서 출혈이 있으면 가족 등 제3자의 입장에서 볼 때, 치매에 걸린 듯한 행동을 하는 경우가 있다.

◼ 뇌출혈의 징후를 일찍 발견하는 법

(1) '뇌전문 병원'을 이용한다

뇌출혈의 위험을 빨리 발견해서 그것을 예방하기 위한 방법으로서, 이른 바 '뇌 전문 병원'에서 검진을 받아보는 것도 의의있는 일이다.

단, 여기서 말하고 있는 것 같은 징후나 증상이 분명하게 나타나고 있다면, 뇌 전문 병원이 아닌 일반 의료 기관을 찾아가서 검사를 받는 것도 상관없다.

(2) 가정에서 평소에 혈압을 재어 보자

뇌출혈의 배경에는 고혈압이 있다고 보아도 거의 틀림없다.

또한 고혈압인 사람은 물론 고혈압이 아닌 사람도 가정용 자동 혈압계를 사용해서 일상적으로 가정에서 혈압을 재어 보도록 한다.

(3) 뇌출혈시에는 요당이 나올 가능성도 있다

뇌출혈이 원인으로 2차성 당뇨병이 일어났을 경우에는 소변 속에 당이 나오는 경우가 있다.

소변 검사지나 '체커 4' 등을 이용하면 그 요당을 검출(요당 양성)할 수 있을 가능성이 있다.

물론 뇌출혈이 의심될 때에는 무리하게 그런 검사를 할 필요는 없지만 당뇨가 나올 가능성이 있다는 사실만은 염두에 두면 좋을 것이다.

◢ 어떤 사람이 뇌출혈을 일으키기 쉬운가

(1) 뇌출혈 예방을 위해 혈압 컨트롤을 한다

뇌출혈 예방의 기본은 혈압의 컨트롤에 있다.

덧붙이자면 WHO(세계보건기구)의 기준에서는 수축기 혈압(최대 혈압)이 160밀리(Hg) 이상, 확장기 혈압(최소 혈압)이 95밀리(Hg) 이상을 고혈압으로 정하고 있다.

그 둘 중 하나라도 웃돌면 고혈압이다.

그렇게까지는 높지 않더라도 최대 혈압이 140밀리(Hg) 이상, 최소 혈압이 90밀리(Hg) 이상은 '경계역 고혈압'이라고 해서 좀더 주의가 필요하다.

(2) 혈압을 정상적으로 유지하기 위해서는 기온의 변화에도 주의한다

평소 특별히 혈압이 높지 않다고 해도 혈압을 상승시키는 요인에는 주의할 필요가 있다.

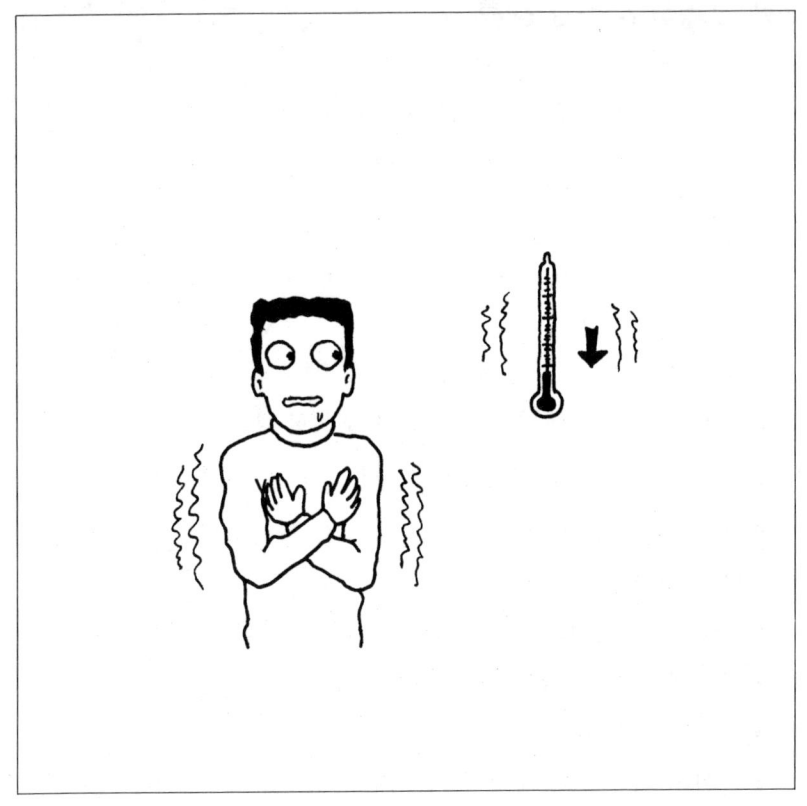

 일상 생활에서 누구에게나 직접적으로 관계하는 것은 기온이나 실온일 것이다. 실제, 뇌출혈은 기온이 낮은 계절에 많이 일어나는 경향이 있다.

 하루 중에서 갑자기 기온이 내려갔을 경우에도 그 발증이 쉽게 일어나게 되는 것 같다.

 또한 그것은 단순히 기후의 문제는 아니다.

 따뜻한 거실에서 온도가 낮은 목욕탕이나 화장실 등에 들어갔을 경우에도 혈관이 수축해서 혈압이 상승할 가능성이 있다.

 실내에서는 가능한 한 온도차를 줄이는 것이 중요하다.

■ 뇌출혈의 주요 징후

- 일시적으로 의식을 잃었다[위험한 상태].
- 의식을 계속 잃고 있다[위험한 상태].
- 갑자기 현기증이 나기 시작했다[위험한 상태].
- 경련을 일으킨다[위험한 상태].
- 기분이 나쁘다.
- 구역질이 난다 / 구토한다.
- 갑자기 강한 두통이 시작되었다[위험한 상태].
- 몸 한쪽이 마비된다[위험한 상태].
- 양 손발이 마비된다[위험한 상태].
- 한쪽 손발이 저린 듯하다.
- 말을 하려고 해도 말이 안 나온다[위험한 상태].
- 혀가 잘 움직이지 않는다[위험한 상태].
- 제대로 걸을 수가 없다.
- 시선이 아래를 향해 버린다[위험한 상태].
- 치매에 걸린 듯한 행동을 한다[위험한 상태].

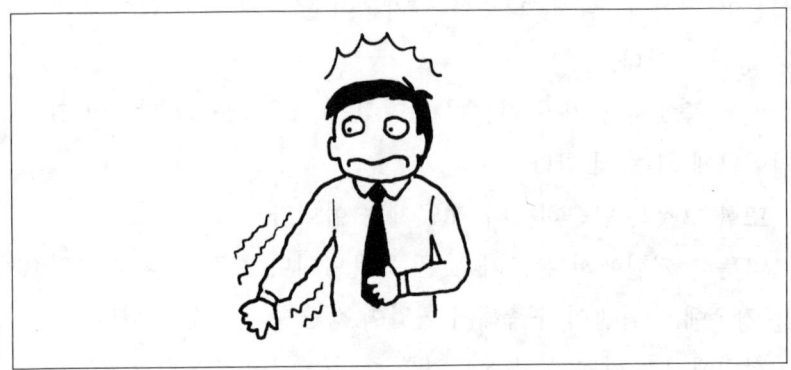

지주막하 출혈(蜘蛛膜下出血)의 예방과 치료

◪ 지주막하 출혈은 뇌를 포함하는 막과 뇌 사이에서의 출혈을 말한다

뇌는 직접적으로 두개골과 닿아 있지는 않다. 3층의 막에 감싸여 있어, 두개골에 접해 있는 것은 그 바깥쪽 막이다.

그 두개골에 접해 있는 막이 경막(硬膜)이다.

이 안쪽이 지주막(蜘蛛膜). 이 지주막 안쪽에서 뇌를 직접적으로 감싸고 있는 것이 연막(軟膜)이다.

즉, 두개골 쪽에서 보면, ㄱ) 경막, ㄴ) 지주막, ㄷ) 연막 —이라는 3층으로 되어 있다.

또한 지주막과 연막 사이에는 지주막 하강이라고 불리는 틈이 있어, 이곳을 수액(뇌 척수액)이 흐르고 있다.

그 연막이 접한 동맥, 뇌 표면의 동맥 등이 파괴되어 이 혈액이 지주막 하강으로 흘러 들어간 병태가 지주막하 출혈이다.

물론 뇌동맥이 보통의 상태라면 간단히 파괴되거나 하지는 않는다. 그 일부가 변화해서 혹같이 부풀어 있는 경우(뇌 동맥류)에는 그곳이 파괴되기 쉽다.

실제로 지주막하 출혈의 원인 중 대부분은 뇌동맥류의 파열이라고 보여지고 있다. 나머지 원인의 대부분은 뇌혈관의 기형(奇形)이다.

어쨌든 지주막하 출혈을 일으키고 있을 때, 뇌척수액을 채취하면 혈액이 섞여 있어 이것이 진단에도 이용된다.

◢ 지주막하 출혈은 여성에게 많고, 차츰 증가 추세에 있다

국내에서는 해방 후 뇌출혈(뇌 실질내출혈)에 의한 사망이 대폭으로 감소한데 반해, 지주막하 출혈에 의한 사망은 한결같이 작은 폭이지만 증가 추세에 있다. '90년대 초에 지주막하 출혈에 의해 1만여 명이 사망했다.

또한 뇌출혈과는 달리 남성보다는 주로 여성에게 많은 것이 특징이다. 연대별로는 40세 정도부터 증가하는 경향이 있다.

단, 젊은 사람이라도 뇌혈관에 기형이 있으면 더욱 주의할 필요가 있다.

지주막하 출혈을 일으켰을 경우 뇌경색 등에 비해 사망률은 분명히 높다.

그것도 발증 당일부터 2주일 이내의 사망률이 높다는 것이 특징이다.

재발작(재출혈)은 2주일 이내가 많은 만큼, 발증 직후부터의 적절한 판단과 대응이 바람직하다.

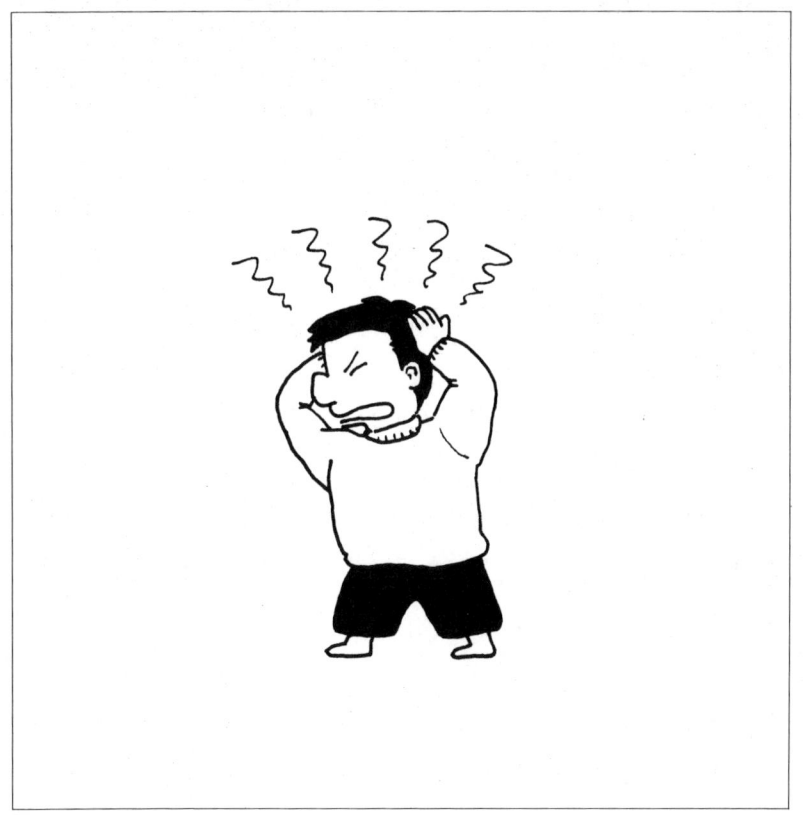

◪ 지주막하 출혈의 징후로 나타나는 주요 특징과 포인트

　지주막하 출혈은 갑자기 강렬한 두통을 수반해서 발증하는 것
이 큰 특징이다.

　그러나 지주막하 출혈도 뇌혈관 질환(뇌졸중) 중 하나로, 얼마
간의 전구 증상이나 징후가 나타나는 경우가 있다.

구체적으로는 두통이다.

이것은 지주막하 출혈의 발증으로 인한 강한 두통이 아니라 그 전단계 즉, 뇌혈관 장해에 의한 것이다.

그 경우 머리라고 하기보다는 눈 속이 아픈 듯한 느낌이 드는 경우도 있다. 현기증 등에도 주의할 필요가 있다.

또한 뇌혈관에 선천적인 기형이 있으면, 거기에서 출혈하여 지주막하 출혈을 일으킬 위험성이 높아진다.

이와 같은 뇌동정맥 기형(腦動靜脈奇形)이 있으면 경련도 일으키기 쉬워진다.

따라서 젊은 사람이 경련을 일으켰을 경우에는 정확한 의사의 진단을 받는 것이 중요하다.

지주막하 출혈을 일으켰을 경우에는 격렬한 두통이 나타난다. 이 때 헛구역질이 나거나 실제로 토하는 경우도 있다.

지금까지 경험한 적이 없는 강한 두통이 갑자기 습격하면 더 이상 두고 볼 필요가 없다.

당장 구급차를 부르도록 한다.

또한 의식을 잃는 경우가 많기 때문에 가족 등 제3자의 적절한 대응이 바람직하다.

▰ 지주막하 출혈의 중요 징후와 증상에는 어떤 것들이 있는가

(1) 최초의 증상

① 갑자기 강렬한 두통이 시작되었다

'지금까지 한 번도 경험한 적이 없다', '실제로 머리를 어딘가에 부딪친 것 같다', '머리가 찢어지는 듯하다' 등으로 표현되는 강렬한 두통이 갑자기 시작된다.

바로 이것이 지주막하 출혈의 최대 특징이다. 보통 그 최초의 시점에서는 머리의 일부분이 아니라 머리 전체가 굉장히 아프다.

② 강한 두통과 함께 의식을 잃었다

지주막하 출혈을 일으킨 직후에는 약 반수의 경우는 의식을 잃고 있다. 단, 대부분의 경우 곧 의식을 회복한다.

③ 강한 두통과 함께 구역질이 난다

지주막하 출혈을 일으켰을 경우에는 강한 두통 뿐만 아니라 구역질·구토도 나타나는 경우가 매우 많다.

(2) 계속해서 나타나는 증상

① 목이 뻣뻣해져서 구부릴 수 없게 된다

목 뒤, 목덜미가 뻣뻣해지는 것으로 항부강직(項部強直)이라고 불린다. 이 경우, 보기에는 턱이 나와 있는 것 같은 모습이다.

지주막하에 혈액이 들어가서 수막에 염증이 일어나면 이와 같은 수막 자극 증상이 일어난다.

단, 그 염증까지는 조금 시간이 걸리므로 그것이 발작 직후부터 나타나는 경우는 적지 않은 것 같다.

② 목을 자유자재로 돌릴 수 없게 된다

이러한 증상도 염증에 의한 결과로 나타난다. 지주막하에 혈액

이 들어가서 일어나는 염증으로 인하여 수막 자극 증상이 생긴 것
이다.

(3) 출혈이 뇌 내에 이르렀을 경우

① 눈꺼풀이 늘어진다

흘러나온 혈액이 뇌 내부에 영향을 미쳐서 뇌출혈같은 증상을 나
타내는 경우도 있다.

이 경우, 실제로 동안 신경(動眼神經)이 마비되는 경우가 많은 것
같다. 그 증상으로서 눈꺼풀이 늘어진다.

② 사물이 이중으로 보인다

이것도 동안 신경 마비로 인한 증상으로 안구를 제대로 움직일
수 없게 되므로 사물이 이중으로 보인다. 지주막하 출혈이 아니고
뇌출혈일 가능성이 충분히 있음으로 빨리 의료 기관을 찾아가서
정밀 검진을 받고 조치를 취하도록 하자.

③ 몸 한쪽이 마비되어 있다

지주막하 출혈에서는 출혈이 뇌내에 이르면 그 부위에 따라서
는 마비 증상이 나타나는 경우가 있다.

뇌출혈(뇌실질 내출혈)일 가능성이 있으므로 빨리 의료 기관을
찾아가서 정밀 검진을 받도록 한다.

◢ 지주막하 출혈의 징후를 일찍 발견하는 법

(1) '뇌 전문 의료 기관'을 이용한다

이른 바 일반 의료 기관에서의 검사는 목에서부터 아래가 중심이다. 종래 두부 촬영은 일반 진료에서 간단하게 아무 고통 없이 알 수 있었던 것이 아니었다.

그러나 자력(磁力)을 사용한 화상 진단 장치인 MRI(자기 공명 진단 장치) 등의 개발로 거의 아무 고통도 없이 두부 촬영이나 화상 진단을 할 수 있게 되었다.

MRI 등의 보급으로 인해 '90년대에 접어들어 '뇌 전문 의료 기관'(뇌 전문 병원)이라고 부르는, 의료 영역을 머리에 한정시킨 일종의 전문 의료 파트가 각지의 의료 기관에 잇달아 병설되기에 이르렀다.

뇌졸중의 예방과 초기 발견을 위해서는 이와 같은 뇌 전문 시설을 이용하는 것도 한 방법이다.

가령, 뇌동맥류의 파열이나 기형 뇌혈관의 파열 등은 지주막하 출혈이나 혹은 뇌출혈과 직결된다.

한편 뇌 전문 의료 기관을 전반적으로 보면, 검진을 받은 사람의 3% 전후에서 미파열 뇌동맥류가 발견되고 있는 것 같다.

물론 머리에 왠지 이상을 느꼈기 때문에 뇌 전문 병원에 갔다는 사람도 많을테고, 그 미파열 동맥류의 발견률을 성인 일반에게 적용시킬 수는 없다.

하지만, 그것은 결코 무시할 수 없는 숫자이다.

그 미파열의 뇌동맥류는 어느 정도 위험한지, 그것은 앞으로 꼭 파열하는지, 어느 정도의 확률로 파열하는지, 남녀에 차이가 있는지 —라는 점은 아직 불분명한 상태이다.

미파열 뇌동맥류에 어떻게 대처하는지, 학회 수준에서는 명확한 룰은 없다.

이런 사실의 이해를 바탕으로 뇌 전문 기관(시설)을 이용할 필요가 있다.

'90년대에 들어 뇌 전문 병원을 자칭하고 있는 시설은 상당히 빠른 추세로 늘어나고 있는 것으로 추측된다.

그 시설과 조직에 따라 요금도 상당히 다르지만, 반나절 θ 에서 수만 원이라는 것이 하나의 표준이다.

실제로 현재, 뇌 전문 병원에 대해서는 돌과 보석이 섞여 있는 상태라고 해도 좋을 것이다. 뇌에 이상이 발견되었을 경우에 치료할 수 있는 스탭이 있는지, 치료로의 이행은 순조로운지 ─등의 조건이 뇌 전문 기관을 선택하는데 있어서 하나의 기준이 된다.

(2) 지주막하 출혈의 예방과 초기 발견을 위해 평소에 가정에서도 혈압을 재어 보자

혈압이 높은 경우에는 뇌동맥류가 파괴되기 쉬워져서 지주막하 출혈을 일으킬 위험성도 높아진다.

또한 그와 같은 직접적인 메커니즘 뿐만 아니라 고혈압이 동맥경화를 진행시키는 결과로 지주막하 출혈의 위험성도 높아진다.

따라서 가정용 자동 혈압계 등을 사용해서 평소부터 혈압을 체크하여 잘 컨트롤하는 것이 지주막하 출혈의 징후를 발견하고 예방하는 지름길이 된다.

◾ 어떤 사람이 지주막하 출혈을 일으키기 쉬운가

지주막하 출혈을 일으키기 쉬운 병이나 병태가 있다. 이미 소개

한, ㄱ) 뇌동맥류, ㄴ) 뇌동정맥 기형, ㄷ) 고혈압 — 등은 그 대
표적인 것이다.

그 이외에는, ㄱ) 몽롱병(윌리스 동맥류폐색증), ㄴ) 뇌종양, ㄷ)
척수의 병 — 등이 원인이 되는 경우가 있다.

또한 두부의 외상이 원인이 될 가능성도 있으므로 머리의 타박
상이나 부상을 얕보지 않도록 하는 것이 현명하다.

단, 실제로 뇌동맥류가 발견되었을 경우의 대응에 대해서는 일
률적인 판단을 할 수 없다.

그곳이 장차 파열할 확률이나 그것을 예방하는 수술의 위험성
등에 대해 의사로부터 정확한 설명을 듣고, 남은 인생(평균 여명)
등을 감안하면서 결국 인생관에 따라 대응책을 결정하게 된다.

◢ 지주막하 출혈의 주요 징후

- 갑자기 강렬한 두통이 시작되었다[위험한 상태].
- 강한 두통과 함께 의식을 잃었다[위험한 상태].
- 강한 두통과 함께 구역질이 난다[위험한 상태].
- 목이 뻣뻣해져서 구부릴 수가 없게 된다[위험한 상태].
- 눈꺼풀이 늘어진다[위험한 상태].
- 사물이 이중으로 보인다[위험한 상태].
- 몸 한쪽이 마비되어 있다[위험한 상태].

뇌혈관성 치매(腦血管性痴呆)의 예방과 치료

◼ 치매는 계속 늘어나고 있다

고령화 사회를 맞이하고 있는 오늘날, 이른 바 '치매'가 계속 증가하고 있다.

'90년대 초에는 1백여만 명(출현률=65세 이상의 6.8%), 10년 후인 2천년대 초에는 150만 명(동 7.4%)의 치매성 노인이 있다 — 고 추측되고 있다.

날이 갈수록, 또 연령이 높아짐에 따라서 치매의 출현률은 분명히 상승할 것이다.

국가 기관의 인구 동태 통계 등 사망·사인에 관한 통계에서는 치매는 거의 나타나지 않는다. 치매를 일으키고 있던 사람이 사망해도 사인은 가령 뇌경색, 심질환, 감염증 등이 되고 있는 경우가 많다고 생각된다.

실제로 치매에서는 감염증을 일으키기 쉬워서 그만큼 사망할

위험성도 높아진다. 또한 사고사로 취급되고 있는 경우도 그 배경
에는 치매가 숨어 있는 경우도 있을 것이다. 치매의 그와 같은 측
면을 있어서는 안 된다.

■ 치매 중 뇌혈관성 치매가 반을 차지한다

　치매는 그 원인과 병태에 따라서, ㄱ) 뇌혈관성 치매, ㄴ) 알츠
하이머병으로 크게 나눌 수 있다.

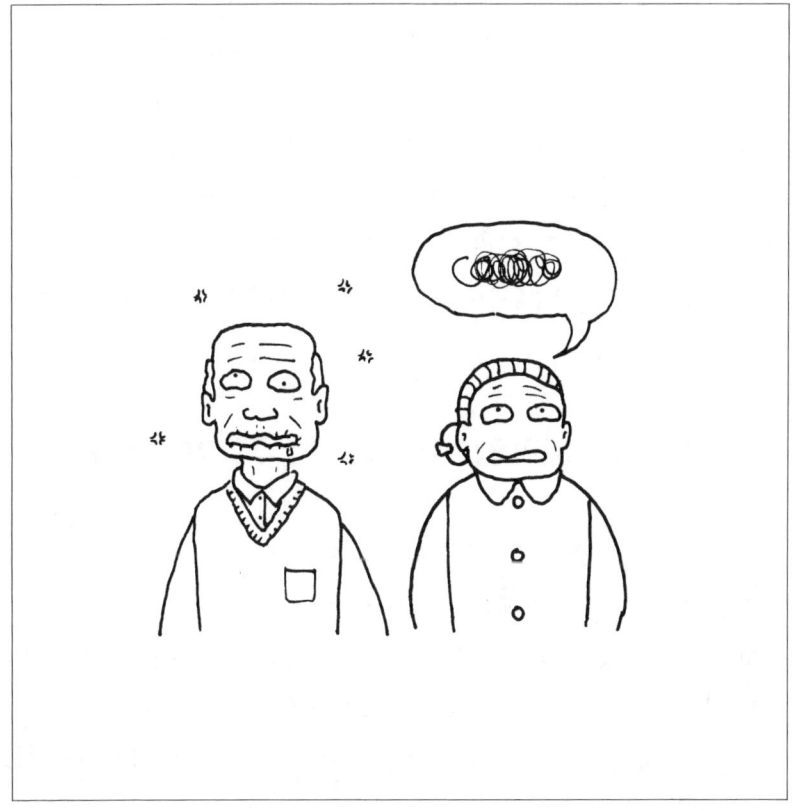

먼저, 뇌혈관성 치매는 뇌졸중 등 뇌혈관의 장해가 배경에 있는 것이다.

작은 다수의 뇌경색이 원인이 되고 있는 경우도 많은 것 같은데, 분명한 뇌졸중의 증상은 없는 채 뇌혈관성 치매를 일으키는 경우도 있다. 또한 남성에게 많은 것도 특징이다.

한편 알츠하이머병은 뇌의 신경 세포가 변성·탈락하는 병으로 원인은 아직 불분명하다.

치매 환자에서 그 두 가지의 비율을 살펴보면, 국내에서는 거의 반반이다. 또한 수는 적지만, 그 두 가지 이외의 타입의 치매도 있다. 구체적으로는 뇌혈관성 치매가 전체의 약 45%, 알츠하이머병도 약 45%, 기타가 약 10% —라는 것이 현 실정이다.

그 두 가지 중 예방이 어느 정도 가능한 것은 뇌혈관성 치매이다. 또한 뇌순환·대사개선제(腦循環·代謝改善劑) 등을 사용한 치료 등도 이루어지고 있다.

따라서 이 항에서도 뇌혈관성 치매를 중심으로 설명해 가기로 하겠다.

◼ 뇌혈관성 치매의 징후로 나타나는 주요 특징과 포인트

뇌경색이나 뇌출혈 등 뇌졸중을 일으킨 후 치매(뇌혈관성 치매)를 일으켜서 서서히 진행하는 경우가 적지 않다.

따라서 뇌졸중을 일으킬 징후이 있는 사람이 있다면 치매를 일으킬 가능성이 있음도 염두에 두고 그 가족은 대응하도록 한다.

구체적으로는, 다음과 같은 징후를 볼 수 있으면 일찌감치 의사와 상담하도록 하자.

ㄱ) 기억 장해가 나타난다, ㄴ) 추상적인 생각을 할 수 없다, ㄷ) 적절한 판단을 할 수 없다, ㄹ) 언어 장해가 나타난다, ㅁ) 동작을 제대로 할 수 없다, ㅂ) 성격이 변했다, ㅅ) 사회에서의 인간 관계에 문제가 발생하고 있다.

단, 뇌졸중의 증상은 없더라도 가령 뇌경색에 따르는 작은 병변 (경색소)이 뇌에 나타나는 경우는 드물지 않다. 뇌졸중의 발증은 없더라도 뇌혈관성 치매는 일어난다.

따라서 뇌졸중의 발증에 관계없이 앞에서 말한 변화가 노인에게서 발견되면 각별히 주의한다. 또한 알츠하이머병에서도 정도의 차이는 있지만 그것과 같은 변화를 볼 수 있다.

이 알츠하이머병은 50대 정도의 비교적 젊은 사람에게도 발증하는 점이 특징이다. 그런 의미에서 뇌졸중 발증의 유무나 연령에 관계없이 앞에서 말한 변화에 주의할 필요가 있다고 할 수 있을 것이다.

더구나 나중에 소개할 테스트(간이지능평가 스케일)를 시험해서 일찌감치 대응하는 것도 좋은 방법이다.

◨ 뇌혈관성 치매의 중요 징후와 증상에는 어떤 것들이 있는가

(1) 스스로 자각할 수 있는 증상

① 소변을 의식없이 흘리게 되었다

뇌혈관성 치매의 경우에는 요실금이 그 징후로서 나타나는 경우가 있다.

요실금은 신경 장해로 인한 것으로 이 상태에서 서서히 치매로 진행된다.

② 몸 한쪽이 마비되어 있다

이것은 직접적으로는 뇌졸중에 의한 장해라고 생각할 수 있지만, 이와 같은 마비가 나타나면 뇌혈관성 치매로 진행하기 쉽다.

즉, 편마비는 뇌혈관성 치매의 징후라고 보아도 좋다.

③ 현기증이 난다

뇌혈관성 치매의 초기에는 현기증의 증상도 비교적 자주 나타난다.

또한 현기증은 뇌혈관 장해로서의 많은 병의 징후로 그런 의미에서도 주의할 필요가 있다.

④ 목이 메어 음식을 삼키기 어렵다

가성구 마비(假性球痲痺)라고 불리는 것이다. 이것은 뇌혈관성 치매에서는 비교적 빨리 나타나는 신경 증상이다.

⑤ 건망증이 심해졌다고 느낀다

뇌혈관성 치매의 초기에 비교적 자주 볼 수 있다. 스스로 건망증의 심각성을 느끼면 일찌감치 의사의 진찰을 받도록 한다.

⑥ 간단한 계산을 할 수 없게 되었다

이것은 중요한 징후이다 . 단순히 나이를 먹었으니까라고 안이하게 생각하지 않도록 하자.

이 계산에 관해서는 나중에 설명할 간이 지능 평가 스케일을 참고로 한다.

⑦ 잠을 잘 수가 없다

불면의 형태로 뇌혈관성 치매의 증상이 나타나는 경우가 있으므로 주의하도록 한다.

(2) 주로 가족이 주의해야 할 증상

① 집 밖에 나가서 미아가 되었다

소재식 장해(지지적 소재식 장해)라고 불리는 것으로, 이것은 알츠하이머병에서 흔히 볼 수 있다.

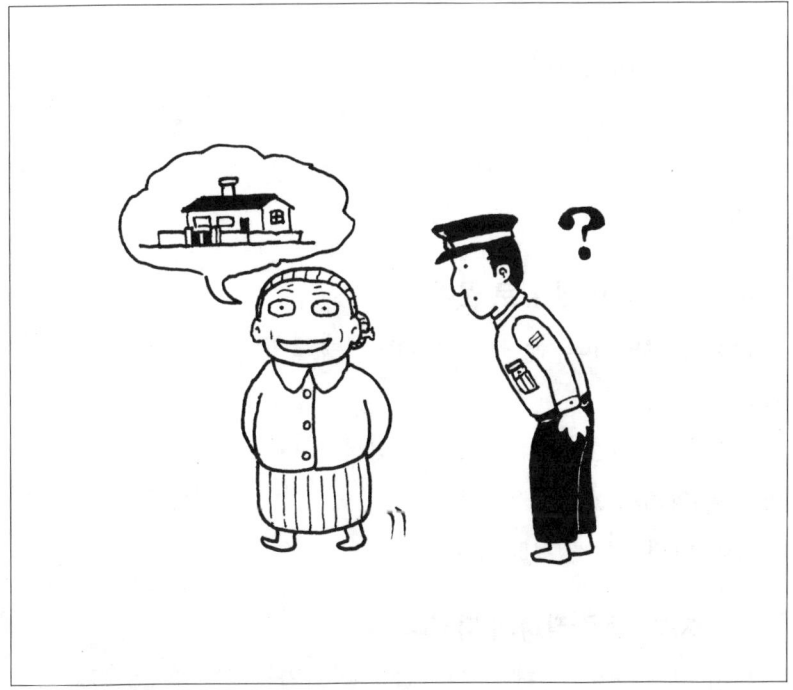

② 비틀거리면서 걷는다

신경 장해가 원인이다. 뇌혈관성 치매에서는 이와 같은 보행의 이상이 비교적 빨리 나타난다.

③ 사물에 무관심해졌다

특히 알츠하이머병에서 이와 같은 변화를 보기 쉽다. 이것과 관련하여 의욕이 없어지는 점에도 주의하자.

④ 자신의 나이를 잊어버리고 있다

치매에서는 비교적 최근의 기억이나 옛날 기억의 각각에서 장해가 나타난다. 가령, 직업 군인이었던 사람한테 '제2차 세계대전' 이 끝난 해를 물어보아도 모르거나 하면 주의할 필요가 있다.

⑤ 망상이 나타난다

이 망상은 주로 알츠하이머병에 나타난다. 물론 넓은 의미의 정신 장해에서도 망상은 나타나므로 일찌감치 의사의 진찰을 받도록 한다.

⑥ 아무것도 아닌 일로 운다

감정 실금이라고 불리는 것으로 치매에서는 비교적 자주 볼 수 있는 증상이다.

가족은 '나이를 먹어서 눈물을 잘 흘린다'고 단순하게 해석하지 말고 주의해서 상태를 살펴 보자. 우는 것이 아니라 웃는 형태로 증상이 나타나는 경우도 있다.

⑦ 갑자기 말을 잘하게 되었다

특히 알츠하이머병에서 이와같은 변화가 나타나는 경우가 있으므로 주의하도록 한다.

이것은 어법(語法)의 변화가 아니고, 성격상의 변화로 파악해도 상관없다. 어쨌든 주의를 요한다.

⑧ 이상한 발언이나 이상한 행동을 한다

주로 알츠하이머병에서 볼 수 있다. 전문가들 사이에서 '문제 행동' 등으로 불리는 것도 포함된다. 가령, 수도 꼭지를 열어둔 채로 놔두어서 방을 물에 잠기게 하거나 집 안에서 성냥을 켜 작은 불을 일으키거나 밤중에 집안을 어슬렁 어슬렁 돌아다니거나 ― 등, 여러 가지의 문제 행동이 나타나는 수가 있다.

■ 뇌혈관성 치매의 징후를 일찍 발견하는 법

치매(뇌혈관성 치매, 알츠하이머병 등)를 초기 발견하는데 있어서는 갑자기 장시간에 걸쳐서 확정 진단을 하는 것이 아니라, 우선 치매 증상이 있는지 어떤지 대강의 판정을 하는 것(스크리닝)이 실제적이고 중요하다.

그 스크리닝을 간단히 할수 있는 테스트로서 많은 의료 기관은 물론 '노인의 집' 등 복지 현장에서도 흔히 사용되고 있는 것이 하세가와식 간이 지적 기능 평가 스케일(통칭 '하세가와식 스케일', '하세기와 테스트', 'HDS')이다.

이것은 그 이름처럼 일본의 의학자인 하세가와 씨(성마리안나 의료대학 학장, 의학박사)가 고안 개발한 것이다.

요즘에는 시대의 변화도 고려해서 그 개정판이 나와 보다 사용하기 쉬워졌다.

이 하세가와식 간이 지적 기능 평가 스케일은 본인 스스로가 테스트하는 것은 아니지만 가족이 같이 사는 노인에게 해 준다고 하는 식으로, 가정에서도 충분히 활용할 수 있다.

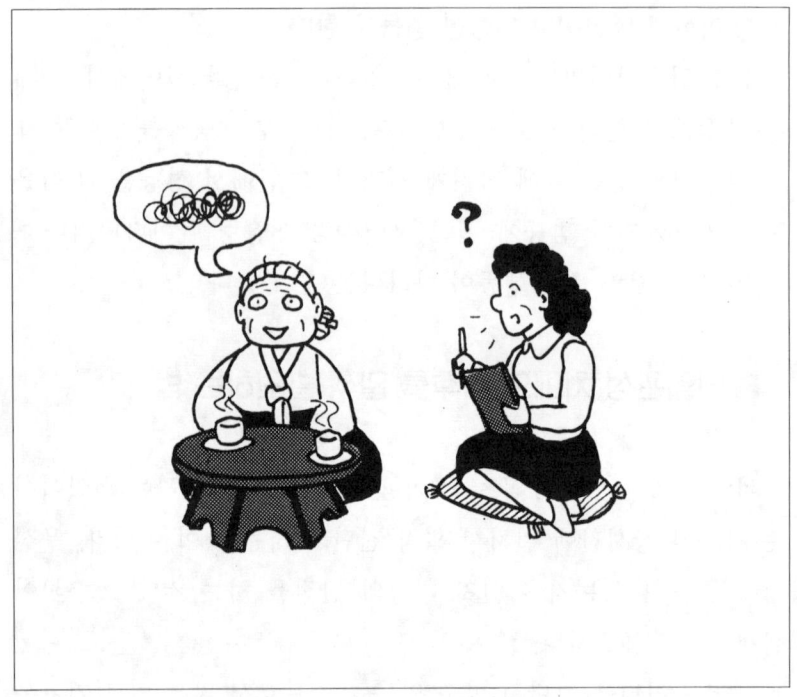

이 멀세가와 스케일은 전체적으로 9가지의 질문 항목으로 구성되어 있어 모두 정답이면 30점이 된다. 점수가 20점 이하이면 '치매의 의심이 있다'고 한다.

또한 그 점수는 치매의 중증도를 어느 정도 반영한다.

즉, 0점에 가까울수록 치매가 심각하다고 생각할 수 있다. 물론 그 점수만으로 치매 진단을 할 수는 없다. 하지만 가정에 있는 노인한테 테스트해 보고, 치매가 의심되는 점수(20점 이하)가 나오면 일찌감치 정신과나 정신 신경과, 신경 내과 등의 전문의의 진찰을 받는 것이 바람직하다.

이 하세가와식 간이 지적 기능 평가 스케일은 치매에 대해서 간단히 스크리닝하는 방법으로서 아주 뛰어나다.

단, 다음과 같은 점에 주의한 후에 사용할 필요가 있다.

첫째는 검사를 받는 노인으로부터 충분한 협력을 얻을 수 없으면 잘못된 결과가 나올 가능성이 있다는 점.

둘째는 우울 상태, 감기 등 때문에 노인의 체력이 쇠약해 있는 경우에는 실제의 지적 기능 보다도 낮은 점수가 나올 가능성이 있다는 점이다.

그것들을 고려해서 이 스케일을 활용한다면, 치매를 초기에 발견해서 진단하기 위한 보조 수단으로서 대단한 위력을 발휘한다.

■ 어떤 사람이 뇌혈관성 치매에 걸리기 쉬운가

뇌졸중의 예방이 곧 뇌혈관성 치매 예방이 된다. 뇌경색이나 뇌출혈의 항을 반드시 참고하기 바란다.

더구나 알츠하이머병의 일부에 대해서는 유전적인 요인이 있다고 생각되고 있다. 현재로서는 예방법도 불분명한 상태이다.

■ 뇌혈관성 치매의 주요 징후

- 소변을 의식없이 흘리게 되었다[위험한 상태].
- 몸 한쪽이 마비되어 있다[위험한 상태].
- 현기증이 난다[위험한 상태].
- 목이 메어 음식을 삼키기 어렵다[위험한 상태].

- 건망증이 심해졌다고 느낀다.
- 간단한 계산을 할 수 없게 되었다[위험한 상태].
- 잠을 잘 수가 없다.
- 집 밖에 나가서 미아가 되었다[위험한 상태].
- 비틀거리면서 걷는다[위험한 상태].
- 사물에 무관심해졌다.
- 자신의 나이를 잊어버리고 있다[위험한 상태].
- 망상이 나타난다[위험한 상태].
- 아무것도 아닌 일로 운다.
- 갑자기 말을 잘하게 되었다.
- 이상한 발언이나 이상한 행동을 한다[위험한 상태].

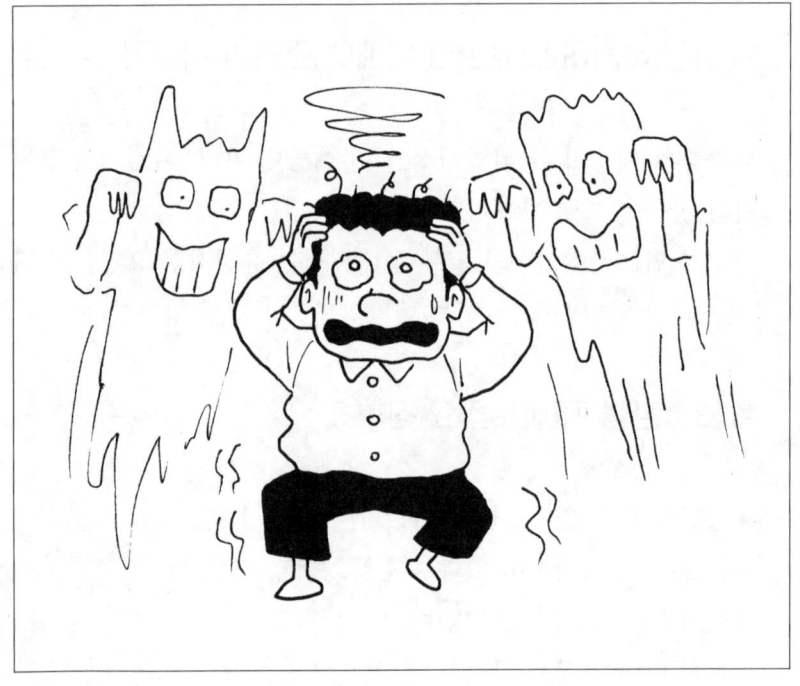

제 4 장

에이즈(AIDS)를
피해가는 지혜

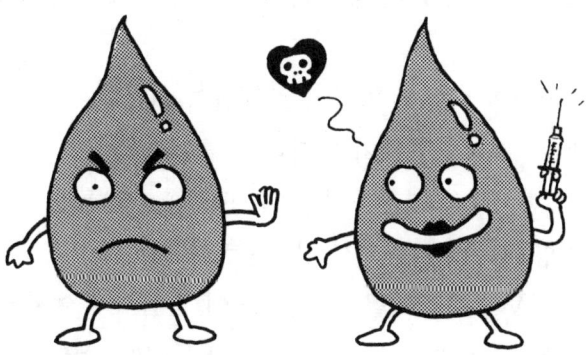

에이즈(AIDS)의 예방과 치료

■ 공포의 병 에이즈는 계속 늘어나고 있다

에이즈(AIDS)는 인간 면역 부전 바이러스(HIV, 통칭 '에이즈 바이러스')의 감염으로 인해 일어나기 때문에 HIV 감염증이라고도 불린다.

그 바이러스의 이름이 가리키듯이 면역계(免疫系)가 HIV의 침투로 인해 여러 가지 장해가 나타나는 병이다.

즉, HIV는 CD4라고 불리는 수용체(受容體)를 가진 임파구(CD4 양성 임파구)를 겨냥해서 감염시킨다.

그리고 HIV의 유전자를 동 임파구에 편입시켜 여기서 증식하여 다른 CD4 양성 임파구를 감염시킴과 동시에 감염된 CD4 양성 임파구를 최종적으로 죽여 버린다.

이렇게 해서 면역계에서 중요한 역할을 하고 있는 임파구가 대폭으로 줄어들어 버리기 때문에 건강한 사람이라면 면역력으로 확실하게 억제할 수가 있을 만한 감염이 쉽게 일어나 버리는 것이다.

　또한 건강한 사람의 경우, 악성 종양(암세포) 등 인체에 있어서 이질적인 세포가 발생했을 경우 면역력으로 그것을 소멸시킨다.

　그러나 면역력이 떨어지면 악성 종양이 간단하게 커져 버린다.

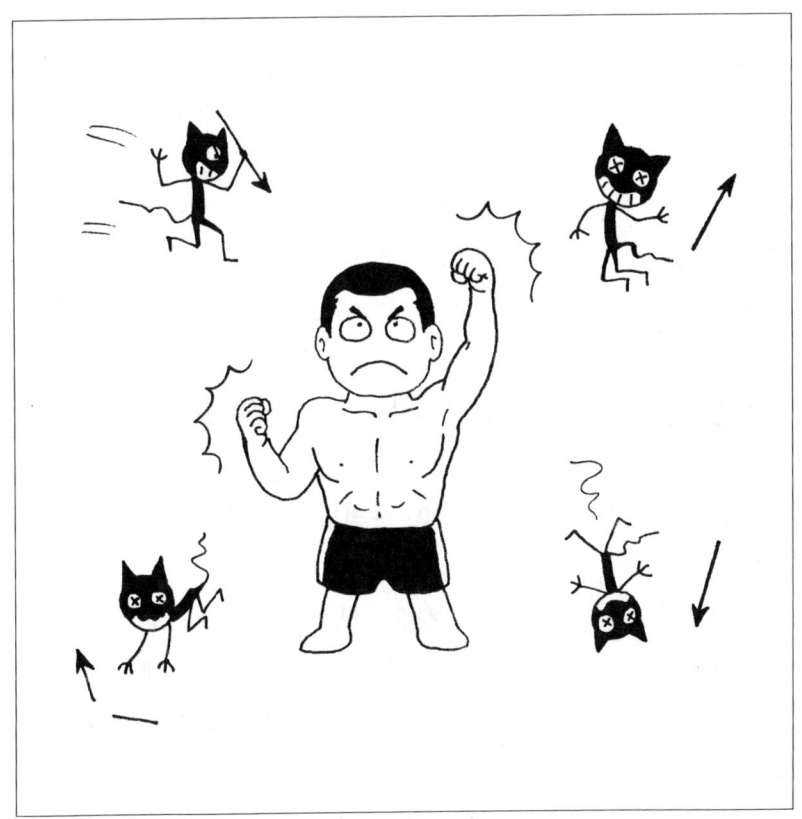

◪ 에이즈는 주로 성적 접촉으로 감염된다

'90년대 초에 WHO(세계보건기구)에 세계 각국에서 보고된 에이즈 환자는 약 10만 5천여 명에 이르고 있다.

실제로는 25배 정도의 환자가 있는 것으로 보여지고 있다.

국내에서는 '80년대에 첫 에이즈 환자가 나타났다. 이후 에이즈 환자, HIV 감염자(발증은 하지 않는 사람)가 변해가고 있다.

환자의 감염 경로는 55%가 응고 인자제제(혈우병 치료제), 15%가 이성 간의 성적 접촉, 14%가 동성 간의 성적 접촉으로 나타난 것으로 전해지고 있으며 주사기로 마약을 돌려가며 맞거나 했을 때의 감염은 1% 이하이다.

즉, 응고 인자제제(凝固因子製劑)에 의한 감염이나 불분명한 경우를 제외하면 성적 접촉에 의한 감염이 대부분이라고 할 수 있다.

바로 누구나가 에이즈에는 주의할 필요가 있다는 뜻이다.

◪ 에이즈의 징후로 나타나는 주요 특징과 포인트

(1) 감염 초기의 '감기' 증상에 주의하자

에이즈의 감염 상황이나 증상은 너무나도 다양하다.

따라서 중요한 점은 감염의 구체적인 경우를 염두에 둠과 동시에 증상이 나타나는 방법과 시간(시기)적인 변화를 알아두는 것이다.

여기에서는 그것들을 설명하기로 한다.

앞으로 적어도 국내에서는 혈액제제(응고 인자제제)나 수혈로 에이즈 감염이 일어나는 경우는 거의 생각할 수 없다.

또한 다음과 같은 경우에도 에이즈가 감염되지 않는다.

이를 알고 있으면 생활에 도움이 될 것이다.

ㄱ) 음식이나 물을 통해 감염되는 경우는 없다.

ㄴ) 말라리아와 같이 모기가 매개체인 경우는 없다.

ㄷ) 인플루엔자나 결핵과 같이 재채기 등으로 공기 전염되는 경우도 없다.

ㄹ) 목욕탕에서 감염되는 경우도 없다.

ㅁ) 보통 악수하는 정도의 '접촉'으로는 감염되지 않는다(단, 키스의 경우는 주의할 필요가 있다).

이와 같이 HIV의 감염력은 매우 낮다.

HIV는 주로 혈액, 남성의 정액, 여성의 질 분비액에 존재한다. 따라서 여기서는 에이즈 감염의 대부분은 이성 간이나 혹은 동성 간의 성적 접촉으로 일어난다고 이해해 두기 바란다.

구체적으로는 이른 바 성풍속 산업으로 매춘 행위를 하고 있는 사람, 혹은 신뢰할 수 있는 파트너가 아닌 사람과 콘돔없이 성적 접촉을 가졌을 때, 이런 때에는 에이즈 감염도 염두에 둘 필요가 있다.

어떤 종류의 바이러스가 우리들에게 감염되면 감기와 같은 증상이 나타난다. 바로 인플루엔자가 그 전형적인 것이다.

또한 HIV가 감염했을 경우에도 가벼운 감기같은 증상이 나타나는 경우가 있다.

그러나 이상하다고 생각되는 성접촉이 있은지 약 3개월 이내에 감기같은 증상이 나타난다면 에이즈(HIV 감염) 검사를 받아 보도록 하자.

물론 감기같은 증상이 나타나지 않더라도 신경 쓰이는 성적 접촉이 있었다면 검사를 받아보는 편이 좋을 것이다. 이 검사는 현재 대부분 가장 가까운 보건소에서 받을 수 있다.

실제로 그것은 에이즈 감염이 아니고 감기일 가능성이 높을지도 모른다. 하지만 이 단계에서 반드시 HIV 감염을 발견해 두기 바란다.

그렇게 하면 현 단계에서 HIV의 배제는 무리라고 해도, 에이즈의 발증을 억제하기 이한 여러가지 방법이 있으므로 '생명을 잃는' 것과 같은 최악의 상태는 방지할 수 있다.

또한 그 최초의 감기같은 증상이 지나가면, 보통 다음에 나타나는 증상은 이미 에이즈 발증에 의한 것이다.

반드시 최초의 감기같은 증상에 민감해지기 바란다.

(2) 에이즈 발증의 증상을 알아 두자

에이즈를 일으켰을 경우에는 여러 가지 감염증이나 악성 종양 등의 증상이 나타난다. 여기에서는 그것을 구체적으로 알아 두자. 그 '특징적인 증상'에 따라 에이즈 진단이 이루어진다.

세계 각국의 의료 기관에서는 각각 에이즈 진단 기준을 정해놓고 있다.

에이즈 바이러스(HIV)의 존재를 확인한 후에, 다음과 같은 '특징적인 증상'이 발견되면 에이즈 진단을 내린다.

(3) 에이즈 감염의 특징적인 증상

① 칸디다증(식도, 기관, 기관지, 폐).
② 크립토코카스증.

③ 크립토스폴리듐증(1개월 이상 계속되는 설사를 수반할 것).

④ 사이토메가로 바이러스 감염증.

⑤ 단순 헤르페이 바이러스 감염증(1개월 이상 계속되는 점막·피부의 궤양을 나타내는 것, 또는 생후 1개월 이후에 기관지염, 폐렴, 식도염을 병발하는 것).

⑥ 카포지 육종.

⑦ 원발성 뇌 임파종.

⑧ 임파성 간질성 폐렴／폐임파과형성.

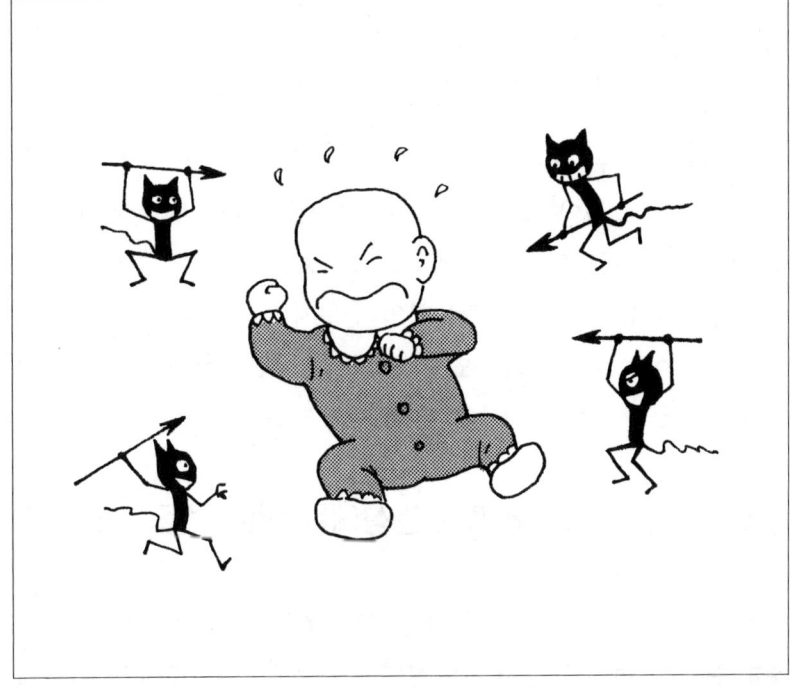

⑨ 비정형 항산균증.

⑩ 카리니 폐렴.

⑪ 진행성 다발성 백질 뇌증.

⑫ 톡소플라즈마 뇌증.

⑬ 화농성 세균 감염증.

⑭ 콕시디오이드 진균증.

⑮ HIV 뇌증(HIV 치매, AIDS 치뇌매 또는 HIV 아급성 뇌염).

⑯ 히스토플라즈마증.

⑰ 이소스폴라증(1개월 이상 계속되는 설사).

⑱ 비호지킨 임파종.

⑲ 결핵(폐 이외에 한 군데 이상 파종한 것).

⑳ 살모넬라균 혈증.

㉑ HIV 소모성 증후군(전신 쇠약 또는 슬림병).

그것들을 모두 정확히 기억할 필요는 없지만, 크게 나누어서, ㄱ) 발열, ㄴ) 쇠약, ㄷ) 설사, ㄹ) 폐·호흡기계의 이상, ㅁ) 몸의 부종, ㅂ) 피부의 이상·화농, ㅅ) 정신·신경의 이상 ——등의 증상이 나타난다는 사실을 기억해 두자.

물론 에이즈가 아니더라도 그런 증상은 나타난다. 모두 이상한 상태이므로 일찌감치 의사의 진찰을 받도록 하자.

◼ 에이즈의 중요 징후와 증상에는 어떤 것들이 있는가

여기에서는 HIV에 감염되던 직후 초기(급성 감염)의 증상에 중점을 두고 병기의 순서대로 설명해 가기로 한다. 더구나 이하에서 소개하는 것 같은 증상이 나타나고 있어도, 문제가 될 만한 성적 접촉이 전혀 없다면, 적어도 HIV 감염에 대해서는 거의 걱정할 필요가 없다.

(1) 감염 초기(급성 감염기)

HIV가 체내에 들어가서 약 0.5~3개월의 시점에서 다음과 같은 증상이 나타나는 경우가 있다.

이것은 가벼운 감기, 혹은 인플루엔자와 같은 증상이라고 이해해 두자.

더구나 그들 증상이 오래 계속되는 경우는 없다. 보통 1개월 이내에 치료된다.

ㄱ) 몸이 나른하다.

ㄴ) 열이 난다.

ㄷ) 머리가 아프다.

ㄹ) 콧물이 나온다.

ㅁ) 목이 아프다.

ㅂ) 넓적 다리 등에 응어리가 생긴다(임파절이 붓는다).

ㅅ) 복부의 명치 언저리가 부어 있다(임파 조직이 붓는다).

ㅇ) 피부에 발진이 생긴다.

(2) 무증후성 감염(캐리어)

앞에서 말한 급성 감염의 증상이 치료되면 더 이상 에이즈가 발병하기 시작하는 시기까지 특별히 두드러진 증상은 나타나지 않는다.

　이 무증후성 감염의 기간이 평균 10년 정도인데 실제로 감염된 상황이나 경로 등에 따라 그 기간은 달라지는 것 같다. 더구나 이 시기는 '캐리어'라고 불리듯이 HIV를 체내·혈중에 갖고 있기 때문에 그것을 타인에게 감염시킬 우려가 있다. 이 점에도 주의할 필요가 있다.

(3) 임파절이 붓기 시작하는 시기

　에이즈를 발병하기 직전의 시기이다. 그 발병의 징후로서 전신의 임파절이 붓기 시작한다.

　전신의 임파절 부종이 계속된다.

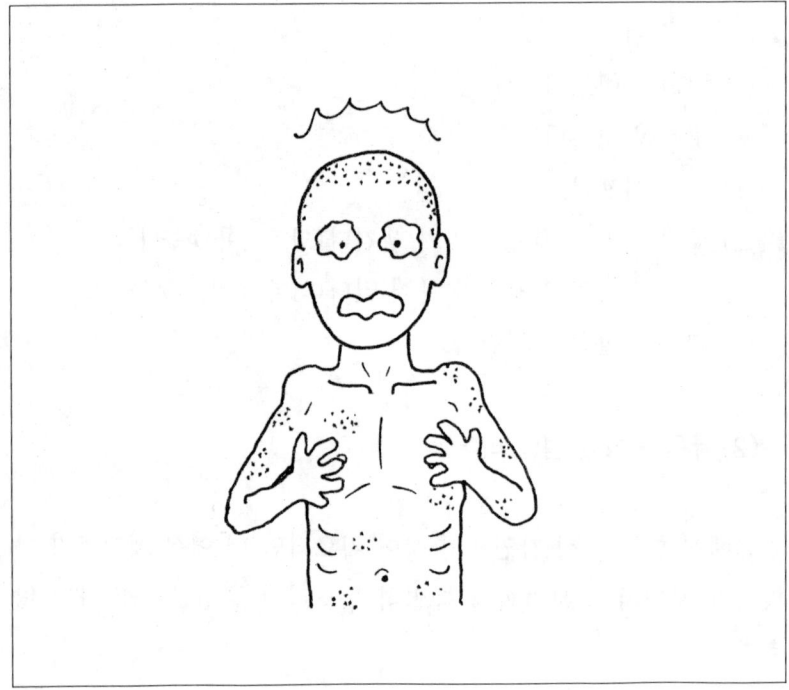

이것은 넓적 다리 부분 이외의 임파절 두 군데 이상이 붓는다는 것이다.

'응어리'가 1㎝ 이상으로 커져서, 이 부종이 3개월 이상 계속되는 것이 에이즈 발증의 기준이다.

(4) 에이즈의 시기

매우 다양한 증상이 나타난다. 물론 에이즈가 아니더라도 그와 같은 증상을 볼 수 있는 경우가 있다.

어쨌든 이하에 소개하는 것 같은 전형적인 증상이 나타나면 빨리 의사의 진찰을 받아 보도록 하자.

더구나 옛날에는 에이즈를 일으키면 반수는 1년 이내에, 대부분은 5년 이내에 죽는다고 했다.

하지만 현재는 에이즈 치료약의 개발과 감염을 예방하는 방법의 진보 등으로 인해 5년 이상의 생존도 충분히 기대할 수 있다.

(5) 온몸에 걸쳐서 나타나는 에이즈 발병의 증상

ㄱ) 발열이 계속된다.
ㄴ) 체중 감소가 계속된나.
ㄷ) 매우 피곤하다.

(6) 호흡기계의 증상

ㄱ) 숨이 차다(예를 들면, 카리니 폐렴).

ㄴ) 기침이 나온다.

(7) 소화기계의 증상

ㄱ) 입 안이 까칠까칠하다.

ㄴ) 입 속에 흰 반점같은 것이 생겨서 아프다.

ㄷ) 음식을 삼키면 목 안이 아프다.

ㄹ) 가슴이 쓰리다(흉골 뒤가 타는 듯한 느낌).

ㅁ) 변에 피가 섞인다(혈변).

ㅂ) 설사가 계속된다.

(8) 피부·습진에 관한 증상

ㄱ) 피부에 물집이 생긴다.

ㄴ) 성기에 습진이 생긴다.

ㄷ) 얼굴이나 머리에 불그스름한 습진이 생긴다.

ㄹ) 피부가 빨갛게 원형으로 부풀어 오른다(악성 종양의 가능성).

ㅁ) 항문 주위가 진무른다.

ㅂ) 내출혈(피하 출혈)과 같은 것을 볼 수 있다(악성 종양의 가능성).

(9) 신경·정신의 증상

ㄱ) 건망증이 심해진다.

ㄴ) 치매에 걸린 듯한 이상한 행동을 한다.

ㄷ) 사물에 관심이 없어진다.

ㄹ) 비틀거리면서 걷는다(잘 걸을 수가 없다).

ㅁ) 혀가 잘 움직이지 않는다(말을 잘 할 수가 없다).

ㅂ) 말이 매우 느려진다.

ㅅ) 소변을 흘린다(실금한다).

ㅇ) 경련을 일으키게 된다.

ㅈ) 수족이 떨린다(제멋대로 움직인다).

ㅊ) 눈이 잘 안 보이게 된다.

ㅋ) 눈동자가 열려 버린다.

ㅌ) 몸 한쪽이 마비된다.

ㅍ) 두통이 있다.

■ 에이즈의 징후를 일찍 발견하는 법

(1) 의심스러울 때는 망설이지 말고 보건소를 적극 활용하자

에이즈에 관한 검사(HIV 감염 검사)는 현재 대부분의 보건소나 의료 기관에서 할 수 있게 되었다.

실세직인 방법으로서는 제일 먼저 가장 가까운 보건소에 언제 검사를 하는지 물어보자. 이것은 전화로 해도 상관없다. 보건소 검사는 원칙적으로 익명으로 할 수 있고 비용도 무료이지만, 증명서 발행 등은 유료인 경우도 있다.

또한 검사 뿐만 아니라, 이른 바 카운셀링에 노력하고 있는 보건소도 늘어났다.

물론 그 검사나 카운셀링의 비밀은 지켜지지만, 별로 가까운 보건소에 가기가 꺼려진다면, 각 지역의 감염증 대책 담당 부문에 전화를 걸어서 다른 적당한 보건소나 전문 의료 기관을 소개받도록 한다.

HIV 감염 검사는 소량의 혈액 채취만으로 가능하다.

이 방법은 HIV에 대한 항체가 혈중에 나타나는 것을 포착한다는 것이다.

그 항체란, 체내에 들어온 이물에 대해 이른 바 면역으로서 실제로 힘을 발휘하는 물질로, 구체적으로는 HIV를 배제하기 위한 단백질이다.

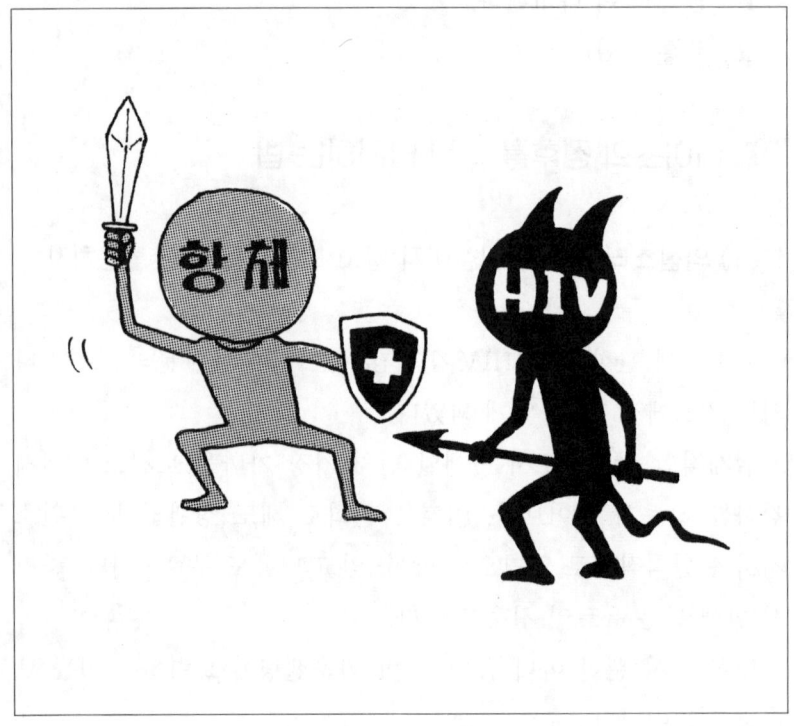

단, HIV가 체내에 들어오면 곧 면역계가 반응해서 항체가 혈중에 나타나는 것은 아니다.

HIV가 들어온 후 약 6~12주일 정도는 항체가 혈중에 나타나지 않을 가능성이 있다.

따라서 성적 접촉 후 약 3개월이 지나서 HIV 감염 검사를 받는 것이 합리적이라고 할 수 있다.

물론 에이즈에 관한 카운셀링도 포함해서 일찌감치 검사를 받아도 괜찮다.

그러나 그와 같이 비교적 빠른 시기의 검사에서는 결과가 음성(항체가 나타나지 않은 것)이더라도, 보건소나 의료 기관 담당자의 지시로 후일 다시 검사를 받게 될지도 모른다.

그러나 절대 HIV 감염 검사를 목적으로 헌혈을 하거나 하지는 말자.

(2) 의료 기관을 찾아가서 직접 상담하는 것이 꺼려지면 전화 상담을 이용해도 된다

만일 에이즈에 감염되지 않았을까 고민하고 있다면, 그리고 직접 의료 기관을 찾아가서 상담하는 것이 꺼려지면 전화 상담을 이용하는 것도 좋은 방법일 것이다.

공적 단체나 의료 기관에서 실시하는 전화 상담은 각각 카운셀링적인 요소도 포함해서 폭넓게 대응해 줄 것이다.

◪ 어떤 사람이 에이즈에 걸리기 쉬운가(에이즈를 예방하기 위한 최선의 선택)

HIV 감염이 실제로 일어나는지 어떤지를 결정하는 주요 요인으로서, ㄱ) 바이러스의 양, ㄴ) 면역력 ―이 두 가지가 있다. 아무리 면역력이 있어도 대량의 바이러스(HIV)가 체내에 들어오면 감염을 일으킨다.

그러나 그것이 보더라인의 양, 즉 일반인이 감염될까 말까하는 정도의 미묘한 양이라면 면역력이 결정수가 된다. 따라서 건강하고 정신적으로도 릴랙스해서 면역력을 저하시키지 않도록 하는 생활이 바람직하다.

또한 불특정 다수와는 성적 접촉을 갖지 않는 것이 원칙이다. 꼭 하고 싶으면, ㄴ) 콘돔을 사용한다, ㄴ) 항문을 사용한 성행위는 하지 않는다 ―라는 배려가 필요하다.

◢ 에이즈의 주요 징후

- 몸이 나른하다.
- 열이 난다.
- 머리가 아프다.
- 콧물이 나온다.
- 목이 아프다.
- 넓적다리 등에 응어리가 생긴다(임파절이 붓는다).
- 복부의 명치 언저리가 부어 있다(임파조직이 붓는다).〔위험한 상태〕
- 피부에 발진이 생긴다.
- 전신의 임파절 부종이 계속된다〔위험한 상태〕.
- 발열이 계속된다〔위험한 상태〕.

- 체중 감소가 계속된다.
- 매우 피곤하다.
- 숨이 차다.
- 가슴이 쓰리다.
- 기침이 나온다.
- 입 안이 까칠까칠하다.
- 입 안에 흰 반점같은 것이 생겨서 아프다[위험한 상태].
- 음식을 삼키면 목 안이 아프다[위험한 상태].
- 변에 피가 섞인다[위험한 상태].
- 설사가 계속된다[위험한 상태].

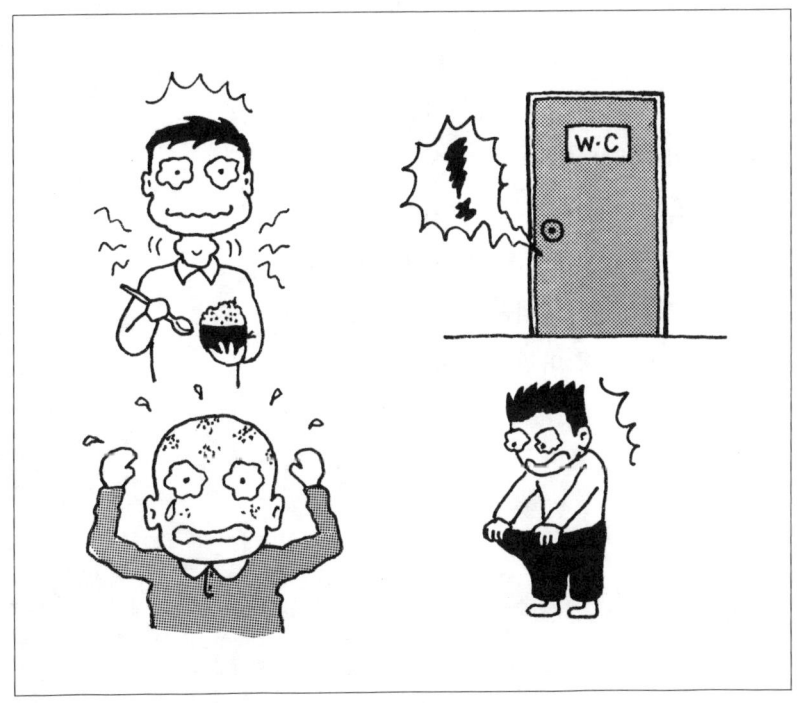

- 피부에 물집이 생긴다[위험한 상태].
- 성기에 습진이 생긴다[위험한 상태].
- 얼굴이나 머리에 불그스름한 습진이 생긴다[위험한 상태].
- 피부가 빨갛게 원형으로 부풀어 오른다[위험한 상태].
- 항문 주위가 진무른다[위험한 상태].
- 내출혈(피하출혈)과 같은 것을 볼 수 있다.
- 건망증이 심해진다[위험한 상태].
- 치매에 걸린 듯한 이상한 행동을 한다[위험한 상태].
- 사물에 관심이 없어진다.
- 비틀거리면서 걷는다[위험한 상태].
- 혀가 잘 움직이지 않는다[위험한 상태].
- 말이 매우 느려진다[위험한 상태].
- 경련을 일으키게 된다[위험한 상태].
- 수족이 떨린다[위험한 상태].
- 소변을 의식없이 흘린다[위험한 상태].
- 눈이 잘 안 보이게 되었다[위험한 상태].
- 몸 한쪽이 마비된다[위험한 상태].
- 눈동자가 열려 버린다[위험한 상태].

제 5 장

일반적인 질병의
초기 자각증상과 처치법

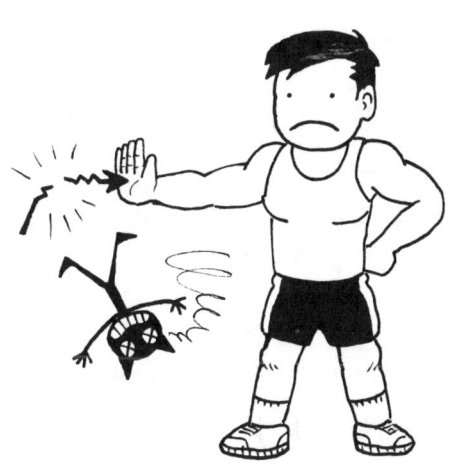

자각(自覺)증상을 빨리 아는 것, 건강을 위한 기본 의학상식으로서 중요

■ 특히 유의할 점은 무엇인가

(1) 신체적으로 과로나 혹사는 절대 피한다

우리나라가 아무리 선진화되었다고는 해도 유럽이나 미국의 근로자들과 비교한다면 주당 근로시간은 훨씬 많고 휴식을 취하거나 여가를 활용하는 시간 또한 그들의 수준에 훨씬 미치지 못하고 있다.

따라서 질병으로부터 벗어나 자신의 건강을 지키고 행복한 생활을 하기 위한 첫째 조건으로서는 자신의 신체, 즉 몸을 너무 무리하지 않게 써야 한다는 것을 들 수 있겠다. 한마디로 혹사(酷使)를 삼가해야 한다는 것이다.

물론 대부분의 사람들은 자신의 생명을 소중히 여기고 있고 그런 만큼 나름대로의 건강 유지 비법을 실생활에 응용하여 자신의 몸을 돌보고 있다.

그런데 인간의 신체는 미성숙한 아동기 어린이나 연로한 노인층을 제외한다면 '다소의 무리'에 충분히 견딜 수 있도록 만들어진 까닭에 바쁜 일과를 계속하다 보면 자칫 그 위험수위를 넘어버리게 된다.

즉 몸이 견디낼 수 있는 '무리함의 한계선'을 훨씬 넘어서게 된다는 것이다. 더구나 이러한 신체적 무리함은 젊은 시절에는 질병이나 자각증세 등으로 거의 나타나지 않고 몸 안에 쌓인 채로 있다가 중년기가 지나면서부터 서서히 질병이라는 공포의 형태로 그 존재를 드러내기 시작한다는 데에 문제가 있다.

우리들의 속담에 '고생고생 하다가 먹고 살만 해지니 죽을 병에 걸리더라'는 말이 있다. 젊은 시절, 집안을 일으키고 돈을 모으고 잘 살기 위해서 제 몸 돌보지 않고 혹사를 마다 않으며 부지런히 일한 결과 소원대로 부귀영화를 누릴 수 있게 되었지만 신체적으로 무리한 그 흔적이 고스란히 몸 안에 축적되었다가 어느 정도 세월이 흐른 후에 모습을 나타내게 되었기 때문이다.

이런 사실을 두고 보았을 때 '자기 몸, 제가 더 잘 안다'고 자신의 건강상태를 자가 판단하여 의사에게 뵈이지도 않은 채 신체적 이상 증세를 방치하는 것은 너무나도 위험천만한 일이라는 것을 느꼈을 것이다.

인간의 몸은 '다소의 무리'에는 견딜 수 있으나 그 이상의 한계를 넘어서면 더 이상 버티지 못하고 무너지게 되어 있다. 물론 그 여파가 당장 나타나는 경우보다 얼마간의 세월이 경과된 후에 나타나는 경우가 훨씬 많다.

따라서 신체적으로 무리하지 않도록 일상 생활을 조절하도록 한다. 자기 몸에 일어나는 여러가지 증상을 확실히 파악하고 이에 대해 대처하는 방법을 자신의 형편, 환경에 맞게 세우되 그 증상이 반복될 때는 반드시 의사에게 검진을 받도록 한다.

(2) 신체적, 정신적인 피로감을 무시해서는 안 된다

근육이나 신경, 정신을 너무 과도하게 쓰면 피로(疲勞)를 느끼게 된다. 단순히 심신을 과로한 것 외에도 지나친 음주나 오락, 일상생활의 온갖 과로가 원인이 되어 피로를 느끼게도 된다.

문명과 문화의 발전으로 현대인에게는 여유가 없고 복잡한 대도시의 생활로 피로함을 피할 수 없으니 예전 사람들에 비해서 현대인이 느끼는 피로도는 훨씬 높은 수치를 기록하고 있다고 하겠다.

그러나 과거나 현대, 도시와 농촌을 불문하고 사람들이 일상생활을 유지하기 위해 주어진 일을 처리하고 책임을 완수하기 위해서 애쓰다 보면 피로를 느끼지 않을 생활이란 사실상 불가능하다고 하겠다.

따라서 피로란 일과를 수행해 나가는 과정에서 필연적으로 수반되는 일종의 신체적 불균형이자 압박감과 같은 것이라고 하겠다. 이런 피로의 증상이 나타난다는 것은 의학적으로 보았을 때 몸이 안정을 요구하고 있다는 의미이므로 적절하게 휴식을 취해야만 한다.

특별한 경우가 아닌 이상, 일반적으로 나타나는 정상적인 피로는 심신의 휴식에 의하여 간단히 원상회복될 수 있다. 이와 같이 큰 주의나 의학적 조치가 아니더라도 신체상의 과로로 나타나는 피로가 질병으로 발전하는 것을 막을 수 있다는 사실은 중요하다.

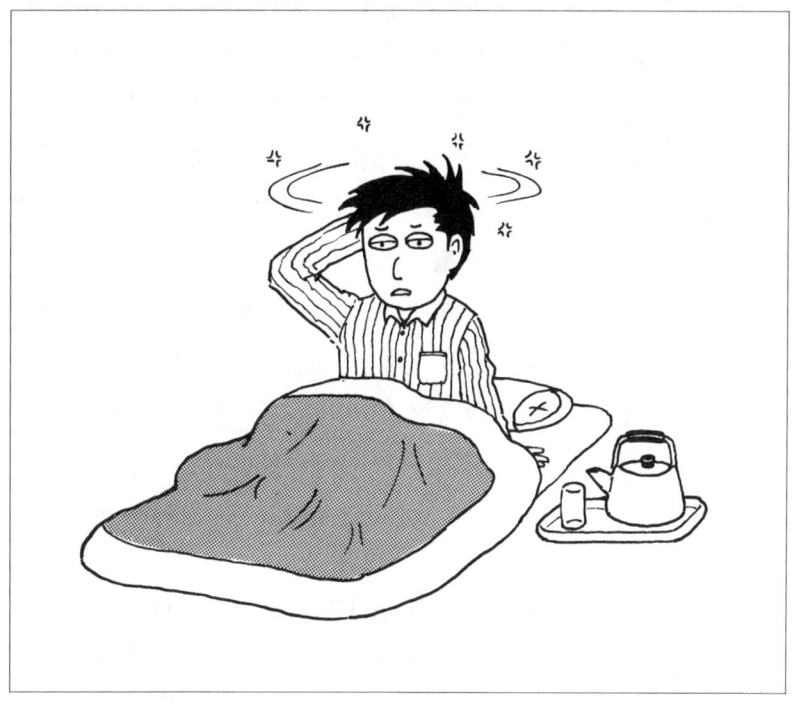

　　만약 안정을 취하라거나 휴식을 취하라는 신체상의 자가적 경고를 무시한 채로 무리를 거듭하게 되면 몸에 피로가 축적되어 소위 '만성피로(慢性疲勞)'로 발전하게 된다. 만성피로가 신체상으로 남겨지게 되면 이미 간단한 휴식만으로 해결할 수 없는 질병의 근원 하나를 자기도 모르는 사이에 키웠다는 사실을 뒤늦게 깨닫게 된다.

(3) 아무리 쉬어도 피로하면 위험하다

　　사람이 느끼는 피로의 증상은 여러 가지이겠지만 원인에 따라서 각 증상별 차이가 크게 구분된다.

육체적인 과로에서는 신체의 부분, 부분에 노곤함이라든가, 부기(浮氣) 같은 증상이 많으나 정신적 과로에서는 머리가 멍해지거나 상기(上氣)되는 수가 많다. 또한 사고력(思考力)이 흐려져서 논리적 판단이 마비되고 초조해서 안절부절 못하는 따위의 증상이 많다. 신경감각기(神經感覺器)의 과로인 경우에는 눈이 뿌예져서 어른거리기도 하고 귀가 윙윙거리기도 한다.

이것이 어느 정도를 넘게 되면 이와 같은 정신이나 육체의 과로 증상의 구별이 없어지고 심신 전체의 기능이 크게 저하된다.

잠이 오지 않는다거나 식욕이 없어지는 등 극심한 피로가 쌓였을 경우에는 그 원인에 상관없이 인체에 나타나는 증상이 동일하다. 그러나 이것이 단순한 피로에서 오는 것이라면 아직 병이라고 할 수는 없다.

따라서 충분한 수면을 취하고 질 높은 영양분을 섭취하여 휴양을 취하기만 해도 상당히 회복될 수 있다.

혈액 순환을 좋게 한다든가 또는 기분 전환을 하면 피로를 훨씬 빨리 회복할 수 있으므로 피로가 심한 경우에는 의사와 상의하는 것도 좋은 방법이다.

그러나 이미 단순한 급성, 즉 일시적인 피로가 아니고 모르는 사이에 만성피로가 축적되어 있어서 어떤 질병의 발병 직전에까지 와 있는 경우가 있다. '피로'라도 이것은 이미 질이 다른 병적인 것이다.

또 피로감은 때때로 피로 그 자체가 아니고 일정한 질병에 따른 증상으로서도 나타난다는 점에 유의해야 한다.

가령 비타민 부족, 특히 비타민 B_1이 부족한 경우 피로감이 온다. 또 당뇨병·신장염·결핵·만성위장병·심장병 등의 경우,

피로감이 커지고 특히 간염(肝炎)인 경우에는 말할 수 없이 불쾌한 전신적 피로감이 온다. 하지만 이런 피로감을 동반하는 질병들은 이와 함께 여러 가지 다른 증상들을 나타낸다.

빈혈일 경우에는 신체적 피로 외에 안색이 창백하다든가 하고 당뇨병에 걸렸을 경우에는 목의 갈증이 심하고 소변이 잦다든가 한다. 또한 신장이 좋지 않을 때도 피로감 외에 몸이 붓고 얼굴이 푸석푸석해진다.

따라서 각 질병에 따른 특이 증상들에 유의해서 피로감을 적절히 풀되 단순한 피로가 아닐 경우에는 즉각적으로 의사와 상담을 하도록 한다.

몸의 피로도와 같은 자각증세에 의해 적당한 휴양을 취해도 좀처럼 컨디션이 회복되지 않을 때는 일단 신체상의 질환이 침범했을 가능성을 배제하지 않아야 하겠다.

(4) 자신의 몸 상태를 스스로 점검한다

어떤 질병이 오기 전에는 대부분 신체적 징후로써 그 전과 다른 자각증세가 있게 마련이다. 그러나 이러한 자각증세를 소홀히 생각하여 그냥 무시하고 지나쳐 버리거나 그저 어떤 증상일 뿐, 병명(病名)이 정해질 단계가 아니라고 해서 계속해서 자각증세를 방치할 경우, 이미 수습할 수 있는 단계를 지나 있을 때가 허다하다.

따라서 확실한 병명이 붙여지지 않았고 병원의 검진에서도 어떤 질병의 단계가 아니라고 밝혀졌을 때라도 자신의 몸의 컨디션이 좋지 않고 이전과 다른 느낌이 든다면 스스로 대책을 마련해야 하겠다.

대책이란 다름 아니라 건강을 해치고 있는 무절제한 생활이나 신체적 조화를 깨뜨리고 있는 불균형적인 생활, 과로 등을 없애는 것이다.

두중감(頭重感), 즉 머리가 묵직하다거나 아무래도 감기인 것 같다고 생각되면 무슨 만병통치약이라도 되는 양 종합감기약 따위를 먹을 것이 아니라(오늘날에는 감기의 대부분이 바이러스 감염에 의한 것이나 완치약이 없다는 사실이 알려졌다) 영양가가 높은 음식을 먹고 푹 쉬는 것이 보다 합리적이다. 적절한 휴식이야말로 감기에 대항하는데 가장 효과적인 방법이기 때문이다.

우리는 하나하나의 증상의 특별한 의학적 의미, 예를 들면 협심증(狹心症)의 가슴의 통증은 어떠하며 같은 기침이라도 담이 따르는 것과 따르지 않는 것과의 차이는 무엇인가 하는 등의 증후학적(症候學的)인 지식을 갖는 것도 중요하다.

특히 중년 이후에 많이 일어나는 성인병과 같은 증상에 대해서는 그 원인을 일상 생활에서 찾는 것, 즉 스트레스를 일으키는 원인을 자신의 생활 속에서 점검하여 제거하는 노력이 무엇보다 중요함을 강조하고 싶다.

(5) 자각증상의 원인을 파악한다

질병을 앓기 이전에 우리가 감지할 수 있는 건강상의 자각증세는 병이 깊어지기 전에 신체가 우리에게 신속히 적절한 조치를 취해야 한다고 사전에 경고하는 것과 같다.

이런 의미에서 자각증세는 초기 질병을 발견하여 처치하는데 있어서 중요한 역할을 한다. 그런데 자각증상을 느끼게 되면 그 증상의 경중(輕重)을 헤아리고 그 증상이 왜 일어났는지, 자신의 일상생활의 내용 중에서 무엇이 원인으로 작용했는지를 우선적으로 파악할 수 있어야 사후 조치가 가능해질 것이다.

　허리가 몹시 아플 때, 그것이 며칠 동안 계속된 육체노동 때문이라면 휴식에 의하여 나을 것이다. 또 취하여야 할 휴식의 종류도 자연히 결정될 것이다. 위가 아플 경우 그것이 최근의 과음이나 과식의 결과라는 것을 알 수 있다면 그리 염려하지 않아도 좋다. 얼마동안 절식(節食)을 해야겠다는 구체적인·대책이 설 수 있기 때문이다.

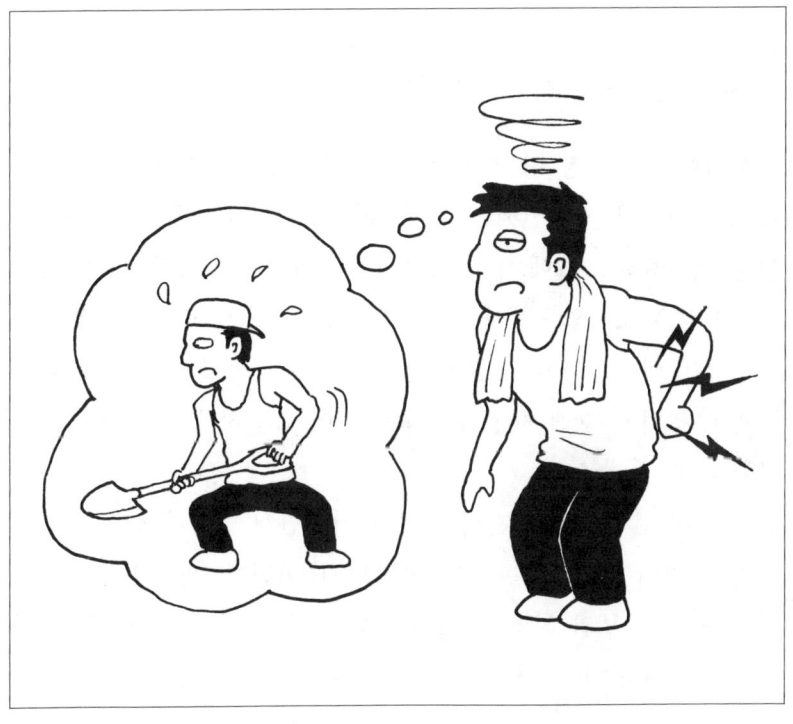

　그러나 나타난 증상의 원인이 잘 파악되지 않을 때, 또 원인을 알게 되었다 하더라도 그것이 자기의 일상 생활에서 빼놓을 수 없는 조건일 때는 문제가 된다.

　예를 들어서 벽돌을 져나르거나 언덕길을 조금 올라갔을 뿐인데 숨이 가쁘거나 식은땀이 나는 등의 자각증세가 느껴진다면 육체적인 과로가 원인이라고 하더라도 자신의 생업(生業)이 공사장의 현장 근로자라거나 행상인이라면 원인을 알고도 바로 대처하기가 어려울 것이다.

　따라서 생업을 계속 유지하면서 신체적 적신호를 제거하기 위해서는 어설픈 자가요법에 의존하는 것보다 의사의 진찰과 처치가 필요하다고 하겠다.

(6) 중년 이후의 성인병에 주의해야 한다

　사회적으로 가장 왕성한 활동을 하고 30대～40대가 지나면서, 즉 청장년기가 지나면서 50대에 들어서면 대부분의 사람들이 성인병을 우려하고 그에 대한 예방책을 세우기에 급급해진다.

　성인병은 고혈압·동맥경화·심장병·신장병·각종의 암·류머티즘에 이르기까지 수없이 많은데 이러한 질병은 생활의 불균형과 부조화가 오랜 세월동안 축적되어 복잡하게 얽히면서 일어나게 된다.

　물론 이와 같이 장기간의 시간을 거치면서 발병하게 되는 증세라면 그것이 특정 질환으로 발현되기 이전에 '만성피로'라든가 '신체의 특정 부위 허약'과 같은 형태로 우리 몸에 특징적인 징후를 드러내게 된다.

우리들의 신체는 예기치 않은 장해를 받을 경우, 그 장해가 단순한 영양 결핍이나 영양의 불균형, 외부 세균에 의한 감염이든 간에 대부분 본인 스스로가 자각할 수 있는 공통된 증상군(症狀群)을 나타낸다.

다시 말해서 신체가 모종의 장해를 받을 경우 확실치는 않지만 뭔지 모르게 신체의 기능이 원활치 않다거나 병에 걸린 듯한 느낌이 들기도 하고 식욕이 없어지고 위장의 기능이 저하되며 신체의 근육이나 관절 따위에 통증이 느껴지게 된다.

따라서 성인병의 경우에도 조금 더 신경을 써서 자신의 몸 상태를 점검해 보면 그러한 공통적인 자각증상이 먼저 나타나게 되어 있다.

의료기관의 조사 결과를 보더라도 위에서 나열한 증상군(위장 장해, 관절이나 근육통, 신체적 컨디션의 악화 등)이 성인병으로 이행하고 있는 사람들에게서 실제로 나타나고 있음을 알 수 있다.

가령 육체노동을 많이 했던 중년 이후의 농민들에게 특히 뚜렷이 나타나는 증상군에 대해 농민들은 별로 관심을 가지지 않았었다.

그런 증상은 농사꾼에게는 당연한 것으로 여겨졌기 때문이다. 그러나 사실은 이런 증상이 이미 성인병의 징조라고 보아야 한다.

하지만 농촌에서 일하는 사람들은 대개 옛날부터 건강을 희생하는 풍습에 젖어 있어서 여기가 아프다, 저기가 쑤신다는 등으로 증상을 하소연하면서 끙끙거리는 것을 바람직하지 않게 여겨 왔고 농사꾼에게는 당연하다고만 생각해 왔던 것이다.

이 증상군에는 견비통(肩臂痛) · 요통(腰痛) · 손발의 결림 · 천식(喘息) · 현기증(眩氣症) · 불면증 등이 있다.

아울러 이와 같은 증상은 반드시 따로따로 나타나는 것은 아니다. 서로 관련을 가지고 병발하는 것이 증명되고 있다.

여기에 대한 조사의 결과를 살펴보면 종래의 의학적 소견처럼 견비통은 반드시 근육 류머티즘에서 온 것이 아니고 추운 곳에서 장시간 작업을 하였다는 사실만으로 어깨가 아프게 되는 증상이 40대를 기점으로 농사를 짓는 사람들에게서 실제로 많이 나타나고 있다.

(7) 객관적인 이상 증세가 있는지 살핀다

질병에 걸리기 이전의 징후로서 대표적인 것이 '피로감'이라고 했지만 피로에도 여러 가지의 형태가 있으며 그와 같은 다양한 피로 증상이 한꺼번에 발생하게 되면 그때는 이미 단순한 피로가 아니라 병이 이미 몸에 침투했음을 알리는 서곡과 같은 것이라는 사실을 명심해야 한다.

그런데 병에 관계되는 증상의 의학적 분류에는 전신에 대한 것도 있고 일정한 국소(局所) 또는 어느 장기(臟器)만에 관한 것도 있다. 또 아프다거나 괴롭다거나 하는 매우 주관적 증상과 붓는다든가 마른다든가 하는 객관적 증상이 있다.

증상이란 의학상으로는 어떤 질병으로 말미암아 나타나는 몸의 신호(사인)라고 되어 있지만 반드시 특정 질병의 증상과 일치해서 나타나는 것은 아니다.

먼저 전신적인 것으로는 식욕이 없어진다, 마른다, 숨이 차다, 가슴이 두근거린다, 잠이 잘 오지 않는다는 등의 전신적이고 주관적인 것이 있는가 하면 가슴의 통증, 복통이나 손·발·눈·코의 통증에 이르기까지 여러 가지로 세분된다. 특히 전신적인 증상은 질병 전체의 집중적인 표현이므로 이를 가볍게 볼 수 없다.

한편 열이 난다든가, 체중이 준다든가, 대소변의 배설에 이상이 생겼다든가, 또는 어디서 출혈이 있다든가, 근육의 어느 부분에 응어리가 있다든가 하는 것은 객관적인 증상이다. 체중·발열·맥박·대소변 등에 관한 객관적인 관찰 결과가 중요한 의미를 갖는다는 것은 말할 것도 없다.

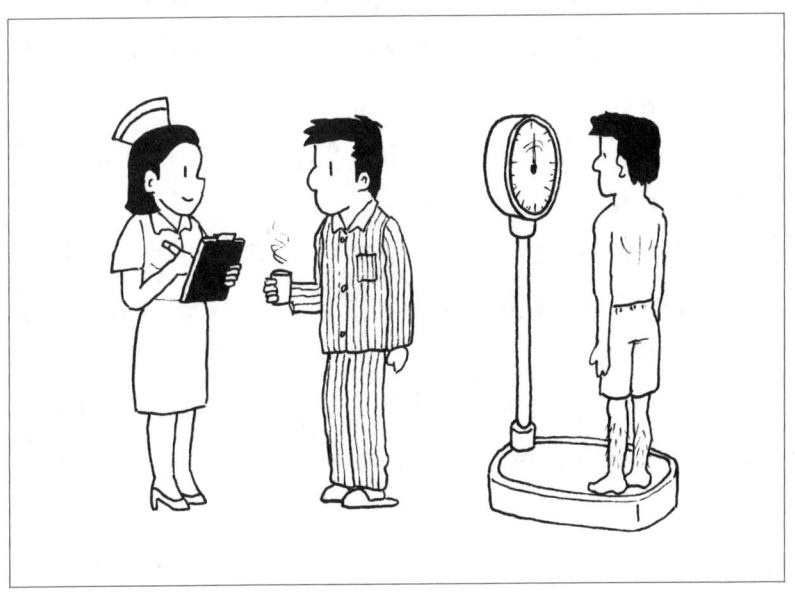

이런 객관적인 이상 증세는 의사와 건강 상담시 질병의 유무, 질병의 종류를 판단하게 하는 결정적 근거가 될 수 있으므로 일상 생활에서 자기 몸의 변화를 세심히 체크하기 바란다.

(8) 정기검진으로 암(癌)을 조기에 발견한다

　제때에 발견해서 신속한 처치를 하지 않으면 암(癌)은 신체에 치명적인 위해를 가하고 더 나아가 생명까지 쉽게 앗아갈 수 있다. 그런데 공교롭게도 가장 시기를 놓치기 쉬운 질병이 바로 이 암이다.

　더구나 신체상으로 나타나는 자각증상이나 꺼림직한 느낌만으로 암을 조기에 발견한다는 것이 의학적으로 불가능하다는 데에 더 큰 문제가 있는 것이다.

　따라서 생명을 위협하는 암의 공포로부터 벗어나기 위한 가장 현명하고 과학적인 방법은 40대가 넘어서면서부터 해마다 정기적으로 건강 진단을 받는 것이다.

　물론 비교적 스스로 발견하기 쉬운 암도 있고 또 특징적인 증상을 갖는 암이 없는 것도 아니다.

　몸 속의　내장에 생기는 암은 발견하기 어렵지만 몸 표면에 생기는 피부암이라든가 유암(乳癌)·설암(舌癌) 같은 것은 스스로 발견하기 쉬운 암이다.

　우리들이 경계할 것은 아무런 증상도 나타나지 않는 동안에 어느새 암이 심해져서 손을 쓸 수 없게 되는 경우이다. 특히 우리나라에 많은 위암 같은 것을 조기에 발견하려면 아무래도 정밀 검사를 해마다 되풀이하는 수밖에 딴 도리가 없다는 것을 기억하기 바란다.

(9) 자기 몸의 의사가 되어야 한다

　이상의 항목에서 질병의 유무를 빨리 알기 위해서 자각증상이 나타났을 때, 특히 어떤 점에 유의해서 살펴야 할지를 설명하였다.

따라서 그러한 항목들을 보면서 깨달았겠지만 질병의 징후로써 나타나는 몸의 이상 상태나 피로 등을 느끼고 대처하는 것은 1차적으로 본인 스스로이며 건강을 지키는 것은 자기 자신이지 의사가 아니라는 사실을 염두에 두어야 하겠다.

어쩐지 몸의 컨디션이 좋지 못한데 아무래도 의사에게 보여야겠다거나 아직 대단한 정도가 아니니 휴식을 취하면서 얼마동안 두고 보자는 등의 판단은 자기가 내린다.

따라서 증세가 나빠져서 의사에게 전적으로 맡길 때까지는 병에 걸리지 않게 하는 것, 병을 빨리 발견하는 것, 좋은 의사에게 빨리 진료를 받는 것이 모두 자기의 책임이다.

그러므로 건강을 지키기 위한 어느 정도의 의학 또는 위생에 관한 지식은 일상생활에서 꼭 필요하게 된다.

건강을 지키기 위하여 스스로 일상생활을 조절하는 지침은 무엇일까. 그것은 바로 자각증상이다.

가령 요즘 들어 왠지 몸이 고단한 것 같다고 생각되면 일을 쉬거나 일을 줄여서 한다.

아무래도 위장에 문제가 있는 듯하면 식사를 줄이거나 소화가 잘 되는 음식을 섭취(攝取)하여 위의 부담을 가볍게 한다.

이처럼 몸의 이상을 재빨리 알아차려서, 일상 생활을 조절하는 것이 스스로 건강을 지키는데 있어서 무엇보다 중요하고 기본이 된다. 따라서 자기 몸의 의사가 되는 것이 건강으로 가는 지름길이라고 하겠다.

신체적 이상(異狀) 증세와 처치 방법

■ 의학적으로 증상(症狀)이란 무슨 의미인가

심신이 건강하고 조화가 이루어졌을 때는 일상생활을 하면서 아무런 불편이 없고 별다른 느낌이 없으나 어떤 질환을 앓거나 좋지 않은 세균의 침입을 받았을 때는 보통과 다른 이상(異狀) 느낌을 갖게 된다.

물론 별다른 느낌이 없었으나 병원에서 의사의 진찰 결과, 비로소 이상을 발견하는 수도 있다.

의학적으로는 이와 같은 상황들을 일괄해서 '증상'이라고 부르고 있는데 증상에는 열(熱)이 나거나 통증이 느껴지는 것과 같이 스스로 증상을 알 수 있는 **자각증상**, 빈혈이나 황달처럼 의사의 검진 결과 비로소 알게 되는 **타각적 증상**이 있다.

자각증상은 다른 말로 증후(症候)라고 하며 타각적 증상은 징후(徵候)라고 하는데 어느 경우에도 질병을 조기에 발견할 수 있는 중요한 실마리가 되므로 중요하며 의사의 진찰을 받을 때는 이런 증상들을 가능한 한 상세히 얘기해 주는 것이 도움이 된다.

사람이 질병에 걸렸을 때, 그것을 낫게 하려면 그런 질병을 앓게 된 원인을 찾아서 제거하는 '원인요법'이 의학적으로 보았을 때 이상적이지만 여러 가지 상황상 이것이 불가능한 경우도 있다. 이때에는 질병의 원인에 대해서만이 아니라 증상으로 나타난 몸의 이상 여부를 체크하여 이를 제거하는 '대증요법(對症療法)'이 쓰여지는 수도 있다.

어떤 질병에 걸려서 고통을 겪고 있는 사람에게서 그 고통을 제거해 주므로서 병이 치유되는 일도 종종 볼 수 있다.

가령 며칠동안 고열에 시달려서 식사를 하지 못하고 심신이 허약해진 사람에게 열을 조금 내리는 식의 처방을 해주면 심신이 호전되어 일상적인 생활리듬을 되찾고 식욕도 회복하게 되어 질병 그 자체로부터 벗어나게 되는 것이 대증요법의 좋은 사례이다.

다음에서는 질병 이전의 초기 단계로서 나타나는 주요한 증상들을 몇 가지로 나누어 알아 보고 그에 대한 효과적인 처치 방법도 알아 보고자 한다.

◾ 경련(痙攣)의 유형과 처치방법

(1) 경련의 의미와 유형

경련이란 근육이 발작적으로 수축(收縮)을 일으킨 상태를 말하는데 유아나 아동기의 어린 아이들이 일으키는 전신성(全身性)인 발작적 경련은 경풍(驚風)이라고 구분하여 부르고 있다.

경련은 크게 강직성(強直性) 경련과 간대성(間代性) 경련의 두 가지로 구분된다.

① 강직성 경련

경련이 일정 시간 계속되는 상태인데 이른바 '발에 쥐가 난다'고 하는 현상 등이 이에 속한다. 강직성 경련은 전신적으로 일어나고 간질의 시초에 흔히 볼 수 있다.

② 간대성 경련

경련이 단시간에 거듭되는데 눈에 보일 정도로 심하게 흔들린다. 전형적인 것은 간질의 발작 중에 볼 수 있다.

(2) 간질이나 뇌염 등이 경련의 원인

경련을 일으키는 질병을 보면 간질(癎疾), 뇌염, 뇌종양, 중독 등이 있다.

그런데 간질은 여러 가지 종류가 있으면서 증상도 다양하다. 경련이 주된 증상인데 의식이 갑자기 없어지는 것을 대발작(大發作)이라 한다. 이 밖에 간질의 한 유형으로서 소발작(小發作)이 있다. 이 경우에는 전신성의 경련을 일으키는 일은 드물지만 팔이나 눈의 주위에 가벼운 간대성(間代性) 경련이 일어나는 수도 있다.

간질의 한 종류인 정신운동발작(精神運動發作)도 역시 경련을 일으키는 일은 드물지만 발작 중에 몸을 비꼬거나 글씨를 쓰는 것 같은 동작 또는 헛소리를 하는 등 기묘한 행동을 한다.

어린이의 경우 경련을 일으키는 원인으로는 뇌염(腦炎)·수막염(髓膜炎) 등의 뇌질환으로 일어나는 경우와 발열만으로 일어나는 경우의 두 가지가 있다.

물론 간질 외에도 경련을 일으키는 질병은 많이 있다. 특히 뇌외상(腦外傷) · 뇌종양(腦腫瘍) · 뇌염(腦炎) · 수막염(髓膜炎) · 중독 등의 병과 그 밖에 여러 가지 병에서도 경련을 볼 수 있다.

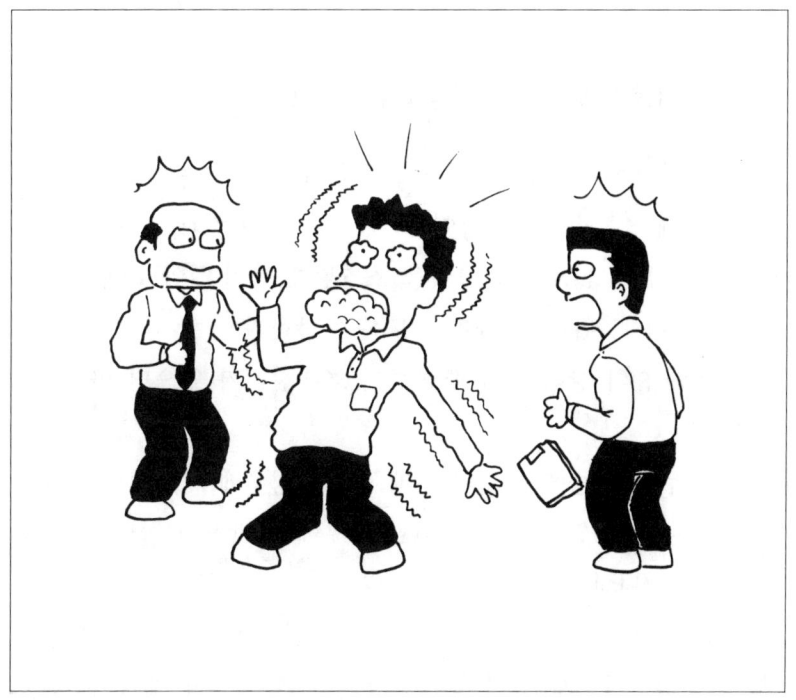

특이한 것은 테타니라고 하는 현상인데 갑상선의 뒤쪽에 있는 쌀알만한 크기의 부갑상선(副甲狀腺)의 기능이 저하되어 혈액 중의 칼슘이 감소되었을 때 볼 수 있다.

또한 히스테리일 때도 경련이 일어나는데 사람들 앞에서 신파조(新派調)의 과장된 몸짓을 하지만 결코 부상은 입지 않는다.

요컨대 경련은 여러 가지 병에서 일어나므로 일단 경련이 일어났을 때는 중독, 칼슘의 감소, 외상의 유무 등 여러 가지 경우를 염두에 두고 진단을 받지 않으면 안 된다.

경련과 같은 발작이 왜 일어나는지의 문제에 대해서는 아직도 밝혀지지 않은 점이 많이 있어서 앞으로의 연구결과가 주목되고 있다고 하겠다.

(3) 경련을 일으켰을 때의 올바른 처치법

첫째, 안전한 장소를 확보하고(가령 의자에서 경련을 일으켰을 때는 방바닥에 눕힌다) 옷을 풀어 준 다음 편안한 상태로 눕힌다. 그리고 혀를 물지 않도록 손수건을 조그맣게 접어 입안 한쪽에 넣어 줌으로써 아래, 위 이를 물지 않도록 예방한다.

둘째, 호흡의 상태를 잘 관찰하여 호흡정지가 있으면 인공호흡을 시킨다.

셋째, 무의식 중에 대소변을 배설하는 경우에 대비하여 기저귀 등을 채워 놓고 일과성(一過性)일 경우에는 발작이 끝난 다음 본인이 부끄러워하지 않도록 배려한다.

넷째, 경련의 상태를 관찰한다. 가령 신체의 어느 부위에서 시작되었는가, 어떻게 경련이 일어났는가, 얼마동안 계속되었는가 의식장해의 상태는 어떠했는가, 구역질이나 발열이 있었는가 등을 살핀다.

다섯째, 방안을 어둡게 하고 환경을 정돈하며 자극을 살핀다.

여섯째, 발작이 끝나면 피로하므로 될 수 있는 대로 안정을 취하게 한다.

■ 구토(嘔吐)의 원인과 처치방법

(1) 구토의 의미와 과정

우리가 흔히 쓰는 말이지만 구토란 의학적으로 보았을 때 위와 식도, 복부의 근육운동이라고 할 수 있다.

위 속에 들어있는 음식물 등을 토해내는 것이 이와 같은 근육운 동, 즉 구토의 목적이며 대부분은 이 운동에 앞서서 먼저 구역질 을 느끼게 된다. 구역질이란 금방 토할 것 같은 신체상의 절박한 욕구를 의미한다.

따라서 구역질이란 인두(咽頭)의 후벽(後壁) 및 위·십이지장 근처에 느낄 수 있는 일종의 특유한 신체적 이상 감각인데 대개는 식욕 부진이 따른다.

평상시에도 불쾌한 것을 보거나 역한 냄새를 맡으면 구역질이 나듯이 정신적인 자극만으로도 구토를 하지만 보통 구토하기 전 의 현상으로서 나타난다.

구역질이 일어나는 원인에 대해서는 명확히 규명되지 않았지만 장관(腸管)이 항문쪽에서 입쪽으로 거꾸로 운동하여 위벽 근육의 긴장이 갑자기 저하한데 원인이 있는 것으로 의료계에서는 인정 하고 있다.

구역질이 강하게 일어나면 위의 운동 및 위액의 분비가 저하되 며 위의 점막(粘膜)의 빛깔이 창백해지고 점액(粘液)이 나온다.

이때 군침·땀이 나며 현기증·두통이 함께 일어난다. 구토 운 동은 연수(延髓)에 있는 구토 중추에 의해 조종되고 있다. 즉 위장이나 기타 장소로부터 신호(信號)가 가면 중추의 신경세포가 흥분하여 그 정보가 위·식도·복근(腹筋)에 전달되어 구토 운동이 시작된다.

구토 운동을 분석해 보면,

① 위의 상부의 긴장이 제거되어 분문(噴門;식도와 위의 연결 부분)의 긴장이 풀린다.

② 위의 유문(幽門;출구) 근처가 두드러지게 잘룩해진다.

③ 숨을 깊이 들이쉰다.

④ 복근과 횡경막이 오므라든다. 따라서 복압(腹壓)이 높아진다.

⑤ 위를 향해 역향(逆向) 운동이 일어나서 위 속의 것이 분문으로 거슬러 올라온다.

⑥ 위 속에 들어있는 것이 토해질 동안 식도는 넓혀져 있다.

구토 운동이 지나치게 심하게 일어나면 십이지장에 들어있는 것까지 토하게 된다. 토해낸 것 속에 쓴 담즙(膽汁)이 섞이는 것은 그 때문이다.

구토할 때는 구역질뿐만 아니라 침이 나오기도 하고 식은땀이 나며 얼굴이 창백해진다. 또 몇 번이고 토하게 되면 대량의 위액(胃液)도 토해내기 때문에 대량의 수분과 염산(鹽酸)을 잃게 된다.

(2) 위장질환이나 멀미 등이 구토의 원인

의학적으로 보았을 때 구역질을 느끼게 하고 구토를 일으키는 원인은 대개 위장의 이상이나 위장병에 있지만 그 외에도 다른 내부 장기의 질병, 멀미, 복막염 등으로도 구토를 하게 되는 바, 그 원인을 살펴 보면 다음과 같다.

① 위장병에 의한 구토

위의 점막에 어떤 특별한 자극이 가해지면 구토가 생긴다. 즉 여러 가지 유독물(有毒物)·부패물·세균 등이 바로 그것이다.

또한 위의 점막 자체가 과민해지는 경우로서는 위의 염증·궤양(潰瘍)·암 등을 들 수 있다.

한편 위의 통로에 지장이 있을 때는 위의 내압(內壓)이 높아지고 위의 확장·분문(噴門)의 긴장, 이완 등으로 구토가 일어난다. 예컨대 유문협착(幽門狹窄)인 경우이다.

② 위 이외의 내장의 질병

위 속에 내용물이 가득차 있을 때, 사소한 자극이라도 목구멍에 가해지면 곧 구토하게 된다. 또 급성충수염(急性蟲垂炎;맹장염)·복막염(腹膜炎)·담낭(膽囊)·췌장(膵臟)의 질병이나 심장, 기타 내장에도 통증이 생기면 반사적으로 구토를 하는 수도 있다. 이와 같이 위 이외의 내장의 병으로도 구토하게 된다는 것을 충분히 인식할 필요가 있다.

간장의 병으로는 급성간장염(急性肝臟炎) 초기에 일어나는 구역질과 구토가 널리 알려져 있다. 급성간장장해로 인하여 몸 속의 대사(代謝)에 이상이 생기고 헤로운 물질이 혈액 속에 쌓여 구토 중추가 흥분하기 때문에 구토가 일어나는 것으로 생각되어지고 있다.

③ 멀미

배·비행기·자동차 등을 타면 귀 속에 있는 미로(迷路)에서 소뇌(小腦)를 거친 자극이 구토중추를 자극해서 구토를 일으킨다.

④ 구토중추 그 자체에 원인이 있는 구토

요독증(尿毒症)·입덧 등에서 오는 것은 몸 속에 생긴 어떤 화학물질이 직접 구토중추에 작용하는 경우, 또는 뇌종양(腦腫瘍)이나 수막염(髓膜炎)처럼 뇌의 내압이 높아져서 기계적으로 구토 중추를 흥분시키는 경우 등이 있다.

(3) 구토를 일으켰을 때의 올바른 처치법

첫째, 토해낸 것이 콧구멍이나 기도(氣道) 속으로 들어가지 않도록 누워 있을 때는 얼굴을 옆으로 향하게 하고 앉을 수 있으면 일으킨다.

둘째, 토해낸 것은 환자 곁에서 빨리 치우고 그 내용물을 주의 깊게 살피며 토하고 난 뒤 양치질을 하게 한다.

셋째, 위를 차게 하는 편이 기분이 좋다고 하면 얼음주머니를 얹어 놓는다.

넷째, 구토가 끝난 뒤는 수분이 부족하므로 물을 조금씩 여러 차례 충분히 보급한다. 장기간에 걸쳐 구토가 반복될 때는 특히 수분과 무기질(無機質)이 감소되므로 보급해야 한다.

다섯째, 신경성·습관성으로 구토하는 사람도 있으므로 그 원인을 밝혀 피하도록 한다. 혹은 전에 그것을 먹고 토했다든가 구역질이 났다든가 한 것은 피해야 한다.

여섯째, 구토의 원인이 무엇인가를 잘 살핀다. 위중(危重)한 병의 위험 신호일 때도 있으므로 구토가 심할 때 원인을 밝힐 수 없으면 의사에게 연락하도록 한다. 구역질과 동시에 생긴 다른 증상들, 가령 복통·현기증·두통 등도 주의해서 살펴야 한다.

◪ 기침과 담(痰)이 나오는 이유 및 처치방법

(1) 기침이 나오는 이유

우리가 평소 아무렇지 않게 생각하고 있는 기침이 나오기까지는 정밀한 신체상의 반사작용이 있다는 사실을 아는 사람은 드물다.

기침은 기도(氣道)에 어떤 자극이 가해졌을 때 일어나는 일종의 반사운동인데 그 목적은 자극물을 제거하기 위한 방어적인 행동이다.

담은 기도의 여러 부위로부터 배설되는 것인데 생리적인 배설물 외에 기도점막의 염증·울혈·파괴 등에 의한 병적 성분 또는 외계로부터 흡입된 이물을 포함하고 있다.

그렇다면 기침이 나오기까지 반사를 일으키는 조건은 무엇인지 알아보자.

기도의 점막에 분포되어 있는 기침 수용체(受容體;자극을 받아 반응을 일으키는 곳)에 대한 유효한 자극에는 다음과 같은 것이 있다.

① 기계적 자극(機械的 刺戟)

밖으로부터 큰 이물이나 먼지·연기 등 입자형(粒子刑)인 이물이 기도로 빨려들어가면 기침이 난다. 또 기도의 점막에 생긴 종양이나 임파절의 종창(腫脹)이 밖으로부터 기도를 압박하면 그것이 기침이 나게 하는 기계적인 자극이 된다.

담배를 피우는 사람의 대다수가 담배의 자극으로 인해 기도 점막에 만성염증을 일으키고 있는데 원인이 있는 경우가 많은 듯하다.

② 화학적 자극(化學的 刺戟)

가스의 흡입 · 화학물질의 발연(發煙 ; 황산 · 초산 · 암모니아)이나 특유한 냄새 등이 자극이 되어 기침이 난다.

③ 염증성 자극(炎症性 刺戟)

기침의 발생에 대해서는 염증에 의한 기도점막의 과민성이 가장 중요한 조건이 된다. 기도의 점막에 출혈이나 부종 · 미란(糜爛)등이 있으면 사소한 자극에도 기침이 난다. 그러나 특히 걱정해야 할 경우는 많지 않다.

(2) 담(痰)이 나오는 이유

기도의 점막으로부터의 분비물은 건강한 사람이라도 상당량을 볼 수 있는데 그것이 무의식 중에 폐로 들어간다 해도 담이 되어 나올 만한 양은 되지 않는다. 또 실제로 상당히 많은 양의 담이 있더라도 내뱉지 않고 삼켜 버리는 사람도 있다.

담이 며칠간 계속해서 많이 나올 때는 역시 기도에 어떤 병변이 생겼다고 생각해야 한다. 관찰하기 용이한 기구나 그릇에 내뱉은 담을 받아 잘 살피도록 권하고 싶다. 단순히 콧물 같은 것인가, 노란 빛깔인가, 푸른 빛깔인가, 또는 피가 섞여 있지나 않은지 등등, 담의 성질을 살펴야 한다.

담에 피가 섞여 있으면 혈담(血痰)이라 하는데 이 혈담이 나오면 곧 폐결핵이 아닌가 생각하는 사람이 많지만 최근에는 기관지확장증(氣管支擴張症)이나 다른 질환인 경우가 많다.

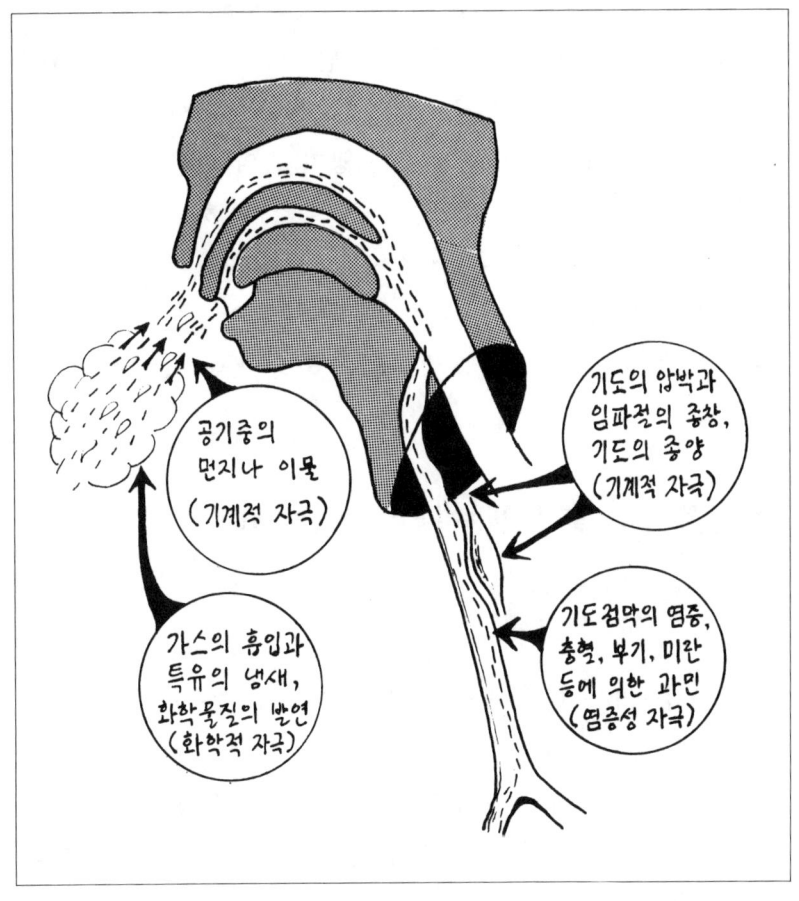

공기 중의 먼지나 이물 (기계적 자극)

가스의 흡입과 특유의 냄새, 화학물질의 발연 (화학적 자극)

기도의 압박과 임파절의 종창, 기도의 종양 (기계적 자극)

기도점막의 염증, 충혈, 부기, 미란 등에 의한 과민 (염증성 자극)

(3)담(痰)이 나올 때의 올바른 처치법

첫째, 담을 내뱉기 위한 기침이라면 그 목적을 달성하도록 해야 하지만 헛기침이라면 되도록 막아야 한다.

ㄱ. 담을 내뱉기 위해서는 담이 나오기 쉬운 자세를 취하고 급격히 숨을 들이쉬었다가 그 압력으로 뱉어 낸다.

ㄴ. 기도점막의 염증 때문에 그것이 자극이 되어 나오거나 또는 신경 과민으로 나오는 기침은 되도록 억제하도록 한다.

둘째, 기침으로 인한 에너지 소모, 담으로 인한 단백질과 수분의 부족을 막기 위해 영양물과 수분의 보급을 잊어서는 안 된다.

셋째, 알레르기성 체질인 사람은 공기 속의 미립자(微粒子)로 인해서 기침을 하는 수도 있으므로 공기를 맑게 하고 적당한 습기를 유지함과 동시에 꽃가루·가스·동물의 분비물·나무싹 등 기침의 원인이 되기 쉬운 것은 피한다.

넷째, 목에 온습포 또는 증기 흡입을 하면 효과를 보는 수도 있다.

◼ 동계(動悸)를 느끼는 경우와 처치방법

(1) 동계(動悸)란 무엇인가

일반인들에게는 다소 생소한 질병 중의 하나가 바로 동계라는 것이다. 동계란 왼쪽 가슴이 두근거리는 경우를 말한다. 보통은 심장이 박동(拍動)하고 있어도 심장의 존재를 의식하지 못한다. 그러나 심한 운동을 하고 난 뒤 등에 심장이 두근두근하는 것을 느끼게 된다. 이것이 동계이다.

누구라도 운동한 뒤에는 가슴이 두근거리는데 대략 3~5분정도 안정하면 가라앉는다. 안정하고 있어도 가슴이 두근거리거나 좀 가파른 언덕길이나 계단을 오를 정도로 동계를 느끼게 된다면 몸에 이상이 있다고 판단하는 것이 좋다.

심장 자체에 이상이 있는지 혹은 심장 이외에 이상이 있는지를 진찰받을 필요가 있다.

심장에 아무런 이상이 없는데도 가슴이 두근거리며 동시에 심장에 통증이 있어서 아무래도 심장병이 있는 것처럼 생각될 때도 있다. 이것이 이른바 심장신경증(心臟神經症)이라고 하는데 몹시 까다로운 병이다. 이것은 남성보다는 여성에게 약간 많으며 또 어느 연령층에서도 보인다.

(2) 동계를 느끼게 되는 경우

① 심장 박동수가 갑자기 변할 때

성인은 보통 1분간에 70회 전후 심장이 박동하는데 갑자기 50회 이하라든가 90회 이상으로 그 수가 변화하면 동계를 느낀다.

②심장 박동의 리듬이 변화할 때

심장의 박동은 규칙적인 리듬에 따라 박동하고 있는데 이 리듬이 고르지 못한 이른바 부정맥(不整脈)이 되었을 때 동계를 느낀다. 또 맥이 고르지 못한 증상 가운데 흔한 경우가 기외수축(期外收縮)이다.

이와는 반대로 맥이 한두 번 거르는 경우기 있는데 그 순간에 동계를 느끼는 수가 있다. 이것을 맥의 결체(缺滯)라고 한다. 이것들은 심장병일 때의 증상이므로 심장 전문의에게 진찰을 받아야 한다.

이상과 같이 동계를 느끼는 것은 심장의 기능에 변화가 일어났을 때이며 그 원인은 반드시 심장에만 있는 것은 아니다. 폐의 질환·갑상선기능항진증(甲狀腺機能亢進症)·빈혈·발열(發熱)·갱년기장애 등일 때도 동계를 느끼는 수가 있다.

(3) 동계를 느낄 때의 올바른 처치법

첫째, 동계를 일으킨 사람에게 생명에는 관계 없다고 안심시키고 심호흡을 하게 하여 진정시킨다.

둘째, 동계가 일어나기 쉬운 사람은 일상생활에 있어서 자극성이 있는 식품이나 기호품(커피·술·매운 것·심한 흡연 등)을 삼가한다.

셋째, 신경질적인 사람은 오른쪽으로 모로 누워서 쉬거나 잔다.

넷째, 동계가 일어나는 상태나 동시에 일어나는 증상을 자세히 관찰한다.

■ 두통 발생의 원인과 처치방법

(1) 두통의 의미와 편두통

일상생활에서 우리가 가장 흔히 겪는 신체적 이상 증세의 하나로써 감기(기침)와 두통 등이 있다. 그런데 두통은 일종의 증상일 뿐, 병명(病名)이 아니기 때문에 일반적으로 소홀히 취급되고 있으며 두통을 일으키는 질병의 종류 역시 매우 다양해서 두통의 원인을 의학적으로 진단한다는 것은 어렵고 복잡하다.

그리고 두통 중에서도 편두통(偏頭痛)이라는 것이 있는데 편두통의 특징은 머리 한쪽에 주기적으로 통증이 일어나는 것이다. 특히 발작적 편두통이 일어날 경우에는 구역질이 나거나 눈이 아프기도 하며 현기증, 이명현상(귀울음) 등을 느끼게 된다.

일반적으로 편두통은 성격이 꼼꼼하고 섬세한 사람에게 일어나기 쉬우며 남성보다 여성에게 많은 것이 특징이다.

(2) 연령별 두통의 특징

① 유아 · 초등학생

어린이가 두통을 호소하는 일은 극히 드물다. 이것은 어린이의 머리뼈에는 탄력성이 있으므로 압력이 뇌에 잘 가해지지 않기 때문일 것이다. 두통을 호소하게 되는 것은 초등학교 4~5학년쯤 된 후라고 생각하면 된다. 어른의 두통의 대부분이 감정의 갈등에서 일어나는 것에 비해 어린이의 두통에는 어떤 병변(病變)이 있는 것을 고려해야 한다.

② 중 · 고등학생

귀 · 코 · 눈 등의 이상에 의한 두통이 많으므로 그 방면의 전문의에게 보이도록 한다.

③ 젊은 여성층

월경의 주기에 관련된 두통이 많다. 대개는 월경 전 2주간쯤에서 두통 혹은 두중(頭重)이 일어나 월경이 시작될 때까지 계속된다. 그러나 월경이 끝남과 동시에 낫는다.

④ 고령자

뇌순환(腦循環)의 장애, 즉 뇌의 동맥경화 등에 의한 것이 많다. 아침에 일어날 때부터 해가 완전히 솟아오를 때까지 머리에 무엇인가가 덮어 씌어져 있는 것같이 머리가 무겁다고 느끼며 날씨에도 영향을 받는다. 날씨가 좋지 않은 날은 머리에 무거운 철모라도 쓴 것같이 머리 전체가 무겁고 두중감이 크다.

이 밖에 손발 끝이 저리거나 기억력이 나빠지거나 현기증(眩氣症)이 있거나 하면 뇌에 동맥경화가 일어났다고 생각해도 틀림없다.

일반적으로 고령자층이나 성인의 두통은 정신 불안이나 긴장이 원인일 때가 많다고 하나 때로는 뇌종양(腦腫瘍)일 때도 있으므로 갑자기 머리가 아플 때는 주의를 해야 한다.

(3) 두통에 대한 다섯 가지의 특징

자신이 두통을 심하게 느낀다면 의사에게 진료하기 이전에 다음과 같이 다섯 가지의 특징을 먼저 파악해 두는 것이 현명하다. 그래야만 의사가 두통이 일어나는 원인을 보다 정확히 진단할 수 있을 것이다.

첫째, 어떻게 아픈가?

송곳으로 찌르듯이 아프다, 머리가 쪼개지듯이 아프다거나 욱신거리는가, 발작적인가, 계속적인 둔통(鈍痛)인가, 단지 머리가 무거울 뿐인가?

둘째, 언제부터 아픈가?

처음 두통을 느낀 것은 언제부터인가. 상당히 오랜 기간에 걸쳐 머리가 아팠다면 가령 상당히 괴롭더라도 그다지 중대한 병이 아니라고 생각해도 좋을 것이다.

셋째, 머리의 어느 부분이 아픈가?

머리 전체가 아픈가, 그렇지 않으면 앞머리인가, 뒷골인가, 미간(眉間)인가, 혹은 측두부(側頭部)인가, 아픈 곳을 손가락으로 짚을 수 있는가 등을 확인해 본다.

넷째, 머리에 외상(外傷)을 입은 일은 없는가?

다섯째, 열이 있는가, 없는가?

처음에 열이 나고 뒤에 두통이 시작되었다면 아마 어떤 전신적인 병, 즉 감기나 장염(腸炎) 따위를 생각할 수 있다.

(4) 두통이 있을 때의 올바른 처치법

첫째, 우선 어떻게 아픈가를 알아야 한다. 가령 '돌을 이고 있는 것 같다'라거나 '테로 꽉 죄는 것 같다'라든가 하는 환자의 표현 자체가 중요하다.

둘째, 어깨나 목의 근육을 풀기 위해 가벼운 마사지나 온찜질을 해본다.

셋째, 환경, 특히 환기에 유의한다.

넷째, 감정의 동요를 억제하고 불쾌한 일을 피하며 마음을 편히 가진다.

다섯째, 의사가 처방한 습관성이 적은 진통제를 먹는다.

◪ 발열(發熱)의 원인과 처치방법

(1) 체온이 올라가 열이 나는 형태

사람들에게는 항상 일정한 높이로 몸의 온도를 유지할 수 있는 기능이 이미 신체적으로 내재되어 있다. 이것이 몸의 신비하고 놀라운 기능들 중의 하나이다.

그러나 여러 가지의 이유로 몸의 온도, 즉 체온이 이상하게 높아지는 경우가 있는데 이와 같은 상태를 고체온(高體溫)이라고 하며 여기에는 두 가지의 유형이 있다.

첫째는 체내에서 열의 생산량이 많음에도 불구하고 밖으로 발산하는 열이 불충분하기 때문에 체내에 열이 축적됨으로써 일어나는 것으로 열사병(熱射病)·일사병(日射病) 혹은 육체노동 때 볼 수 있다.

둘째, 발열인데 이것은 여러 가지 병적 원인에 의해 대뇌(大腦)의 일부(시상하부;視床下部)에 있는 체온을 조절하는 중추의 기능에 이상이 일어나서 체열의 생산과 방산의 균형이 평소와는 다른 높은 온도 수준에서 체온을 유지하려고 하여 고체온으로 된 경우이다.

(2) 열이 나는 주된 원인

① 감기나 결핵 등 바이러스에 의한 감염증

발열 원인으로서 가장 많은 경우이다. 열이 있으면 어떤 감염에 의한 것이 아닌가 생각해도 크게 틀리지 않으나 최근에는 감염 이외의 원인에 의한 발열도 증가하고 있으므로 조심해야 한다.

② 악성종양(惡性腫瘍)

암(癌)이므로 열이 나지 않는다거나 열이 있으므로 암이 아니라는 생각은 잘못이다. 위암(胃癌)에서도 열이 난다는 것을 잊어서는 안 된다.

③ 혈액질환(血液疾患)

그 좋은 예가 급성백혈병(急性白血病)이다. 2~3일동안 높은 열이 계속될 때는 빨리 진찰을 받을 필요가 있다.

④ 교원병(膠原病)

관절통·피부의 변화 등이 따르는 수가 많으므로 단순한 세균감염과 쉽사리 구별할 수 있을 것 같지만 실제로는 며칠 동안 경과를 봄으로써 비로소 진단이 내려지는 일이 많다.

⑤기타(其他)

뇌에 있는 체온조절 중추에 대하여 기계적 압박이 심한 뇌출혈이나 뇌종양(腦腫瘍) 등에서도 열이 난다. 38도 이상의 발열이 3일 이상 계속될 경우는 원인을 파악하기가 곤란한 것은 사실이지만 가능하면 입원하여 정밀검사(精密檢査)를 받는 것이 좋다.

(3) 어린 아이들이 열이 나는 경우

병은 발열로 시작되는 일이 많으므로 어린이의 용태가 좀 이상할 때는 우선 열을 재어 보아야 한다.

이때 알아 둘 것은 어린이의 정상체온은 보통 37도 전후라는 것이다.

또 어른과는 달리 아이들의 경우는 같은 원인이라도 어른보다 고열이 난다는 것을 알아 둘 필요가 있다.

어린이의 경우, 열이 나는 병을 생각해 보면 우선 세균이나 바이러스의 감염에 의한 것으로 감기·인두염(咽頭炎)·폐렴(肺炎)·중이염(中耳炎)·뇌염(腦炎)·급성회백수염(急性灰白髓炎;소아마비)·패혈증(敗血症) 등이 있다.

이 가운데 감기는 발열 원인의 약 90%를 차지하고 있다고 생각해도 좋다. 그러나 열이 있다고 곧 감기라고 단정해서는 안 된다. 그러므로 열이 나면 진찰을 받는 것이 좋다.

또 어린이에게는 세균이나 바이러스의 감염으로 일어나는 병으로서 열이 나고 게다가 발진(發疹)이 생기는 수가 많다. 예를 들면, 홍역(紅疫)·성홍열(猩紅熱)·풍진(風疹)·수두(水痘;작은마마)·천열(泉熱)·돌발성발진(突發性發疹) 따위가 그렇다.

그 밖에 열이 있고 설사를 하면 급성소화불량·대장염(大腸炎)·이질 등을 생각하지 않으면 안 된다.

그리고 젖먹이는 체온의 조절 기능이 불완전하므로 외부의 온도에 따라 체온이 좌우되기 쉽다. 여름철에 체온이 38도로 올라갈 때도 있으나 이것은 병이 아니다.

(4) 체온을 정확하게 재는 방법

병원 진찰시나 TV드라마 등을 통해서 많이 봤겠지만 체온계는 보통 겨드랑이 밑에 넣어서 측정하며 올바로 체온을 측정하기 위해서는 다음과 같이 세 가지의 주의점을 잊지 않도록 한다.

첫째, 체온계의 수은부(水銀部)를 겨드랑이의 가장 깊은 곳에 넣는다. 이 부분의 피부 온도가 가장 높기 때문이다.

둘째, 체온계가 30초계이든, 3분계이든 측정 시간은 10분으로 한다. 겨드랑이 밑에 꼭 끼운 다음 그 부분의 온도가 일정한 온도까지 되려면 평균 10분은 걸리기 때문이다.

셋째, 겨드랑이 밑에 땀이 나 있을 때는 마른 수건으로 잘 닦은 후 체온계를 넣어 10분동안 그대로 둔다. 이 10분 동안에 나는 땀은 체온 측정에 아무런 영향을 주지 않는다.

건강한 때의 체온은 어느 정도인가를 측정해 두면 좋다. 또 열이 있을 때는 적어도 아침, 저녁 두 번은 체온을 재서 기록하는 습관을 붙이도록 하면 더욱 좋겠다. 이것을 진찰받을 때 의사에게 제시하면 진단에 큰 도움이 된다.

(5) 발열과 해열(解熱)의 과정

신체 내부적으로 열이 나게 하는 원인, 예를 들면 세균 감염 등이 있을 때는 그 자극이 대뇌의 일부에 있는 체온을 조절하는 중추에 미쳐 기능에 차질이 생긴다. 즉 체온조절중추가 조절하려고 하는 온도의 수준을 갑자기 정상보다 높게 설정하게 된다.

이렇게 되면 실제의 혈액 온도는 조절하려고 하는 온도 수준보다 낮아지므로 중추는 그 즉시 전신을 향하여 혈액 온도를 높이도록 명령을 내리게 된다.

이 때문에 피부 표면의 혈관은 수축되어 빛깔은 창백해진다. 소름이 끼치며 온몸의 근육 섬유의 하나하나가 오무라든다. 즉 한기(寒氣;오한)가 들게 된다.

이렇게 하여 몸에서 열이 밖으로 빠져 나가지 못하게 하며 또 몸 속에 열이 적극적으로 생산되도록 하여 혈액 온도는 서서히 올라가게 된다. 그리하여 마침내 중추가 소절하려고 하는 수준에끼지 도달했을 때는 한기도 가시고 열은 높은데도 오히려 쾌적한 느낌을 갖게 된다.

그 후 체온을 상승시키는 원인이 제거될 경우, 가령 세균 감염이 제거되면 체온조절중추가 조절하는 온도의 수준이 갑자기 낮아져 정상치(正常置)까지 되돌아간다.

이때는 혈액 온도가 아직 높으므로 체온조절중추는 조절 수준보다도 오히려 높은 온도의 영향을 받게 된다. 그래서 체온조절중추는 전신을 향하여 몸 속의 열을 내리도록 명령을 내린다. 그 결과 피부의 혈관은 열리게 되며 안색이 불그스레해져서 좋아 보이는 것이다.

피부의 바로 밑에 있는 한선(汗腺;땀샘)이 작용하여 땀이 나게 되는데 이 땀이 증발함으로써 열은 비로소 밖으로 빠져나오게 된다.

이러한 일련의 현상이 일어나면 체온이 급격히 떨어진다. 아스피린과 같은 해열제는 기능에 차질이 생긴 체온조절중추를 정상적인 상태로 되돌리도록 작용한다. 그 결과 앞에서 말한 바와 같은 현상이 일어나는 것일 뿐이며 결코 발한제(發汗齊)는 아니므로 이 점을 참고하도록 한다.

이상과 같이 열이 난다고 해서 차게 하는 것만이 올바른 처치가 아님을 알았을 것이다. 열이 나도 춥다고 할 때는 오히려 따스하게 해주고 열이 있고 덥다고 할 때는 차게 하는 것이 좋다.

(6) 열이 날 때의 올바른 처치법

첫째, 따뜻하게 하여 안정시킨다. 한기나 오한이 있으면 방을 따뜻하게 하여 이불을 덮어 준다.

둘째, 호흡상태나 맥, 식욕, 현기증, 아픈 곳의 유무, 피부의 건조나 탄력성 여부, 발진(發疹)등의 유무, 대·소변의 상태 등을 상세히 관찰하여 그 증상이 두 가지 이상 있으면 곧 의사에게 검진을 받도록 한다.

셋째, 수분이나 칼로리가 부족하므로 소화가 잘 되는 음식물을 섭취하게 함과 동시에 수분의 보급에 주의해야 한다. 한기가 날 때는 따뜻한 물을 마시도록 한다.

넷째, 환자가 원한다면 물베개나 얼음주머니를 베게 하는 것도 좋으나 이때 어깨나 목이 차가와지지 않도록 주의한다.

다섯째, 열이 올라온 후에는 땀이 많이 나는 게 보통이지만 방을 따뜻하게 하고 될 수 있으면 뜨거운 물에 수건을 짜서 닦은 후 마른 수건으로 재빨리 몸을 닦고 잘 건조된 깨끗한 속옷을 갈아입힌다.

여섯째, 입안은 언제나 청결히 한다. 특히 식후에는 반드시 양치질을 하고 잠자기 전에도 반드시 양치질을 한다.

일곱째, 여성인 경우는 1일 1회 뜨거운 물에 타올을 적셔 짠 후에 그것으로 음부를 닦는 게 좋다.

여덟째, 변비는 발열을 조장시키므로 관장(灌腸)을 하거나 완하제(緩下齊)를 먹여서 배변(排便)하도록 한다.

◪ 발진(發疹)이 생기는 원인과 처치방법

발신은 피부에 일어나는 병적인 변화의 일종으로서 단순하게 피부색이 변하는 것을 비롯하여 피부 표면이 불그스름하게 부풀어 오르거나 물집이 생기는 것 등이 있다.

(1) 발진의 종류

　　첫째, 피부가 부풀어 오르지 않은 것을 반(斑)이라고 한다. 반
에도 여러 가지가 있는데 혈관의 확장과 충혈로 불그스름해진 홍
반(성홍열;猩紅熱·홍역·약진;藥疹 등)과 피하출혈(皮下出血)을 일
으키는 자반(紫斑)등이 있다.

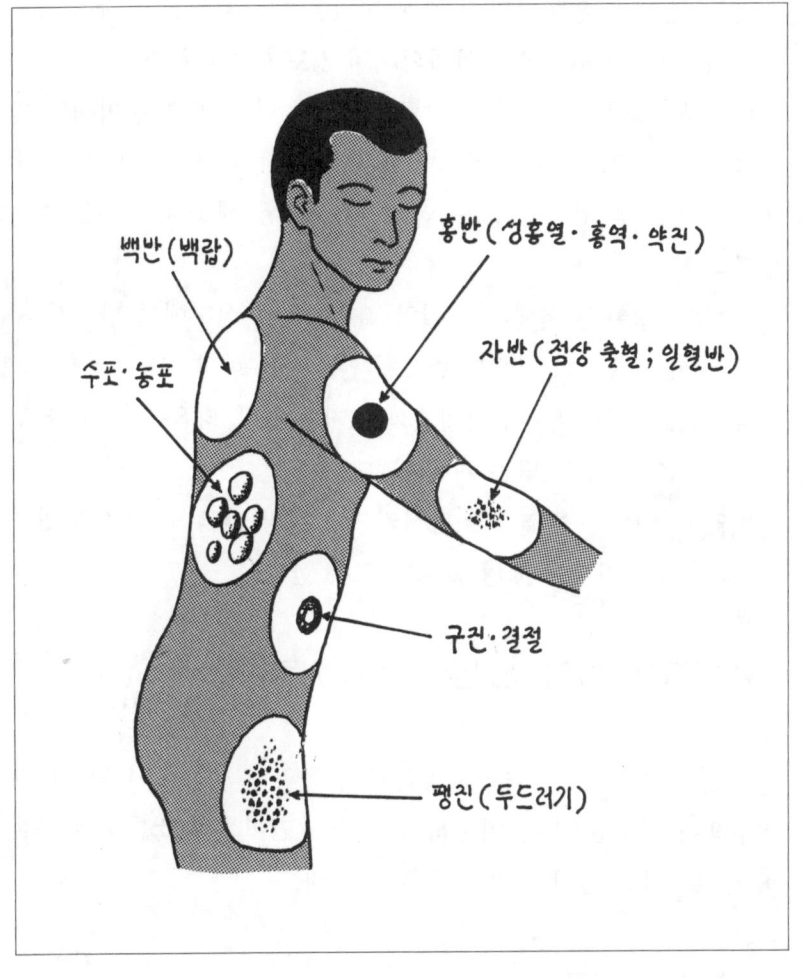

백반 (백랍)

홍반 (성홍열·홍역·약진)

수포·농포

자반 (점상 출혈 ; 일혈반)

구진·결절

팽진 (두드러기)

자반 가운데 직경 5mm 이하의 작은 것은 점상출혈(點狀出血)

이라고 부르고 그것보다 큰 것은 일혈반(溢血斑)이라고 한다. 이
것들은 좀더 시간이 지나면 갈색이 되었다가 노랗게 되어 없어진
다. 반이 없어지기까지는 2～3일 혹은 2주정도 걸리는 것도 있다.

피부의 색소(色素)가 증가하여 피부색이 변하는 것을 색소반
(色素斑)이라고 한다. 또 색소반과는 반대로 피부색이 하얗게 얼
룩이 지듯이 어루러기가 생긴 것은 백반(白斑)인데 그 대표적인
것은 심상성백반(尋常性白斑;일명 백납)이다.

둘째, 피부의 표면이 부풀어 오르면서 불그스름해진 것을 일반
적으로 구진(丘疹), 약간 큰 것을 결절(結節)이라고 한다.

피부 속에 투명한 액체가 괴어 부풀어 오른 것은 수포(水疱;물
집)이며 액체가 노랗고 탁한 것을 농포(膿疱)라고 한다.

또 팽진(膨疹)이라는 것도 있는데 진피(眞皮)의 얕은 곳에 액체
가 조직 사이에 괴어서 피부의 일부만이 부풀어 오른 상태를 말한
다. 그 대표적인 것이 두드러기이다.

(2) 아동기에 주의해야 할 발진

갓난아이나 어린이에게 갑자기 발진이 생기면 우선 급성전염병
(急性傳染病)이라고 보아야 한다. 그러므로 딴 아이들에게 병을
옮기지 않도록 해야 한다.

여기서는 가정에서 일반적으로 식별할 수 있는 발진과 증상에
대하여 이해하기 쉽게 요약하여 설명하고자 한다.

① 홍역(紅疫)

감기가 평소보다 심하게 들었을 때의 증상이 나타나고 위에서
밑으로 퍼지는 빨간 발진이 생기면 홍역이 틀림없다. 전에는 홍역

폐렴(紅疫肺炎)을 두려워했으나 요즘에는 항생물질이 있으므로 그다지 걱정할 필요는 없다. 환기를 하여 공기를 맑게 하고 너무 두텁게 입히지 않는 것이 좋다.

② 풍진(風疹)

발진이 생기는 형태는 홍역과 비슷한데, 감기 증상이 없으면 풍진으로 보아도 무방하다. 발진은 3~4일만에 낫는다. 풍진일 때는 목이나 머리 뒷쪽의 임파선이 붓는다. 큰 치료를 하지 않아도 얼마간의 시일이 지나면 자연 치유된다

③ 성홍열(猩紅熱)

몸에 열이 오르고 또한 전신에 붉은 반점이 생겨서 하룻만에 온몸에 퍼진다. 성홍열은 연쇄구균(連鎖球菌)의 감염으로 일어나는데 항생물질을 쓰면 쉽게 치유된다.

④ 수두(水痘;작은마마)

처음에는 가벼운 감기처럼 앓는 증세를 보이다가 차츰 얼굴·머리·가슴·등에 붉은 반점이 생겼다가 수포(水疱)로 변한다.

(3) 발진이 생기는 원인

발진은 일종의 피부조직의 변화인데 특히 급성전염병의 진단에 중요하다. 발진이 나타나는 상태나 모양에 따라 질병을 진단할 수 있으며 또 적절한 처치를 하는 실마리가 된다.

최근에는 복용하고 있는 약물에 의한 발진(약진)이나 화장품의 부작용으로 인한 발진 등도 많으므로 주의를 요한다.

(4) 발진이 났을 때의 올바른 처치법

첫째, 피부를 긁거나 만져서 상처를 내지 않는 것이 중요하다. 특히 수포나 구진이 생긴 부분은 조그마한 상처도 위험하다. 잠을 자면서 무의식 중에 긁는 경우도 있으므로 가능한 한 손톱을 짧게 깎고 어린이의 경우는 장갑을 끼게 하고 잠을 재운다.

둘째, 옷 특히 속옷은 자극이 있는 것을 입지 않아야 한다. 속옷이나 겉옷 모두 면제품이 좋고 화학섬유나 털옷은 피한다.

셋째, 음식은 자극이 있거나 기름기가 있는 것은 피한다.

넷째, 배변을 고르게 하고 변비가 있으면 완화제(緩下劑)를 투여하거나 관장(灌腸)을 한다.

다섯째, 피부 점막을 깨끗이 한다. 분비물이 많이 나오므로 깨끗이 닦는 한편 건조해지지 않게 주의한다. 분비물이 묻은 속옷은 전염성이 있으므로 소독 처리한다.

여섯째, 증상이 전신적으로 일어나는지, 어떤 증상을 주로하는지 잘 관찰한다.

◼ 복통(腹痛)의 종류와 처치방법

복부, 즉 뱃속에 있는 내장에서 발생하는 모든 통증을 복통이라고 한다. 그러나 복통은 우리가 예상치 못한 여러 가지의 다른 원인에 의해서 일어나기 때문에 그런 사항도 염두에 두어야 한다.

우리들이 복통의 원인으로 생각할 수 없는 가장 대표적인 질병에 노인의 심근경색(心筋梗塞)이 있다.

고령인 어른들이 명치가 아프다고 하거나 가슴앓이로 오랫동안

고생하는 것은 흔히 볼 수 있는데 이때에는 누구나 위장병을 연상하지만 때로는 심근경색의 징후일 때도 있다.

또 어린이가 배가 아프다고 할 때는 때로 가슴쪽이 아플 때가 흔히 있다. 또 척추의 이상에서 일어나는 것, 연중독(鉛中毒)이나 뱃속의 동맥경화증, 때로는 히스테리 따위로 복통을 일으키는 수도 있다.

(1) 명치가 아플 경우, 위장병을 의심하라

명치가 아프다고 할 때 가장 흔한 경우는 위장의 질환에 따른 것이다. 그 밖에 담낭(膽囊) · 췌장(膵臟)의 병이나 충수염(蟲垂炎) 초기에도 명치가 아프다. 극단적으로 말하면 복부의 병은 그 종류를 막론하고 명치가 아프다고 생각하면 된다.

이 부위에는 태양신경총(太陽神經叢)이라는 신경세포의 집단이 있으며 뱃속의 병변은 거의 모두가 이것에 반영(反映)되기 때문이다. 말하자면 회사의 본점이 명치 부분에 있고 지점들이 모두 여기에 연결된다고 생각하면 된다.

이른바 위경련이란 것도 잘 살펴보면 급성위염(急性胃炎), 위 · 십이지장궤양, 담석증(膽石症), 급성췌염(急性膵炎), 급성충수염(急性蟲垂炎) 등이 있다.

(2) 이런 점에 유의해서 복통을 살핀다

배가 아프다고 흔히 말하지만 통증이 있는 부위는 각각 다르다. 명치만이 아픈지, 왼쪽 혹은 오른쪽인지, 배꼽 근처인지, 하복부의 오른쪽인지, 왼쪽인지, 아픈 곳이 여기저기 이동하는지 등을 의사에게 명확하게 알려 주는 것이 중요하다.

또한 복통이 때때로 발작적으로 일어나는가, 혹은 언제나 조금씩 둔통이 계속되는지, 배뇨나 배변시에 어떤 통증이 느껴지는지, 식사와의 시간적 관계는 어떤가 등을 분간할 수 있으면 병의 진단에 상당히 도움이 된다.

아울러 다음의 3가지의 경우는 복통이 어떤 질병으로 인한 것인지 판단하는데 있어서 결정적 계기가 되므로 주의해서 살피도록 한다.

① 구역질 · 구토(嘔吐)의 유무

구토를 하였을 때는 반드시 토한 것을 세면기 위에 받아 그 내용을 관찰해 두는 것이 좋다.

② 열(熱)의 유무

열이 약하게 나더라도 복통의 어느 상태와 연결이 되는지 살펴야 한다. 예를 들면 위 · 십이지장궤양에서는 열은 그다지 없지만 담석증(膽石症)이나 췌염(膵炎), 충수염이라면 가볍지만 열이 나는 수가 많다.

③ 배변 상태

설사가 있으면 하루에 몇 차례정도 화장실을 가게 되는지 또한 변의 상태가 어떤지를 살피도록 한다. 또 지금까지 규칙적으로 배변을 했는데 갑자기 변비가 시작된 일은 없는가를 의사에게 알릴 필요가 있다.

(3) 복통이 일어났을 때의 올바른 처치법

첫째, 긴급을 요하는 것인지 어떤지를 판단한다. 본인 생각으로도 복통 이외의 심한 증상이 있는 경우는 서둘러 의사의 진찰을 받도록 한다.

둘째, 위(胃) 부분이 심하게 아플 때는 위장이 놓일 높이쯤의 등뼈 좌우를 엄지손가락 또는 손바닥으로 비교적 세게 압박한다.

셋째, 음식물을 먹은 직후에 아플 때에는 빨리 배변하도록 한다. 아랫배를 장의 주행(走行)에 따라 마사지를 하여 배변이 잘 되도록 도와 준다(오른쪽 아래→오른쪽 위→왼쪽 아래로).

또 필요할 때는 관장(灌腸)을 하여 배변케 한다. 배변 후에는 가능한 한 복부를 따뜻하게 한다.

넷째, 때때로 통증이 일어나는 사람은 식사를 한 시간적 관계나 음식물과의 궁합 여부를 생각하고 여자의 경우는 월경 주기와의 관계 등을 생각하여 원인을 찾도록 한다.

다섯째, 통증이 사라진 뒤에는 식사에 주의하여 소화가 잘 안 되는 것, 지나치게 기름기가 많은 것은 피하고 식사량을 줄인다.

여섯째, 설사가 심할 때는 점액(粘液)·혈액(血液) 등이 섞여 있는지 어떤지를 살펴본다. 아울러 탈수증상(脫水症狀)을 일으키지 않도록 끓여서 식힌 물을 준다.

일곱째, 목욕은 열·설사·구토가 따를 때는 삼가야 하지만 변비가 원인인 복통이라면 오히려 효과적이므로 샤워를 자주 한다.

■ 부종(浮腫)이 생기는 원인과 처치방법

(1) 부종인지 아닌지를 판단하는 방법

부종이란 쉽게 말해서 얼굴이나 손발, 몸이 붓는 것으로서 의학적으로는 신체에 함유된 액체의 양이 비정상적으로 불어나서 피부 아래에 괴어 있는 상태를 말한다.

이때 괴어 있는 액체는 모두 혈관 속에 있어야 할 혈액 중의 수분이 어떤 신체상의 부조화로 인해 혈관 밖으로 새어 나온 것이다.

그렇다면, 자신의 몸에 부종 증상이 있는지, 없는지를 어떻게 가려낼 수 있을까?

체중이 비정상적으로, 그것도 갑자기 불어났다든가 오줌의 양이 줄었다든가 하는 것에 의해 부종이 있다는 것을 알 수 있다.

대개 왼쪽 다리의 정강이 부분의 밑에 뼈가 있는 곳을 왼쪽 엄지손가락으로, 직각 방향으로 30초동안 눌러 보아 움푹 들어가서 금방 나오지 않으면 부종이 있다는 의미로 판단한다.

그 외에도 거울을 보아 눈꺼풀이 푸석푸석하거나 장갑이 꼭 낀다든가 양말을 신기가 불편하다든가 또는 갑자기 구두가 너무 꼭 끼거나 하는 증상도 부종을 판단할 수 있는 근거가 된다.

(2) 부종은 왜 생기게 되는가

피부 밑에 여분으로 괴는 액체는 모두 혈관에서 새어 나온 것이다. 따라서 왜 부종이 생기는지를 알려면 왜 혈관에서 수분이 새어 나오는가를 알게 되면 분명해진다.

첫째, 혈액 중의 단백질이 비정상적으로 줄어들면, 혈관 속에 수분을 머물러 있게 할 힘이 약해져서 자연히 수분을 혈관 밖으로 내보내는 결과가 된다.

예컨대 신장이 네프로제란 병에 걸리게 되면 많은 단백질이 배뇨시 오줌으로 빠져나가기 때문에 혈중단백질이 저하되고 부종이 나타나게 된다.

둘째, 심장의 힘이 약해져서 정맥을 매개체로 하여 심장으로 돌아오는 혈액을 전신으로 밀어낼 수 없게 되면 심장보다 상류쪽에 혈액이 괴어 있게 된다.

심장의 오른쪽, 즉 우심방(右心房) · 우심실(右心室)의 펌프 작용이 약화되면 전신의 정맥 속의 압력이 높아져서 끝내는 혈액 중의 수분이 혈관 밖으로 나가 버린다. 그래서 심장병에서 오는 부종이 나타나게 된다.

셋째, 각종 호르몬 중에서 소변의 양을 감소시키는 작용을 하는 호르몬(부신피질호르몬의 일종)이 과잉상태가 되면 부종이 생긴다.

(3) 부종이 생기는 질병은 어떤 것인가

보통 부종은 전신적으로 나타나는 경우와 신체의 어느 국소에만 나타나는 경우의 두 가지가 있는데, 여기서는 전신적인 부종에 대해서만 알아 보기로 한다.

① 심장병에서 오는 부종

심장의 펌프 작용이 약화되면 그로 인해서 정맥계에 울혈이 생기고 그 때문에 정맥 속의 혈액의 압력이 높아져 부종이 생긴다. 또 심장에서 밀려 나온 혈액의 양이 감소되기 때문에 자연히 신장으로 보내야 할 혈액량이 줄게 된다. 따라서 이로 인해 염분의 배설이 제한되고 몸이 붓게 된다.

또한 심장병인 때의 부종은 대개 중력에 따라 신체의 하부 즉,

서 있으면 다리에서부터 부종이 나타나는 게 특징이다.

② 신장병에서 오는 부종

신염(腎炎)에 걸려 있을 때는 신장 속의 사구체(絲毬體)라고 하는 혈액 여과기(濾過器)의 장해 때문에 소변의 양이 줄어 부종이 생긴다.

네프로제에 걸리면 소변을 통해 대량의 단백질이 빠져 나가고, 그 결과 저단백혈증(低蛋白血症)이 생기므로 부종이 일어난다.

한편 신장병에서 오는 부종은 얼굴이 붓는 경향이 있다.

③ 영양실조에서 오는 부종

영양이 저하되면 혈액 속의 단백질의 농도가 내려가서 부종이 생긴다. 암이나 빈혈과 같은 병이 중증으로 진행한 경우, 그런 질환들의 말기에 나타나는 부종이 이것이다.

④ 월경 전에 생기는 부종

배란이 있으면, 그 뒤 다음 번 월경까지 황체호르몬이 생성(生成)된다. 이 호르몬의 작용으로 부종이 생긴다. 그러나 이런 부종은 그저 생리적인 현상이므로 걱정할 필요가 없다.

⑤ 갑상선 기능저하에서 오는 부종

얼굴이 붓는 것과 아울러 체중이 불어난다. 이때의 부종은 다른 병에서 오는 부종과 달라서 점액 성분이 많은 액체가 피하에 괴므로 눌러도 그 부위가 움푹 들어가거나 하지는 않는다.

(4) 부종이 생겼을 때의 올바른 처치법

첫째, 어느 정도로, 어디가 가장 심한가를 주의깊게 살핀다.

둘째, 심신의 안정과 보온에 신경을 쓴다.

셋째, 수분 섭취는 바로 전날의 소변량 이내가 적당하며 양질(良質)의 단백질을 충분히 섭취한다.

넷째, 피부 점막의 청결을 유지하고 상처를 내지 않도록 주의한다.

다섯째, 누워 있는 환자는 욕창(褥瘡)이 생기지 않도록 주의한다.

여섯째, 식염을 제한하는 목적은 나트륨(부종이 생기는 원인과 관계가 있음)을 줄이는 데 있으므로 중탄산(重炭酸) 나트륨을 포함하는 것도 피한다(시판되는 위산제는 나트륨을 포함한 것이 많으므로 피한다).

◪ 요통(腰痛)의 원인과 처치방법

허리의 통증, 즉 요통이 일어나는 원인은 여러 가지가 있다. 뼈와 관련된 정형외과적인 병은 물론이려니와 내과나 산부인과, 비뇨기과 등의 광범위한 과(科)의 질병과 관련되어 있다.

요통의 원인과 처치법을 살펴보면 다음과 같다.

(1) 정형외과적인 사유로 일어나는 요통

네 발로 기어다니는 유인원(類人猿)을 거쳐 현대의 사람의 체형으로까지 진화(進化)해 온 것을 생각해 보면 몸의 중축(中軸)인 척추골의 구조에 상당히 큰 변천이 있었음을 알 수 있다.

특히 인간의 몸을 받치고 있다는 의미에서 요추(腰椎)와 선추 (仙椎)는 커다란 부담을 안고 있다고 할 수 있다. 다시 말해서 기계적으로 보아 최대의 약점을 안고 있는 것이 바로 허리와 등뼈이다.

뛰어난 정형외과의사일 경우엔 환자에게 병상(病狀)을 묻고 진찰·검사를 하면 20종 이상에 미치는 원인 질환을 구별할 수 있다고 한다.

문제는 이 요통이 정형외과 전문의에게 먼저 보여야 되는지 어떤지를 판별하는 일이다.

그러나 역시 처음에는 내과의(內科醫)에게 상의해서 진찰을 받고 어느 과의 전문의에게 보여야 되는가를 결정하는 것이 최선의 방법이라 할 수 있다.

(2) 내장(內臟)의 질환으로 인한 요통

우리들이 알고 있듯이 허리의 통증, 즉 요통은 반드시 정형외과적인 병만이라고는 할 수 없다. 소화기계통의 병은 물론이거니와 산부인과 질환 혹은 비뇨기과 질환으로도 요통을 앓을 수 있다. 극히 흔한 만성충수염(慢性蟲垂炎)에서도 요통이 일어나는 수가 있다.

복부의 내장으로서는 위장·담낭(膽囊)·췌장(膵臟)의 병일 때에 요통이 있으며 비뇨기과 질환에서는 신장(腎臟)·요관결석(尿管結石) 또는 전립선(前立腺)의 종양(腫瘍) 등으로 요통이 생긴다.

요통이 있어서 정형외과를 찾아갔다가 이어 내과로 되돌아온 환자라면 몸의 어딘가에 악성종양(惡性腫瘍)이 생겨 그것이 요추

(腰椎)로 전이(轉移)했다든가 또는 다발성골수염(多發性骨髓炎)이라는 질환이 있음을 생각할 수 있다. 때로는 당뇨병이 발견되는 수도 있다.

어쨌든 요통은 하나의 증상이며 그 원인이 되는 병은 여러 가지이며 또한 폭도 넓다는 것을 충분히 인식해서 대처한다.

(3) 요통이 있을 때의 올바른 처치법

첫째, 원인을 찾아내어 통증의 상태를 살피는 것이 급선무이다. 서거나 앉거나 할 때, 걸을 때에 아픈가 또는 아무 일도 하지 않아도 허리에 묵직하고 참기 힘든 통증이 있는가를 관찰하여 의사가 원인을 명확히 규명할 수 있도록 도움을 주는 게 좋다.

움직이면 아플 때는 될 수 있는 대로 심하게 몸을 움직이지 말고 상태를 본다.

둘째, 보온(保溫)에 유의한다. 허리 부분만 따뜻하게 할 것이 아니라 하반신 전체를 차게 해서는 안 된다.

셋째, 일상 생활에서 허리 부분을 움직이는 동작(일)은 삼간다.

잠잘 때의 요는 딱딱한 것(얇은 것)을 깔게 하며 침대를 사용할 때는 지나치게 푹신한 것은 해로우므로 피해야 한다.

넷째, 코르셋 등의 보조구(補助具)를 사용할 때는 그 때문에 피부가 상하지 않도록 주의하며 여름에는 습진에도 주의해야 한다.

■ 의식장해가 일어나는 원인과 처치방법

(1) 의식장해의 의미

주변의 여러 가지 자극에 대해 그것을 감각적으로 느끼고 그것에 대하여 모종의 반응을 나타내는 상태를 의학적으로 '의식이 있다'고 표현한다.

그런데 주변에서 아무리 자극을 주어도 그것에 대한 별다른 느낌이 없고 인식의 기미가 없을 때는 '의식장해'가 있다고 판단하게 된다.

예를 들어 이름을 불렀을 때 아무런 대답이 없거나 피부를 꼬집어도 별다른 반응을 나타내지 않을 때는 의식이 멍해졌다거나 의식이 없다고 말한다.

외부로부터 어떤 자극을 주어도 전혀 반응을 보이지 않는 상태가 혼수상태인데 의식장해가 가장 심해지면 바로 이와 같이 혼수상태로 빠진다.

의식장해에는 여러 가지의 단계가 있고 또 의식장해를 일으키는 질병 또한 몇 가지로 구분된다.

(2) 의식장해를 가져오는 질병

높은 열로 인해서 가위눌리는 경우 외에는 뇌졸중(腦卒中) · 뇌의 외상(外傷) 또는 요독증(尿毒症) · 심한 당뇨병 · 일산화탄소 중독 등을 들 수 있는데 여기서는 뇌졸중에 관해서만 설명하기로 한다.

뇌졸중이란 갑자기 의식장해를 일으켜 졸도를 일으키는 발작증세를 말하는데 어떻게 보면 몹시 막연한 용어가 아닌가 싶다. 의학적으로 뇌졸중이라고 하면 뇌출혈과 뇌경색(腦梗塞) 및 지주막하출혈(蜘蛛膜下出血)을 총칭해서 말한다. 다시 말해서 중추신경계의 혈관장해라고 생각하면 된다.

교통사고에 의한 외상(外傷)이나 그 밖의 원인으로 머리에 심한 타격을 받았을 때는 일시적으로 의식을 잃는 수가 있다. 뇌나 두개골에 아무런 상처가 없으면 뇌진탕, 뇌에 상처가 있으면 뇌좌상(腦挫傷), 혈관이 파괴되어 뇌에 압박이 있으면 뇌압박이라 한다.

주의해야 할 것은 뇌좌상이나 뇌압박의 경우 외상 직후에는 별일이 없지만 몇 시간 혹은 여러 시간이 지나는 동안 서서히 의식장해가 일어날 때가 있다는 점이다. 그러므로 머리에 타격을 입었을 때는 한두 시간 안정을 취하면서 어떤 경과로 진행되는지를 관찰해 보아야 한다.

또한 일시적으로 의식장해를 일으키는 질환도 있는데 간질(癎疾)이 대표적이다. 간질은 일반적으로 전신 경련이라는 발작으로 시작되는데 경련에 대해서는 앞의 '경련'항에서 이해했으리라고 여긴다. 아울러 심장의 정지 상태가 일어날 경우에도 역시 의식이 없어진다.

(3) 의식장해가 있을 때의 올바른 처치법

첫째, 우선 안정을 취하게 한다. 옷을 느슨히 풀어 주고 몸을 따뜻하게 하여 편안히 쉬게 한다.

둘째, 질식의 예방을 위하여, ① 얼굴을 옆으로 돌리고 베개를 뺀다, ② 옆으로 돌릴 수 없을 경우에는 혀를 빼어 가아제로 싸고, 나무젓가락 따위로 아래 위에 걸쳐 묶어 놓는다, ③ 의치(義齒)는 빼 놓는다.

셋째, 의식을 차리게 한다고 뺨을 때리거나 몸을 흔들지 말고 조용히 눕혀 둔다.

넷째, 의식장해의 정도, 호흡이나 맥의 상태, 경련의 유무를 관찰한다.

다섯째, 마비가 일어났을 때는 수족의 근육이 오그라들지 않도록 조치한다.

여섯째, 의사가 링거 주사할 때는 사고가 없도록 조심한다.

■ 자율신경계 질환의 발병과 처치방법

(1) 자율신경이 동요를 일으키는 이유

의학의 눈부신 진보와 첨단의료기기의 발달로 인해 인공장기나 인공이식이 진보하고 의용전자적(醫用電子的) 진단법이 선을 보임에 따라 육체에 대해서는 모두 기계에 맡기면 연명할 수 있다고 착각하고 있는 사람들이 늘어나고 있다.

그러나 진정 그것들이 만능은 아니다. 자율신경적인 질환, 즉 기능적(機能的)인 병도 많다는 것을 알아 두어야 한다.

우리들의 몸은 자율신경계·내분비계·면역계(免疫系) 등의 자율계에 의해 지배되고 있기 때문에 심신에 관한 한 그리 쉽게 병에 걸리지 않도록 되어 있다.

그러나 전혀 예기치 않았던 병적 상태가 나타나 'XX질환'이라고 밝힐 수 있는 육체의 병 외에 어떤 '병'이라고 명확히 진단할 수 없는 몸의 이상도 나타난다.

자기도 예상치 않은 긴급사태(스트레스)가 몸에 가해지면 우리들의 몸은 곧 하나의 진동반응(振動反應)을 나타내기 시작한다.

이 진동반응을 잘 분석한 결과, 이런 반응을 일으키는 결정적인 계기는 자율신경의 동요임이 밝혀졌다.

(2) 스트레스에 의한 자율신경계의 질환

우리들의 몸은 스트레스와 같은 자극에 대하여 몸 내부의 환경을 늘 일정하게 유지하려는 조절의 폭을 가지고 있어서, 어느 정도의 진폭(振幅)이 생겨도 늘 원상으로 회복하도록 되어 있는데 이것이 바로 몸의 항상적(恒常的) 기능, 즉 호메오스타시스이다.

그러나 스트레스가 너무 세거나 약한 자극이라도 그것이 반복적으로 가해지거나 몸이 허약하거나 어떤 병이 있어서 반응성진폭(反應性振幅;호메오스타시스)이 좁아졌을 경우는 적응하지 못하고 사망하게 된다.

이처럼 스트레스를 이기고 적응하려는 노력이 심신에 오히려 마이너스가 되어 큰 문제를 일으키는 수도 있다. 따라서 스트레스에 대해서 이와 맞서 흥분제를 복용하면서 일상생활을 유지하는 것이 좋은지, 혹은 스트레스를 풀기 위하여 번잡한 현실에서 도피하는 것이 좋은지를 판단하는 것은 때와 경우에 따라 다르다

(3) 자율신경계 질환이 일어나는 이유

자신의 의사에 따라 손을 움직이거나, 옆을 바라볼 때 등에 관계하는 신경을 체신경(體神經;수의신경계)이라고 한다.

이것은 뇌졸중(腦卒中)이나 이른바 신경질환(소아마비 등)인 경우에 문제가 된다.

이에 대해서 자율신경계(自律神經系;불수의신경계 또는 식물신경계)는 우리들의 의사와는 관계 없이 심장 등 내장의 작용을 조절하며 생명과 영양을 관장하는데 자율신경계는 이미 150년 전에 프랑스의 피사에 의해 발견되었으나 이것이 일으키는 병적인 영향에 대해서는 일반인들의 관심이 미치지 못하고 있다. 그렇다면 어떤 이유로 자율신경계에 문제가 생기는지 알아 보기로 한다.

① 교감신경과 부교감신경과의 균형이 무너졌을 때

이 두 자율신경계는 서로 대항하여 작용한다. 그런데 작용하는 기관에 따라서 교감신경이 왜 좀더 활동적이고, 부교감신경이 억제적으로 작용하는가 또는 그 반대인가의 문제가 밝혀지지 않았으며 아울러 이런 작용의 차이가 어디에서 비롯되었는지도 규명되지 않았다. 그러나 효과기(效果器)끼리 서로 잘 작용하여 균형을 이루고 있다는 사실은 이미 밝혀져 있다.

예를 들면 타액선(唾液腺)의 경우, 교감신경이나 부교감신경에 의해 서로 대항(對抗)하지 않고 자극을 받을 수 있다.

또 복통이 위나 장의 심한 수축으로 일어나는 수가 있는데, 이때 치료약으로 부교감신경차단제를 먹으면 통증이 가라앉는다. 그러나 과용하면 방귀가 나오지 않거나 눈이 부셔서 물체를 볼 수 없게 된다. 이것은 부교감신경차단 효과가 위장뿐만 아니라 방광(膀胱)이나 동공(瞳孔)에도 작용했기 때문이다.

이와 같이 교감신경과 부교감신경의 평형(平衡)이 깨어졌을 때는 여러 가지 병적반응이 나타나게 된다.

그것이 처음에는 혈관성(血管性)의 일과성(一過性) 반응일지라도 되풀이되어 나타나면 위장 출혈이나 심근경색(心筋梗塞)처럼 육체적인 내장병변(病變)으로 되어서 질병의 시초가 된다.

작용하는 기관	부교감신경	교감신경
장관(腸管)	활동	억제
기관(氣管)	협착(狹窄)	확장
방광(膀胱)	수축(收縮)	이완
동공(瞳孔)	수축	확장
타액선(唾液腺)	분비(分泌)	특수한 분비
심장(心臟)	억제	수축
혈관(血管)	확장	수축
평활근(平滑筋) 괄약근(括約筋)	이완(弛緩)	수축

② 자율신경의 훈련

프랑스 파리의 쇼사르는 '자율신경계에 대한 특별한 섭생법(攝生法)은 없다. 우리들의 기관의 기능을 조절하여 장수를 보증하는 것은 전신적인 섭생뿐이다. 자연스러운 생활, 즉 충분한 운동을 하고 신선한 바깥 공기를 충분히 들이마시며 밤에 일정한 시간에 충분한 수면을 취하여 규칙적인 생활을 할 것, 또 편식을 하지 말고 변비에 걸리지 않도록 한다. 그리고 과민한 감동이라든가 식물신경에 해로운 과도한 성행위나 도착(倒錯)된 성행위를 삼갈 것, 그 밖에 술·담배·진통제·수면제·흥분제와 같은 독물을 금한다. 그렇게 함으로써 비로소 식물신경(자율신경)을 평형 상태로 잘 유지할 수 있으며 이것이 건강을 유지하는데 절대적으로 필요한 조건이다'라고 말하고 있다.

한마디로 지나친 보호나 무리(과신)도 좋지 않으며 늘 자율신경의 훈련에 힘써야 한다는 것을 강조하였다.

■ 출혈경향(出血傾向)의 원인과 처치방법

(1) 출혈경향이란 무슨 의미인가

혈액은 응고(凝固)하는 것이 원칙이기 때문에 정상적인 사람이라면 피부를 약간 다쳤다고 해서 출혈하는 일은 없다. 아울러 잇몸에서 출혈하는 일도 없다. 그리고 피부에 약간 상처가 났더라도 조금 있으면 출혈이 멎는다.

그러나 아무 일도 없었는데 피하출혈반(皮下出血斑)이 생기거나 잇몸에서 출혈이 있거나 출혈이 잘 멎지 않는 병적 상태가 있다. 이와 같은 것을 통칭하여 출혈경향이라고 하는데 전문 용어로는 출혈성소인(出血性素因)이라고 한다.

(2) 출혈경향이 생기는 원인

혈액 그 자체에 출혈의 원인이 있는 경우와 혈액에 원인이 있는 경우의 두 가지로 나눌 수 있다. 혈액은 혈관 속을 흐르고 있으므로 혈관이 파열되면 출혈하는 것은 당연하지만 혈관이 파열되지 않고도 자연히 혈액이 혈관에서 새는 수가 있는데 다음과 같은 경우가 그에 해당된다.

첫째, 혈관벽에 어떤 결함이 있는 경우.

둘째, 혈액 그 자체의 어떤 결함으로 혈관벽에 이상이 생겨서 출혈하기 쉬운 경우가 있다.

또한 혈액에 결함이 있는 경우로는 혈액 성분의 하나인 혈소판(血小板)이 적어지는 경우와 혈구(血球)가 부유(浮遊)하고 있는 혈장(血漿)이라는 성분에 포함되어 있는 혈액을 응고(凝固)시키는 여러 가지 인자(因子)에 이상이 있는 경우도 해당된다.

(3) 출혈경향을 일으키는 질병

① 혈관장해에 의한 출혈경향

모세혈관의 막(膜)을 이루고 있는 세포끼리의 틈에서 혈액이 새는 것이다. 이것은 젊은 여성에게 흔히 볼 수 있는 것으로서 피부를 좀 다치면 멍이 드는 것을 말한다. 또 고령자층에서는 손등에 잘 나타난다. 그러나 그다지 우려할 상황은 아니다.

② 혈소판 감소에 의한 출혈경향

혈소판의 수는 혈액 1입방 mm 중에 20~30만쯤 있다. 이것이 5만 이하로 감소하면 출혈하기 쉽다. 혈소판감소성자반병(血小板減小性紫斑病)이라고 하는데 원인이 불확실한 것, 백혈병(白血病)이나 재생불량성빈혈(再生不良性貧血)에 의한 것이 있다.

③ 응고인자의 이상에 의한 출혈경향

혈액이 응고하는데는 여러 가지 인자가 관계하며 복잡한 과정을 거친다. 그러나 이런 응고분자가 결핍되면 출혈경향이 일어나는데 그 대표적인 것이 혈우병(血友病)이다.

(4) 출혈경향이 있을 때의 올바른 처치법

첫째, 출혈하지 않도록 일상생활에서 매우 조심하되 다음의 5가지를 준수한다. ① 상처를 내지 말 것. ② 심하게 압박하지 말 것. ③ 칫솔은 딱딱한 것을 피할 것. ④ 전신 운동은 삼가할 것. ⑤ 넘어지거나 타박(打撲)에 의하여 상처를 입지 않도록 일상행동에 조심할 것.

둘째, 음식은 소화가 잘 되는 질이 좋은 단백질 식품과 비타민 C·K·P·A를 많이 함유한 것을 섭취한다(굴·시금치·피망·해초류·달걀·동물의 간·어육 따위).

셋째, 피부나 점막(粘膜)을 늘 살펴보아 내출혈(內出血)·피하출혈(皮下出血)의 유무나 정도를 관찰하여 광범위하게 나타날 경우는 전문의한테 정밀 검사를 받는다.

넷째, 출혈이 있을 때는 그 정도를 관찰한다. 여자의 생리도 특히 주의한다.

■ 토혈(吐血)·각혈(喀血)의 원인과 처치방법

(1) 토혈과 각혈의 의미

토혈이란 상당히 많은 양의 피를 토하는 것이며 각혈은 폐를 포함해서 공기의 통로, 즉 기도(氣道)에서 피가 밖으로 나오는 것을 말한다.

토혈과 각혈은 대개의 경우 혼동하는 일이 없으나, 간혹 어느 쪽인지 판단할 수 없는 때도 있다.

(2) 토혈을 일으키는 질병 및 토혈의 상태

토혈하게 되는 경우는 대개 위·십이지장궤양을 생각하지만 반드시 그렇다고만은 할 수 없다. 간경변인 때 나타나는 식도 주위의 정맥류(靜脈瘤) 파열이나 또는 술을 과음한 뒤에 볼 수 있는 위염(胃炎)의 출혈 및 기타 여러 가지의 원인이 작용하여 토혈이 일어난다는 사실을 기억하자.

토혈한 피의 빛깔은 원래 암적색(暗赤色)을 띠고 있다. 그것은 피의 빨간 빛깔의 근본인 헤모글로빈(혈색소)이 위액 속의 염산과 섞여 염산헤마틴이란 물질이 되기 때문이다. 그래서 토혈의 빛깔이 암적색 또는 암갈색이면, 위 속에 피가 일정 시간 머물러 있었다는 증거가 된다.

이에 비해서 간경변(肝硬變)인 때, 가끔 볼 수 있는 식도로부터의 출혈은 이따금 선홍색을 띠는 수도 있다.

토혈 중에서 약간 특색이 있는 것은 마치 커피 찌꺼기 같은 것을 토할 때이다. 이것은 위에서의 소량의 출혈이 있은 뒤 일정 시간 위 속에 머무른 다음 토혈한 경우인데, 위암(胃癌)인 때 볼 수 있는 현상이다.

보통 환자들은 자신이 토해낸 것에 피가 섞인 것을 보고 매우 놀라고 마는데 원인을 알면 그리 겁낼 것도 없다. 다만 토혈이 심하면 치명적이 되므로 결코 방심해서는 안 된다.

(3) 각혈(咯血)의 정도와 분류

담(痰)의 표면에 점상(點狀) 또는 선상(線狀)으로 피가 섞여 있는 혈담의 정도에서, 폐 속의 공동(空洞)의 벽이 파손되거나 기관지궤양이 진행해서 비교적 큰 혈관이 손상되어 때로는 1리터 이상이나 각혈하는 수도 있다.

각혈만으로 죽게 되는 경우는 극히 드물지만 때로는 굳은 핏덩이가 기도를 막는 바람에 소위 질식사를 일으키는 사례도 없지 않은데 각혈은 다음 두 가지로 분류할 수 있다.

① 호흡기계에 질병이 있을 때

가장 흔한 것은 예전에는 폐결핵이었으나 지금은 오히려 기관지확장증(氣管支擴張症)인 경우가 많은 것 같다. 중년 이후에는 때로 폐암인 경우도 있으므로 주의해야 한다.

② 호흡기계 이외의 질병

예컨대, 갑자기 심장의 작용이 약해져서 폐에 울혈이 생기게 되면 그것이 각혈이 되어 나오는 수가 있다.

(4) 토혈과 각혈에 대한 올바른 처치법

첫째, 갑자기 붉은 피를 보기 때문에 놀란 나머지 당황하게 되는데 침착하게 처치하도록 한다(각혈은 돌발적으로 일어나는 수가 많다).

둘째, 혈액이 콧구멍을 막지 않도록 주의하며 토혈인 경우는 기도 속, 각혈일 때는 식도 속으로 들어가는 것을 막아야 한다.

셋째, 안정시켜야 한다. 토혈인가 각혈인가를 판별한 후에 토혈이면 위장을 안정시키고 각혈이면 호흡 운동의 안정에 힘써야 한다.

특히 기침·재채기·딸꾹질의 유발을 막아야 한다.

토해낸 양과 그 상태를 살핀다. 그릇을 미처 마련하지 못했을 때, 이불이나 침대 시트같이 흰 천에 묻은 혈액은 실제보다 많게 생각하기 쉽기 때문에 이를 감안하고 있어야 한다.

쇼크에 주의해야 한다. 갑자기 많은 양의 혈액을 손실한데다가 정신적인 영향이 겹쳐 쇼크를 일으키기 쉬운 상태이므로 특히 보온에 조심하고 정신적으로 안정을 되찾도록 노력한다.

◢ 현기증의 원인과 처치방법

(1) 현기증이 일어나는 원인

현기증이라 해도 몸의 주위의 물건이 빙빙 도는 회전성(回轉性)의 현기증과 어질어질하거나 눈앞이 캄캄하게 느껴지는 현기증이 있다.

내이(內耳)는 소리를 듣는 와우(蝸牛)라는 부분과 신체의 균형을 느끼는 전정기(前庭器) 및 삼반규관(三半規管)으로 이루어져 있다.

전정기와 삼반규관이 건강하면 눈을 감고 가만히 서 있을 수 있으나, 이 부위에 어떤 문제가 생기면 어지러워 움직이지 못하게 된다.

그리고 내이뿐만 아니라 소뇌(小腦)의 질병이나 눈병으로도 현기증이 난다.

(2) 현기증을 일으키는 질병

귀 안쪽에 모종의 병이 나면 현기증을 일으키게 된다. 그 가운데 유명한 것이 메니에르병인데 현기증·난청(難聽)·구토의 세 가지가 큰 증상이다.

몸의 균형을 잡는 미로(迷路)의 내임파액(內淋巴液)의 압력이 높아졌을 때 일어난다. 이와 비슷한 증상은 고혈압·저혈압인 사람과 자율신경(自律神經)이 불안정한 사람에게도 잘 일어난다. 이와 같은 증상을 메니에르증후군(症候群)이라고 말할 때도 있다.

그러므로 메니에르증후군이라고 진단이 내려졌을 경우는 그 원인이 귀 안쪽 그 자체에 있는 메니에르병 때문인지, 귀 안쪽 외에 다른 병이 있는지 명확히 구분할 필요가 있다.

한편 스트렙토마이신의 중독·뇌종양(腦腫瘍)·소뇌의 질병 등으로도 현기증이 일어난다.

일상적으로 흔히 느끼는 것은 어지럼증이 느껴지는 증상인데 심신이 극도로 피로했을 때나 갱년기장해·뇌동맥경화증(腦動脈硬化症)·빈혈, 때로는 고혈압 때문에 혈압조절제(血壓調節劑)를 복용하고 있을 때에도 가끔 일어난다.

(3) 현기증이 일어났을 때의 올바른 처치법

첫째, 일단 안전한 장소에서 정지한다. 눈을 가만히 감고 있되 될 수 있는 대로 직사광선을 피한다.

둘째, 베개를 베지 말고 몸을 따뜻하게 하여 가만히 누워 있게 한다. 맥박에 주의하면서 가끔 현기증이 일어나는 경우는 의사의 진찰을 받아 원인을 알아 둔다.

셋째, 갑자기 머리를 움직이는 동작은 평소부터 삼가한다. 또 수면 부족이나 몸이 피로할 때 일어나기 쉬우므로 일상 생활에 조심한다. 그리고 오랫동안 긴장하는 일은 피하도록 한다.

넷째, 귀가 울리는 이명현상이나·구역질·동계(動悸)·두통 등이 있는지의 여부도 관찰하고, 이것들과 현기증이 어떤 관계(시간적 관계)에 있었는가 등도 체크하여 두면 치료에 도움이 된다.

◪ 호흡곤란이 일어나는 원인과 처치방법

(1) 호흡곤란이라고 느껴지는 증세

호흡곤란이란 숨을 들이마시거나 내쉬기 힘들다거나 또는 숨을 쉴 때 고통이 따르는 등으로 일종의 자각증상을 가리킨다. 건강할 때도 심한 운동을 하고 난 뒤나 높은 산을 급하게 올랐을 때는 그런 증세를 느끼게 된다.

생리적 현상으로서의 호흡은 무의식 중에 하고 있다. 호흡할 때 코나 입을 통해서 드나드는 공기의 양은 보통 호흡의 경우 500㎖ 안팎이다. 그런데 호흡기(呼吸器)나 순환기(循環器)에 어떤 이상이 생기면 호흡곤란을 느낀다.

흔히 숨이 차다, 숨쉬기가 힘들다, 공기가 희박하다 등의 호소를 하는데 이런 증상들은 호흡곤란을 느끼고 있다는 것을 의미한다.

(2) 호흡곤란이 일어나는 5단계

- 제1도(第一度)

보통 사람과 마찬가지로 몸을 움직이거나 계단을 오르내릴 수 있는 상태.

- 제2도(第二度)

보통 사람과 마찬가지로 걸을 수는 있으나 계단을 오르내릴 때에 숨이 차는 상태.

- 제3도(第三度)

자기 걸음걸이로 천천히 걸으면 괜찮은데, 다른 사람과 같은 속
도로 걸을 때는 숨쉬기가 힘드는 상태.

● 제4도(第四度)

걷는 도중에 여러 번 쉬지 않고는 걷기가 힘든 상태.

● 제5도(第五度)

평소에 몸을 움직이는데도 숨이 차는 상태.

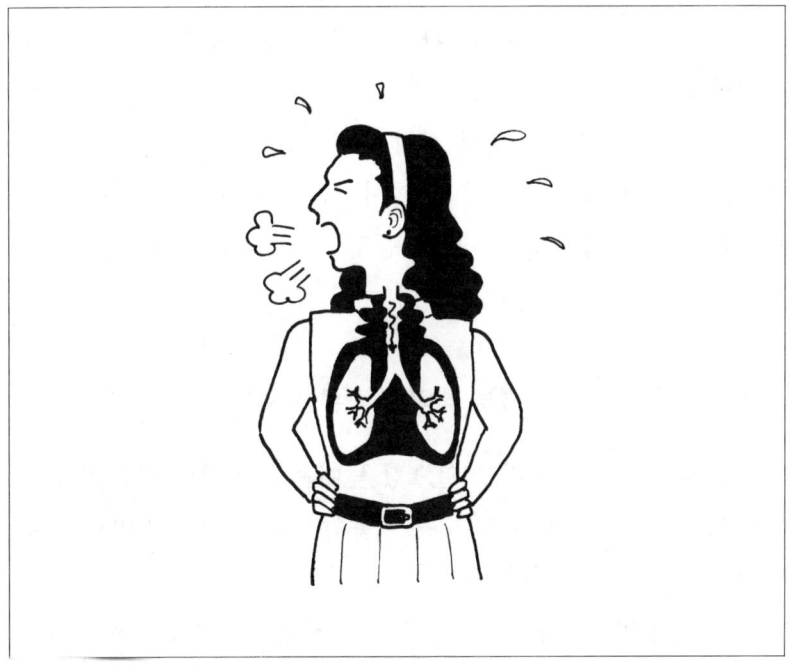

(3) 호흡곤란이 일어나는 원인

뇌의 연수(延髓)에 호흡의 운동을 관장하는 호흡중추(呼吸中樞)
가 있는데 이 부위의 흥분도가 높아지면 자연히 호흡운동이 빨라
지고 호흡곤란을 자각하게 된다.

호흡중추의 흥분도가 높아지는 것은 폐로부터의 신경을 통한 정보가 빈번하게 전해지거나 혈액 중에 탄산가스가 불어나거나 또는 산소가 부족한데 원인이 있다.

그러므로 폐 속에 어떤 이상이 생기면 호흡이 빨라져 호흡곤란을 일으키거나 심장이 약해져 폐 속에 울혈(鬱血)이 생기고 혈액 중의 탄산가스가 불어나면 호흡곤란이 일어난다.

다시 말해서 호흡곤란을 느낄 때는 폐나 심장에 이상이 있거나 빈혈 때문에 산소의 운반이 원활하지 못하다는 점을 먼저 인식해야 한다.

한편 신경성 호흡곤란이란 것이 있다. 젊은 여성에게서 흔히 볼 수 있으며 갑자기 호흡 횟수가 늘어나면서 호흡곤란을 일으키는 병인데 전문적 용어로는 과호흡증후군(過呼吸症候群)이라 한다. 쉽게 말하면 히스테리성 과호흡이다.

(4) 호흡곤란을 일으켰을 때의 올바른 처치법

첫째, 갑자기 호흡곤란을 일으켰을 때는 주위의 환경을 깨끗이 하고 공기가 맑은 곳에서 의복을 느슨히 풀고 답답하지 않도록 함과 동시에 베개를 빼낸다.

둘째, 코가 막히거나 또는 담(痰)이 차지 않았는지 살펴서 제거하도록 한다. 이물(異物)이 들어가 있을 때도 마찬가지로 제거한다.

셋째, 일상생활에서 걷거나 움직일 때 숨이 몹시 가쁘고 헐떡거리는 사람은 평소 급격한 동작을 삼가고 천천히 걷도록 한다.

넷째, 심장질환으로 숨이 차는 사람은 일으켜 앉힌 다음 책상이나 베개 같은 큰 물건을 그 앞에 놓아 주어 어깨를 벌리고 가슴을

펴도록 하여 껴안듯이 앞에서 두 손을 깍지끼고 그 위에 이마를
얹는다.

폐로부터 비롯되는 숨가쁜 증상이나 흉막강(胸膜腔)에 액체가
괸 때는 병변(病變)이 있는 쪽을 방바닥에 붙이고 옆으로 누우면
편안한다.

다섯째, 호흡하는 방식을 잘 살펴 의사에게 알려 준다. 숨을 들
이마실 때와 내쉴 때의 깊이와 간격의 차이, 호흡에 잡음(雜音)이
있는가의 여부 등을 관찰한다.

코를 벌름벌름 움직이거나 어깨나 배로 숨을 쉰다든가 또는 의
식의 상태, 환자의 고통스러운 정도 등을 주의깊게 관찰한다.

◼ 흉통(胸痛)이 생기는 원인과 처치방법

(1) 흉통이 일어나는 병변(病變)의 부위

가슴의 통증, 즉 흉통(胸痛)을 느꼈다고 해서 반드시 그와 연관
된 폐(肺)나 흉막(胸膜)에 병이 있다고 단정지을 수는 없다.

흉벽(胸壁)이나 심장, 심장에서 나온 대혈관 등이 실제로 흉통
을 일으키는 병적인 부위가 될 수 있다.

① 흉벽(胸壁)에서 일어나는 흉통(胸痛)

흉벽에서 일어나는 흉통일 경우 대개 늑간신경통(肋間神經痛)
을 연상하게 되는데, 늑간신경 자체에 병이 있는 것은 의외로 적
다. 그보다 오히려 척추골(脊椎骨), 즉 등뼈에 이상이 있어서 그것
이 늑간신경통의 원인이 되는 경우가 대부분이다.

또 하나는 대상포진(帶狀疱疹)이라 불리는 헤르페스가 있다. 이

것은 몸의 왼쪽 부분이나 오른쪽 부분에 늑간신경의 주행(走行)
에 따라 먼저 통증이 일어나고 이어 물집, 즉 수포(水疱)가 생기
게 된다.

또한 여성의 경우 월경 전에 유방통(乳房痛)을 느끼는 경우가
종종 있다. 특히 유방의 위, 바깥쪽 부분에 일어나며 조금만 눌러
도 심한 통증이 일어나는 것이 특징이다. 월경이 시작됨과 동시에
없어지므로 얼마간 시간이 흐르면 정상으로 되돌아온다.

② 심장의 통증

대표적인 것은 협심통(狹心痛)이다. 통증이라기보다 오히려 가슴
을 양쪽에서 죄는 듯한 느낌과 불안감이 따르는 전흉부(前胸部), 즉
앞가슴쪽의 이상한 느낌이라고 하는 것이 적절한 표현일 것이다.

심근경색(心筋梗塞)도 이것과 비슷한 성질의 것이며 통증에만
집착하면 흔히 간과(看過)하는 수가 있다. 막연하게 전흉부(왼쪽
어깨)의 압박감이나 때로는 상복부의 압박감처럼 느껴지는 경우
가 오히려 많다. 심장은 왼쪽 가슴에 있는데, 이 심장 부분에 통증
이 일어날 때는 생각한 것처럼 오히려 협심증(狹心症)이나 심근경
색(心筋梗塞)이 아니다.

협심증의 고통은 식후·운동 후에 불안감이 일어나는 것이 특
징이다. 협심증이건 심근경색이건 심장의 근육에 영양을 공급하
는 관상동맥(冠狀動脈)의 병이다.

관상동맥에 동맥경화가 있어서 심근(心筋)이 대량의 산소를 요
구하게 되면 관상동맥은 경화증 때문에 그 요구에 알맞은 혈액을
보낼 수 없게 된다. 이때 심근 속에 통증을 일으키는 물질이 생긴
다고 생각되고 있다.

심근경색에서는 관상동맥의 동맥경화(動脈硬化)가 심하게 되어 마침내 폐쇄됐을 때에 발작이 일어나게 된다. 아무런 예고도 없이 일어나는 수가 많으므로 미리 예방조치를 취한다는 것이 어렵다.

③흉막(胸膜)에서 일어나는 통증

흉강(胸腔) 속에는 심장이나 폐 이외에 다른 많은 장기(臟器)가

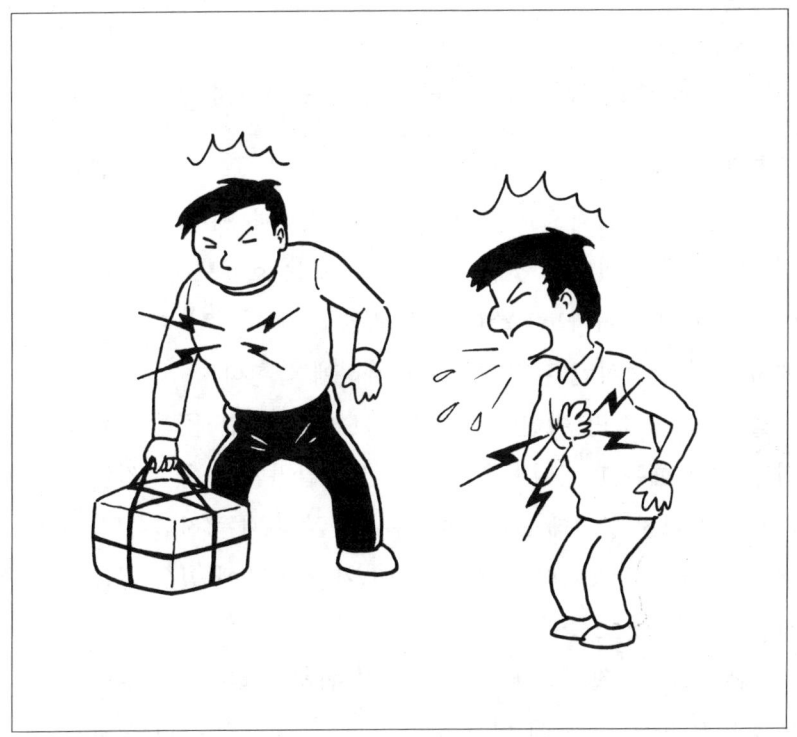

있다. 그러나 흉통이 생기는 가장 큰 원인은 심장 자체의 질환 외에 폐의 둘레를 싸고 있는 흉막에 관련된 것이 많다.

흉막에 병변이 있어서 일어나는 흉통의 특징은 호흡과 관련해서 통증을 느끼게 되는 점인데 몇 번 심호흡을 해보면 알 수 있다.

그럴 때 가슴에 통증을 느끼고 더구나 열이 있을 때는 흉막염(胸膜炎)을 생각해야 한다.

폐렴(肺炎) 때의 흉통, 폐결핵 때의 어깨결림, 폐암(肺癌) 때의 흉통 따위는 모두 흉통과 관련된 통증이라 할 수 있다.

④ 복강내(腹腔內)의 장기의 병변에 의한 관련통

흉통이란 어깨결림으로써 나타난다는 것을 잊어서는 안 된다.

(2) 흉통(胸痛)이 일어났을 때의 올바른 처치법

첫째, 심장의 병이 원인이라고 느껴지는 통증, 예를 들면 죄는 듯한 통증이 발작적으로 일어나 왼쪽 어깨 부분에서 왼쪽 팔로 옮겨가면서 넓게 번지는 것같이 아플 때, 또는 호흡도 곤란할 때, 손이나 입술에 사이아노시스(청색증;靑色症)가 나타날 때는 그 자리에서 잠시 안정시킨 후 몇 분 뒤에 자리에 눕힌다.

둘째, 숨을 쉬면 어쩐지 가슴이 아프며 조금만 몸의 자세를 바꿔도 아플 때는 1~2일쯤은 심호흡이나 갑자기 몸을 움직이는 것 따위는 삼가하며 그래도 통증이 가시지 않을 때는 진찰을 받는다.

셋째, 가벼운 정도의 둔통(鈍痛)이 가슴 전체에 있을 때는 온찜질을 해보는 것도 좋다.

넷째, 기침이 장기간에 걸쳐 비교적 심하게 나올 때, 무거운 짐을 들었을 때 또는 팔에 힘을 주었을 때 등 평소와는 다른 일을 했을 때는 근육통(筋肉痛)으로서의 흉통이 일어난다. 이와 같은 경우에는 온습포(溫濕布)를 하거나 또는 경고제(硬膏劑)를 붙여 보는 것도 좋다.

만병의 근원이 되는 내과질환의 대표 증상

■ 좀처럼 피로가 풀리지 않는다

현대인들에게 있어서, 더구나 대도시의 생존경쟁사회에서 살아가는 샐러리맨이나 빠듯한 회사 살림을 이끌어 가는 경영주 등에게 있어서 피로란 제 몸에 붙어 있는 신체의 어는 기관처럼 늘상 잔존해 있게 마련이다.

그러나 이와 같은 피로가 극심해지면 최악의 경우 죽음에까지도 이를 수 있다는 사실을 염두에 두어야 하겠다.

피로에 의한 병변(病變)의 특징을 진단하는 것은 내과(內科)에서 행해지고 있다. 자신의 몸이 나른하고 쉽게 피로해질 때는 단순한 피로로 인해 나른한가, 병 때문인가를 생각해야 한다.

지쳐서 나른할 때는 그것에 상응하는 몸의 과로가 있을 것이다. 과로나 등산 따위로 피로한 것과 같이 생리적인 것은 건강한 사람이라면 누구나 있을 수 있는 피로이며 일정 시간 충분히 휴식하면 완전히 회복하여 도리어 상쾌감을 맛보게 된다.

그러나 최근 어쩐지 몸이 나른하고 곧잘 피로해진다, 어떤 나쁜 병에 걸린 것이 아닐까 걱정되면서 초조하고 불안하다, 하는 따위는 대부분이 정신적인 것으로 약을 먹어도 잘 낫지 않는다.

그렇다고 나른하고 피로한 것이 모두 정신적인 원인에서 일어나는 것은 아니다. 병이 원인이 되어 일어나기도 한다.

이 경우는 불안감이 따르지 않으므로 안심하고 있다가 뜻밖에 때를 놓치는 수가 있으므로 조심해야 한다. 원인으로는 결핵매독(結核梅毒) · 류머티즘열(만성기) · 빈혈 · 만성간염(慢性肝炎) · 내분비질환 따위가 해당된다.

나른해지거나 피로감과는 달리 몸의 힘이 빠지는 무력(無力) 상태는 대부분 정신적인 것이 아니고 급성감염증 · 급성순환기장해 · 각기(脚氣) · 당뇨병 · 다발성신경염(多發性神經炎) · 바세도우병 따위에서 일어나는 것으로 판단된다.

■ 속이 쓰리고 트림이 난다

왠지 속이 쓰리고 트림이 난다고 해서 호들갑을 떨며 당장 병원에 갈 필요는 없다. 또한 명치나 흉골 하부가 송곳으로 쑤시는 듯해서 참지 못한 정도의 통증을 수반하는 가슴앓이 역시 어떤 원인에 근거하므로 죽을 병에라도 걸린 듯이 낙담하지 않아도 된다.

가슴앓이나 트림, 속쓰림 증상은 고구마처럼 당질이 풍부한 것을 과식했을 때 정상적인 사람에게도 일어나는 현상이다.

이런 트림을 전문 용어로는 애기(噯氣)라고도 한다.

사람은 누구나 트림이 나면 기분이 상쾌해지며 위가 산뜻해진다. 위장병 때문에 위의 모양·위치가 정상적이 아닐 때, 트림이 잘 나오지 않게 되어 위증상을 일으키는 바, 그것이 바로 위포증상(胃泡症狀)이다.

흔히 신경질적인 사람 중에서 무의식중에 공기를 들이마시고 트림을 계속하는 수가 있다. 위가 나빠진 것에 틀림없다고 여길는지 모르나 이것은 공기를 들이마심으로써 일어나는 공기연하증(空氣嚥下症)이므로 공기를 들이마시지 않으면 낫는다.

위염(胃炎)·위궤양이나 내장에 병이 있을 때도 트림이 나온다. 이때에는 상복부의 불쾌감이 가벼워지는 듯해지며 트림이 이차적으로 습관화하는 수가 있다.

그 밖에 시금털털한 위액이 입안에 나오는 것을 산성트림 혹은 산성애기(酸性曖氣)라 한다. 흔히 하는 하품, 트림은 위에 산(酸)이 거의 없는 경우(무산 상태)인데 입안에 위액이 나오는 경우는 과산증인 사람에 많다.

일반적으로 가슴앓이·하품·트림을 하는 증상만 있다면 큰 걱정 없으나 여기에 오심(惡心)·구토·상복통이 따르고 오랫동안 지속될 때는 반드시 정밀검사를 받아야 한다. 이 경우 대개 위장병으로 판명이 나게 된다.

◼ 안색이 누렇게 되거나 나빠진다

안색이 누렇게 되는 증상이 나타나면 먼저 황달(黃疸)이 아닌가 하고 의심해봐야 한다.

황달이면 안색뿐만 아니라 눈의 흰자위까지 노랗게 된다. 특히 정면에서 보지 말고 옆에서 보면 더욱 확실히 판단할 수 있다.

단, 귤을 지나치게 먹으면 손·발·얼굴·구강의 점막 따위가 노랗게 되는데 이는 카로티노시스(黃色病)로 병이 아니다. 이 경우 눈의 흰자위는 노랗게 되지 않으므로 당황할 필요는 없다.

황달이란 혈액 중의 빌리루빈이 증가하여 피부 점막이 노랗게 물든 상태를 말한다. 그러나 노랗게 되지 않는 잠재성 황달이란 병도 있으므로 구분해줄 필요가 있다.

황달은 혈액병에서 일어나는 용혈성(溶血性) 황달, 간내(肝內)나 간외(肝外)의 담관의 통로가 담석(膽石)·암 따위로 막혀서 일어나는 폐색성(閉塞性) 황달 등도 있다. 이것들은 잠재성 황달과 마찬가지로 초기에는 안색으로 판단할 수 없으므로 이런 증상이 의심될 때는 건강한 사람이라도 때때로 소변을 받아 색깔을 살펴봐야 한다.

소변을 컵에 받아 봤을 때 맥주병처럼 짙은 빛깔을 띠고 있다면 황달이라고 판단해도 좋다. 단, 아침 소변은 생리적으로 빛깔이 짙을 수도 있으며 다른 원인(질환)으로 짙어지는 수도 있으므로 주의해야 한다.

또 황달의 원인이 되는 것으로 최근 아주 많아진 것이 간장병이다. 흔히 간장은 술의 과음이 원인이라고 하지만 그것은 잘못 알려진 의학상식이다.

술은 간장병을 악화시킬 우려는 있으나 정작 간장병의 대부분은 바이러스에 의해 발생하므로 술을 한 모금도 못 마시는 사람이라도 간장병에 걸린다. 이 병에 걸린 것을 알지 못하고 무리를 하면 황달을 일으켜서 온몸이 누렇게 되어 갑자기 죽거나 만성으로 되어 간경변(肝硬變)이 되어 몹시 고생하게 된다.

황달에 걸리면 처음에는 권태감·탈력감(脫力感)정도로 지나쳐 버리는 수가 많으며 적절한 처치를 하지 않은 채로 때가 늦어지면 흥분상태·의식장해 ·수면장해 따위가 일어난다.

이상과 같은 증상이 심해지면 수족이 떨리기 시작하며 끝내는 혼수상태에 빠진다.

병이 이처럼 진행되기 전에 일찌감치 진단을 받아 치료하면 대부분 치료되므로 평소에 안색·소변 색깔에 주의를 기울여야 한다. 치료는 의사의 지시에 따르면서 우선적으로 심신의 안정을 기하는 것이 중요하다. 과격한 운동이나 노동은 절대로 해서는 안되며 음식물도 영양가가 높은 것을 섭취하도록 힘써야 한다.

이 밖에 간경변에는 여러 형(型)이 있으며, 문맥성간경변(門脈性肝硬變)·회사후성(壞死後性)간경변·담즙성(膽汁性)간경변·심장성간경변·윌슨씨병·헤모크로마토시스·기생충성간경변 따위를 들 수 있다.

어쩐지 안색이 좋지 않다거나 평소에는 유달리 혈색이 좋았는데 어딘가 몸에 이상이 있는 것은 아닐까? 이런 느낌은 누구나 가져 본 적이 있을 것이다. 직장이나 가정에서 '자네, 요즘 안색이 좋지 않군' 혹은 '여보, 안색이 안 좋아 보여요'하는 말을 들으면 기분을 망치게 된다.

안색이 나쁘다고 생각되면 우선 평소의 자기 안색과 어떻게 다른가를 확인하는 것이 선결 문제다. 단, 인공 광선이나 형광램프 밑에서는 잘못 보일 수도 있으므로 야간에는 특히 주의해야 한다. 여성은 화장 때문에 안색을 알 수 없을 때도 있다. 될 수 있는 대로 맨얼굴로 낮동안에 진찰을 받거나 판단해야 한다.

사람의 마음과 건강은 용모와 안색으로 판단할 수 있다고들 한다. 보통 얼굴을 붉히고 열을 내고 하는 것은 인간의 희노애락(喜怒哀樂)의 표현이므로 걱정할 것은 없으나 항상 안색이 창백해 있다면 먼저 빈혈증을 생각해야 한다.

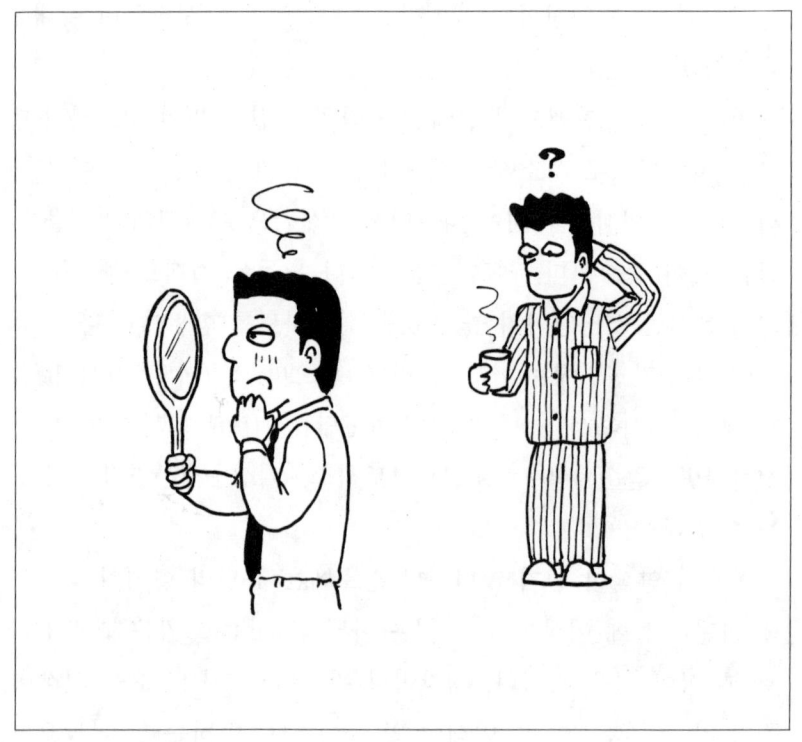

확실한 빈혈증은 안색이 창백해지긴 하지만 가성빈혈(假性貧血)이라 하여 빈혈이 아니면서 창백하게 되는 수도 있으므로 단순히 안색만으로는 빈혈을 정확하게 판단할 수 없다. 의사들은 빈혈을 진단할 때 특히 입안의 점막을 우선 검진하게 된다. 그래서 여기에 전혀 핏기가 없으면 빈혈이 상당히 깊어진 상태라고 판단하게 된다.

그런데 빈혈을 일으키는 원인에는 여러 가지가 있다.

혈색소가 되는 철분이나 단백질이 부족하거나 혹은 소화기관이 나빠서 철분·단백질을 섭취하지 못하거나 골수에서 적혈구를 만드는 능력이 저하되는 경우에 빈혈증이 일어난다.

빈혈은 어떤 병의 증상이므로 반드시 의사와 상의하여 원인이 되는 병을 캐내야 한다. 빈혈증상을 보이는 질병은 여러 가지이며 치료도 제각기 다르므로 세밀한 검사가 필요하다.

또 안색이 나빠진다는 것 중에서도 입술빛이나 안색이 암자색 (暗紫色)으로 되는 것은 매우 우려할 만한 경우이다. 예를 들면 폐포(肺胞)에서 정맥혈(靜脈血)에 산소가 충분히 공급되지 못하면 온몸의 피부 중에서도 볼·코끝·귓볼·입술·손(발)톱 따위가 암자색으로 된다. 어린애가 소리내어 몹시 울 때 얼굴이 보라색으로 되는 것과 같은 상태이다. 이것을 사이아노시스(靑色症)라고 한다. 이것도 역시 어떤 병의 증상이므로 병이 깊어지기 전에 의사의 진단을 받도록 한다.

참고로 사이아노시스(청색증)의 원인이 되는 병에는 폐기종(肺氣腫)·폐섬유종(肺纖維腫)·폐동맥협착증(肺動脈狹窄症)·무기폐(無氣肺)·기관 또는 기관지장해·심한 복부팽만(腹部膨滿)·선천성심질환(先天性心疾患)·우심부전(右心不全)·말초순환부전(末梢循環不全)·종양에 의한 대정맥압박(大靜脈壓迫)·대동맥혈전(大動脈血栓)·간경변 따위가 있다.

◼ 몸에서 열(熱)이 난다

몸이 어딘지 개운하지 못하고 열이 난다고 호소하는 환자를 내과 진료에서는 흔히 볼 수 있다. 아울러 발열이 갖가지 병의 징조인 것도 부정할 수 없기 때문에 열이 나는지의 여부는 중요하다.

그러나 발열만으로 곧 병을 판단한다는 것은 대단히 어려우며 속단을 해서도 안 된다. 발열 상태가 어떠한가, 그것에 따르는 증상이 무엇인가를 아는 것이 병을 진단하는데 중요하다.

체온이란 격렬한 운동을 하거나 온도가 높은 곳에 있으면 올라가며 운동을 중지하거나 저온 장소로 이동하면 내려간다. 여기서 말하는 병으로 인한 열이란 그것에 불쾌한 자각증이 따름을 말한다. 일반적으로 병이 아닌 발열은 불쾌감이 따르지 않기 때문이다. 단, 주의해야 할 일은 보통 일반인은 열이 높아지면 높아질수록 불쾌한 증상이 따른다고 생각하고 있는 점이다.

발열에 의한 불쾌감은 그 열이 상승 일로에 있을 때 또는 내리고 있을 때 일어나기 쉽다. 높은 열이 갑자기 나려고 할 때는 전신 근육이 부들부들 떨리며 오한이 난다. 오한을 느끼거나 몸이 화끈거리고 괜히 불쾌해지는 증상(가령 식욕이 없어지고, 전신이 나른해지거나 할 때)은 우선 발열의 징조로 봐야 한다.

열이 오른 뒤 고열 상태가 그대로 계속되면 불쾌감이 완화되므로 열이 내린 것으로 생각하고 그대로 방치하는 사람이 흔히 있는데 이것은 큰 잘못이다. 발열은 몸의 상태에 따라서 높게도, 낮게도 느껴지며 스스로 큰 탈은 없다고 생각하고 있는데 뜻밖에 고열일 때도 많으므로 반드시 체온계로 재볼 필요가 있다.

그런데 이 체온계를 다룰 때는 신중을 기해야 한다. 정확하게 측정하려면 최저 10분간의 측정 시간이 필요하다.

보통 체온계는 겨드랑이 밑에서 잰다. 이때 겨드랑이 밑의 땀을 닦아내고 수은(水銀)단지를 피부에 밀착시키며 옷으로 팔을 덮어

차가와지지 않게 해야 한다. 또 종기가 나 있는 팔쪽에서 재면 안
된다. 종기는 열을 띠고 있으므로 정확한 검온이 되지 않는다.

목욕 직후에 체온을 재는 것도 잘못이다. 목욕으로 따뜻해진 열
이 체내에 남아 있기 때문이다. 또 체온은 하루 동안에도 고저가
있다. 어른의 경우 아침과 저녁의 체온차는 1도 전후라고 생각하
면 틀림없다.

일반적으로 열이 나면 해열제로서 감기약을 쓰는데, 감기약은
체온 조절 중추의 열이 나오려는 홍분을 가라앉히며 땀을 냄으로
써 피부에서 필요 이상의 열을 발산시키게 하므로 열이 내리고 오
한도 그치지만 열이 내렸다고 해서 감기약을 먹음으로써 병이 나
았다고 생각해서는 안 된다.

①미열(微熱)이 있을 때

미열이 날 경우에는 그다지 고통스럽지는 않으나 미열이 오래
계속되면 몹시 마음에 걸린다. 단순한 감기라면 곧 평열로 되돌아
가 걱정할 것까지는 없으나 주의해야 할 것은 결핵에 의한 미열이
다. 이 미열은 오래 끌면 어느새 미열마저 느끼지 못하게 되며 아
울러 함께 일어나는 기침까지 걱정을 안 하게 되어 발견이 늦어진
다.

결핵외 대부분은 폐결핵인데 미열이 잘 나고 피로해지며 체중
이 줄어드는 증상이 나타난다고 한다. 그러나 그것만으로 결핵이
라고 단정할 수는 없다. 결핵의 경우, 본인에게 자각증상이 없는
경우가 많으므로 오랫동안 미열이 계속될 때는 말할 것도 없고 건
강진단으로서 정기적으로 흉부 엑스레이 사진을 찍는 것이 바람
직하다.

결핵 이외의 질환일 경우, 미열은 하루나 이틀 사이에 낫게 되는 경우와 2~3개월 혹은 1년이 넘는 장기에 걸치는 경우로 나뉜다. 이 경우 전자는 양성(良性)의, 증상이 가벼운 것이며 후자는 만성병일 때에 주로 나타난다. 그러나 후자인 경우는 앞에서 말한 바와 같이 미열이 계속돼도 느끼지 못할 때가 있으므로 조심스럽게 체온을 재 봐야 한다.

월경시에 2~3일동안 미열이 나는 수가 있는데 이것은 걱정할 것 없다. 임신 때의 미열도 생리적인 열이므로 걱정하지 않아도 된다.

단시일 내에 미열이 있는 경우는 감기로 인한 것이 대부분이다. 감기는 미열 외에 두통·권태감·콧물·재채기·목의 통증 따위의 증상이 초기에 나타난다.

보통 감기와 달리 유행성 감기의 경우는 열이 나는 상태와 그 밖의 증상(특히 오한)이 갑작스레 닥치는 수가 많으므로 쉽게 구분할 수가 있다.

감기의 특효약은 아직 없다. 예방법으로는 몸의 저항력을 기를 것, 건포 마찰, 충분한 수면, 규칙적인 생활 등이다.

미열이 계속되고 맥이 빨라지며 가슴이 두근거리거나 하여 불면증과 유사한 증상이 생기면 갑상선기능항진증(甲狀腺機能亢進症)을 의심해야 한다. 이 병은 울대뼈 바로 밑에 있는 분비기관인 갑상선이 붓는 병이다.

여러 가지 심장병에서도 미열이 난다. 심장병은 열과는 그다지 관련이 없을 것 같으나 심장의 기능이 나빠지면 혈액순환도 나빠져서 울혈 상태를 일으키므로 열의 발산 상태가 비정상적이 되므로 미열이 나게 된다.

그 밖에도 현저한 것에 빈혈(貧血)을 들 수 있다. 단, 빈혈은 병명이 아니고 증상이므로, 그 성질에 따라 갖가지 병명을 생각해야 한다. 그러나 미열(微熱)이 계속될 경우 상당히 심각해진 빈혈로 생각해도 틀리지 않는다.

미열은 가지각색이므로, 그것만으로 병명을 추측하는 것은 위험하다. 악성종양(惡性腫瘍)일 때도 미열이 난다. 악성종양이란 암을 말한다.

노인의 경우는 대체로 체온이 낮기 때문에 단순한 미열이라 해도 가볍게 생각해서는 안 된다.

② 고열(高熱)이 있을 때

고열이 난다는 그 자체가 이미 가벼운 병이 아니므로 주의해야 한다.

특히 38도 이상으로 열이 오른 채 며칠이고 계속될 때는 망설이지 말고 의사의 진단을 받도록 한다. 그렇지 않으면 위험하게 될 가능성이 많다. 열은 병명이 아니며 어떤 병이 원인이 되어 일어나는 것이므로 그 원인을 진단하지 않고는 열을 내릴 수 없게 된다.

예를 들면 편도염(扁桃炎)은 목에 화농균이 붙어서 이 때문에 고열이 난다. 세균을 죽이는 항생물질 따위를 복용하지 않고 해열제만 사용하면, 열도 내려가지 않고 병도 낫지 않는다.

편도염쯤이야 하고 얕보다가는 저 무서운 류머티즘열(熱) · 관절류머티즘 · 신장병에 걸려 한평생 돌이킬 수 없는 불행을 겪게 되므로, 자가치료나 어설픈 민간요법에 의존하지 말고 전문의에게 충분한 치료를 받도록 하는 것이 가장 바람직하다.

열이 없는 설사는 급하게 서둘 필요는 없으나 고열·설사·복통·오심·구토 따위가 있을 때는 세균이나 바이러스에 의한 것이므로 항상 적리(赤痢)·살모넬라의 중독을 염두에 두고 대변의 성질을 관찰하여 조기 치료를 받지 않으면 문제가 커진다.

감기에 걸려 대수롭지 않게 여겼던 열이 고열이 되어 기침이 심하게 나고 숨이 가빠지며 흉통을 느낀다면 폐렴을 의심해야 한다.

폐렴에는 여러 가지 종류가 있다. 노인의 경우와 폐의 심부(深部)에 병이 생겼을 때는, 흉통 따위의 자각증이 약하고 열과 기침이 나는 정도이므로 자칫 폐렴인 줄 모르는 수가 있다. 그러므로 엑스레이를 찍어서 정밀 검사를 받는 것이 중요하다.

폐렴이라고 여겼더니 진단 결과 흉막염(胸膜炎)이었다고 하는 수도 있으므로 괜히 시간 낭비하지 말고 전문의에게 진단을 받아야 한다.

고열·두통이 나고, 목이 잘 움직이지 않으며, 오심·구토가 나고 경련이 있으면 단순한 고열이라고 생각하지 말고 수막염(髓膜炎)·뇌염(일본뇌염) 따위의 중병을 의심하여 전문의에 의해 원인을 빨리 확인해야 한다.

일본뇌염은 예방 접종이 실시된 후부터는 유유아(乳幼兒)에게 드물게 발생하는 추세이다.

그런데 최근에는 도리어 접종을 받지 않은 성인이나·노인층에서 발병하고 있다. 사망률이 높은 전염병이므로 조심해야 한다. 일본뇌염은 모기가 옮기는 전염병이므로 환자를 두려워할 필요는 없다.

고열은 세균·바이러스 따위의 감염에 의해서도 일어나는 것이지만 그 밖에 악성종양(惡性腫瘍)·교원병(膠原病)·백혈병(白血

病)등 악질적인 병에서도 일어난다.

그 밖에 고열이 나는 병으로 급성중이염(急性中耳炎) · 유양돌기염(乳樣突起炎) · 급성편도염(急性扁桃炎) · 편도주위염(扁桃周圍炎) · 패혈증(敗血症) · 디프테리아 · 급성복막염(急性服膜炎) · 담낭염(膽囊炎) · 췌장염(膵臟炎) · 항문주위농양(肛門周圍膿瘍) · 요도염(尿道炎) · 식중독(食中毒) 등 많은 병이 있으나 이런 병들은 어느 종류나 다른 증상이 따르는 것이므로 열이 나면 그와 동시에 진행하는 이상(異常)을 관찰하여 그 상태를 의사의 검진시 설명해 주는 것이 좋다.

◢ 머리가 자주 아프다

두통은 너무 흔하게 있어서 일반적으로 그냥 무시하고 지나치기 십상이다. 그러나 두통이라고 해도 그 원인은 다양하고 광범위하며 아픈 곳도 가지각색이므로 두통이 나면 우선 어떻게 아프며 어디가 아픈가를 생각해야 한다.

수면 부족 · 숙취(宿醉)등 어떤 정신적인 피로에서 오는 두통처럼 그 원인이 확실하면 보통 두통약으로도 충분하다. 그러나 원인불명의 두통인 경우 무슨 병이 아닌가 하고 걱정이 되는 것이 인지상정이다. 두통은 누구나 종종 경험하는 일이지만 그 이유는 확실히 알 수 없다.

가령 '시험 때문에 골치가 아프다'라거나 '빚 때문에 머리가 지끈거린다'라든가 '살림이 빠듯해서 골치가 아프다'는 말은 자주 듣는 얘기이다.

이런 것은 병이 아니라고 할는지 모르나 이것 역시 두통이다.

어렵게 말하면 근수축성(筋收縮性) 편두통이라 하며 생활 환경에
서 오는 스트레스에 대한 반응이다.

　최근에 초등학교 학생들도 두통을 호소하는 경향이 많아졌는데
뇌파검사(腦波檢査)로서 간질성인지 또는 근수축성 두통인지를
확인해야 한다.

　머리 표면에 두통을 느낄 때는 세게 누르면 몹시 아픈 데가 있
거나 반대로 마비되어 있거나 표면 혈관에 압박통이 있거나 목덜
미가 결리거나 한다.

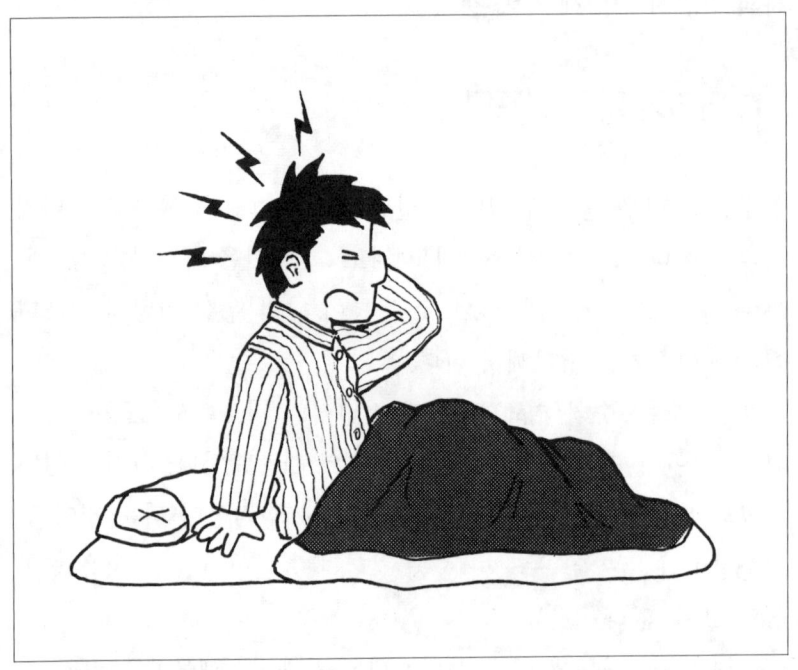

　그 밖에도 통증이 부분적인가 심층부(深層部)에 있는가, 머리
전체가 아픈가, 혹은 정확히 어딘지는 모르겠으나 두통이 계속되
는가 등을 꼼꼼하게 확인해 보도록 한다.

또한 두통이 일시적이 아니고 만성적으로 반복하여 일어나며 언제나 일정한 곳이 아프고 밤중에 잠이 깨일 정도의 두통이 나거나 매일 아침 아프거나 하면 편두통 · 고혈압 · 뇌종양(腦腫瘍) 따위를 의심할 수 있다.

또 통증의 성질을 표현하기란 꽤 어려우나 쪼개질 듯한 통증, 머리가 무겁고 찌뿌드드한 증상, 죄는 듯한 통증, 욱신거리는 박동성의 통증 따위를 판별하면 원인도 알기 쉽다. 이때 두통과 함께 아울러 나타나는 증상이 있다면, 가령 열 · 구토 · 현기증 · 의식 상태 따위의 설명이 있으면 의사의 판단에 도움이 된다.

그러나 두통은 일반적으로 두부(頭部)신경통이 가장 많으며 생명에 위험은 없다. 이것은 측두부(側頭部) · 후두부 따위의 신경에 느껴지는 압통(壓痛)이다.

◢ 현기증이 심해진다

갑자기 일어섰는데 눈앞이 캄캄해지고 어지러워서 몸을 순간적으로 비틀거리거나 그 자리에 주저앉고 만 경험은 누구나 해봤을 줄 안다. 그런데 현기증에는 진성(眞性)과 가성(假性)의 두 종류가 있다.

별다른 이유 없이 일어설 때 현기증이 나거나 머리가 어질어질해지는 불안정한 느낌은 가성현기증이다. 가슴의 진찰을 받을 때, 너무 오래도록 불규칙한 호흡을 되풀이하면 기분이 이상하게 되어 어질어질해지는 것도 역시 가성현기증(假性眩氣症)이다. 이런 것은 일과성(一過性)의 뇌순환장해(腦循環障害)에 의한 것이므로 우려할 만한 증상은 아니다.

　흔히 '현기증이 나서 기분이 나쁘니 혈압을 재주세요'하는 환자가 있다. 현기증이라고 하면 혈압과 결부시키는 것이 일반인의 생각이겠지만 확실히 가성현기증은 고혈압이나 저혈압인 경우에 일어나기 쉽다. 그러나 빈혈·자율신경실조증(自律神經失調症)에서도 일어나는 것을 기억해 둬야 한다.

　일반적으로 가성현기증 그 자체는 오래 계속되지 않으므로 그다지 걱정할 필요가 없다. 그러나 빈혈·고혈압·저혈압 따위를 조기에 발견할 수 있는 중요한 증상이므로, 역시 의사에게 상의해 보는 것이 현명하다.

　그런데 외부의 물체를 바라볼 때 그것이 회전되는 듯이 빙빙 도는 것처럼 보이거나 스스로가 돌고 있는 듯한 느낌이 들거나 또는 머리 속에서 소용돌이가 치고 있는 것 같은 기분이 되면 진성현기증으로 생각해야 한다. 그리고 욕지기가 나거나 토하거나, 식은 땀이 나거나, 머리가 아프거나, 머리가 멍해지는 상태가 수반되면 틀림없이 진성현기증이다.

　원인이 되는 병에는 여러 가지가 있다. 내이(內耳)의 병인 메니에르씨증후군에 의한 경험은 자주 겪는 바이다. 이것이 심해지게 되면 베개에서 머리를 들어올릴 수도 없을 정도가 되며, 심하게 토하는 일도 있다. 그러나 일반적으로 갖가지 귀의 이상을 초래한다.

　그 밖에 간질 발작의 전조로서, 또는 안근(眼筋)의 병이나 소뇌종양, 뇌의 외상, 약중독 따위로도 현기증이 일어나므로 본인이 일상생활에서 올바로 자각할 수만 있다면 병 발견의 중요한 실마리가 되기도 한다.

◼ 의식장해를 일으킨다

일시적으로 의식이 흐릿해지거나 의식을 잃는 것을 실신(失神)이라고 하며 의식이 완전히 없어지는 것을 혼수(昏睡)에 빠졌다고 한다.

어쨌든 실신을 하거나 혼수에 빠지면 자각이 없어지므로 주위 사람들은 매우 당황하게 된다.

오랜 병치레 끝에 이런 병상이 나타난다면 그렇지도 않겠지만 갑자기 이런 증상이 일어나면 건강에 큰 탈이 났다고 놀랄 것이다.

의식장해를 일으킨 사람을 보면 우선 신체의 어느 부분이라도 좋으니 세게 꼬집어 봄으로써 혼수의 정도를 살필 수 있다. 아울러 좌우 수족 마비의 유무를 조사한다.

다음에 외상, 특히 머리의 외상(外傷) 유무를 확인하고 또 입김의 냄새를 맡아본다. 그 입김이 썩은 과일 같은 냄새가 나면 당뇨병, 소변 냄새가 나면 요독증(尿毒症), 알코올 냄새가 나면 급성알코올중독으로 판단할 수 있다.

요독증은 여러 가지 원인으로 소변이 나오지 않게 되어, 소변으로 배출되어야 할 성분이 혈액 속에 괴어 일어나는 병이다. 몸이 나른해지며 식욕이 없어지고 욕지기와 구토 따위의 증상이 일어난다. 혼수 상태에 빠질 정도라면 상당히 중증이다.

코를 골면서 깊은 숨을 쉬고 있으면 뇌출혈·당뇨병성혼수(糖尿病性昏睡) 등을 생각해야 한다. 또 눈을 봐서 한쪽의 동공만 열려 있으면 뇌내상해(腦內傷害)로, 양쪽이 반쯤 열려 있으면 수면제중독으로 생각할 수 있다. 뇌내 상해에 의한 혼수라면 팔과 다리를 높이 치켜올렸다가 손을 놓으면 그대로 힘 없이 뚝 떨어진다.

이처럼 혼수 상태는 중병이므로 방치하는 사람은 없을 것이다. 다행히 경증인 경우에는 집에서도 치료가 가능할 때가 있으나, 옛날과는 달리 현대에서는 치료 방법이 많이 진전되었으므로 입원하여 완전한 치료를 받는 것이 바람직하다.

혼수에 빠지면 절대로 안정을 해야 된다고 해서 환자가 간호하기에 불편한 장소, 가령 화장실 등에서 쓰러졌다고 해도 그대로 둘 것이 아니라 머리를 들어올리지 않도록 주의하여 조용하고 적절한 장소로 옮겨야 한다.

이때 구토를 하여 그 게운 것을 기관 안으로 들이마실 위험이 있으므로 얼굴을 옆쪽으로 돌려 게우도록 해야 한다. 의식이 없으므로 물을 입속에 흘려 넣어서는 안 된다.

어쨌든 혼수에 빠지면 의사의 진단 아래 지시를 기다리는 것은 당연한 일이지만 예전처럼 절대로 안정해야 한다고 해서 환자를 이동하는 일에 지나치게 신경을 쓸 필요는 없다. 상황에 따라서 긴급을 요할 때는 구급차를 불러야 한다.

어쨌든 중요한 사실은 이와 같은 중증인 환자는 의학적으로 이상적인 시설을 갖춘 병원에서 조기에 충분한 치료를 받도록 해야 한다는 점이다.

◪ 설사를 한다

화장실에서 배변을 했는데 변이 되지가 않고 물기가 많고 게다가 배변 횟수까지 잦게 된다면 설사가 났다고 생각해도 좋다.

설사는 어떤 원인으로 인해서 장의 운동이 몹시 심해지거나 분비가 왕성해지거나 혹은 흡수작용이 나빠졌을 때 일어나는 소장과 대장의 병이다.

설사가 나면 열이 있는가, 전에 무엇을 먹었는가, 배가 아픈가, 아침부터 몇 번 했는가를 잘 생각해야 한다. 횟수가 잦아지면 우선 도화지 크기의 두꺼운 흰 종이에 배변하여 잘 관찰해 본다. 발효성의 설사라면 산성의 구린내가 나는 거품 모양의 것이 나오며 부패성의 설사라면 썩은 구린내가 심하게 난다.

단, 발열·복통도 없고 횟수도 적을 때는 당황하지 말고 상태를 봐야 한다.

폭음·폭식하거나 모르고 상한 음식을 먹으면 대개 복통·구역질·구토와 더불어 설사를 한다. 이것이 급성장염(急性腸炎)이다.

같은 음식을 몇 사람이 먹고 모두 설사를 했다면 살모넬라균에 의한 식중독이 의심된다.

그런데, 피고름이 섞여 있으면 전염성이 강한 이질(적리)을 생각해야 한다. 변에 피가 섞여 있다고 해서 모두가 이질은 아니다. 이질은 남에게 감염되기 쉬우므로 신속하게 의사의 진단·지시를 받아야 한다. 이질은 배가 짜르르 아프며 곧 설사가 나오고 변의 1회량은 극히 적으나 보고난 뒤 곧 또 변이 마려워진다.

급성의 설사처럼 격렬한 증상은 없으나 장기간에 걸치는 설사에는 만성소장염(慢性小腸炎)·과민성대장(過敏性大腸)증상이나 궤양성대장염·장결핵·대장암(大腸癌) 따위를 생각해 볼 수 있다. 특별한 원인도 생각나지 않는데 매일 반드시 한두 번 설사를 하여 곤란한 경우, 특정 식품으로 말미암아 늘 설사를 일으키는 알레르기장염(腸炎)일 확률이 높다. 이것은 우유·달걀·새우·게 따위와 같이 특수한 것을 마시거나 먹으면 일어나는 것이므로 이런 음식을 끊으면 설사는 바로 그친다.

최근 두드러지게 많아진 병에 과민성대장증상이 있다. 뱃속이 메스껍거나 헛배가 부르거나 때때로 아플 때, 대변이 마려워 배변하면 속이 편해지는 증상이 특징적이다. 또 설사와 변비가 번갈아 일어나기도 하는데 복잡하고 변화가 많은 사회생활의 영향으로 정신적 긴장(스트레스)이 커지면 일어나는 병으로 생각된다.

노인들은 대개 변비증을 약간씩 나타내는데 만약 이와 반대로 장기간에 걸쳐 설사를 하면 일단 위암의 유무를 확인하는 것이 좋다.

◪ 변비가 오래 계속된다

요즘 젊은 여성들 중에는 변비로 고통받는 사람들이 많고 그만큼 변비를 낫게 하는 약이 많이 팔리고 있다. 뿐만 아니라 수험생이라든지 정신적인 스트레스가 심한 샐러리맨 중에서도 변비로 오랜 세월 시달림을 받고 있는 이가 적지 않은 듯하다.

배변은 1일 1회가 정상적이지만 2~3일에 1회의 배변이라도 고통을 느끼지 않는다면 걱정할 필요는 없으며 변비라고 하지 않는다. 변비란 며칠동안 배변이 없으며 그 간격이 불규칙하게 되는 것을 말한다. 보통 변비증에 걸리면 배가 팽팽해지며 하복통이 일어나거나 두통·현기증 따위의 불쾌감이 일어난다.

변비는 대장의 운동력이 약해지거나 반대로 긴장이 더해지거나 직장암 등으로 인해 대장 속에 뭔가가 생겨 변의 유통이 나빠지거나 선천적으로 대장의 모양이 이상하거나 치질 따위가 있어서 배변하면 통증이 있으므로 그만 참다 보면 변비가 되는 경우가 있으며 장의 병만이 아니고 담낭염(膽囊炎)·충수염·요도결석(尿道結石)·부인병 따위에서도 반사적으로 변비증이 생긴다. 또 여행 중 음식물·생활 양식이 갑자기 바뀔 때, 또는 정신적인 영향을 받았을 때도 일어난다.

또 변비는 복강(腹腔)에 생긴 암(癌)과 같은 종류(腫瘤), 개복 수술 후 장의 유착 따위에서도 일어나므로 복부의 이상에 주의해야 한다.

때때로 뱃가죽이 부드러운 노인들은 복벽 안쪽에 있는 단단한 대변덩어리를 만져 보고 암이 생겼다고 몹시 당황하다가 변비 때문이라는 사실을 뒤늦게 알 때도 있다.

대부분의 변비는 대장의 힘이 약해지거나(이완형) 반대로 긴장이 더해져(경련형) 일어나며 그 대부분은 직장형(直腸型)이라 부르는 바, 직장 안에 변이 있고 곧 항문에서 배설할 곳까지 와 있는데 어떤 원인으로 그 변을 배설하려는 기분이 약화되어 있어서 변비가 생긴다고 풀이하고 있다.

그러나 변비라고 해서 함부로 설사약을 복용하거나 관장을 하는 것은 좋지 않다. 왜냐하면 습관성으로 되어 설사약을 복용하거나 관장을 하지 않으면 배변이 잘 안 되기 때문이다. 복통이 없는 변비라면 장에 자극을 주기 위해 섬유질이 많은 음식물을 먹거나 우유, 냉수 따위를 마시면 좋아지므로 의사에게 가지 않아도 된다.

경련형의 변비나 장의 유통 장해에 의한 변비는 복통이 따르므로 소화가 잘 되면서 섬유질이 적은 것을 먹도록 하며 의사에게 검진을 받아야 한다.

◪ 구역질이 나고 구토가 있다

오심, 즉 구역질이 심해지면 위 속에 있는 것을 토하게 된다(구토). 따라서 이 두 증상은 같은 원인으로 일어난다. 몸에는 아무 이상이 없어도 더러운 것, 특히 악취가 나는 것을 보거나 맡으면 구토 중추가 자극을 받아 오심, 구토가 일어날 수 있다.

잘못하여 막 먹은 음식물이 입으로 넘어오는(역류하는) 경우가 있으나 이것은 구역질에 의한 것이 아니므로 구토라고 하지 않고 토역(吐逆)이라 한다.

구역질이 나서 토했다면 토한 것의 성질과 상태를 잘 관찰하면 진단에 도움이 된다. 구토물의 색깔이나 냄새, 토사로 나온 찌꺼기의 상태, 혈액 혼입의 유무를 확인해야 한다.

토하게 되면 누구나 얼굴이 창백해지고 신물이 나거나 식은땀이 나오며 따라서 보통일이 아니라고 걱정하게 된다.

폭음, 폭식을 하거나 위에 맞지 않는 약을 복용하면 위염을 일으켜 구역질이나 구토가 일어난다. 이것이 구토 중에 가장 많다. 구역질·구토가 몹시 심하면 포도구균성(葡萄球菌性)의 식중독일 수 있다. 그리고 토한 것에 피가 섞여 있으면 위·십이지장궤양을 생각해야 한다. 또 충수염(蟲垂炎)일 때도 초기에 구토와 위통이 수반되는 수가 많으므로 그 후에 일어나는 맹장부의 통증에 주의해야 한다.

격렬한 복통이 따르는 구토가 일어나고 전신의 용태가 심상치 않으면 중증이다. 장폐색(腸閉塞), 급성복막염(急性服膜炎), 담석(膽石), 췌장염 따위의 우려가 있기 때문이다.

수막염(髓膜炎), 뇌출혈(腦出血), 뇌종양 등이 있으면 뇌압이 항진하여 심한 두통과 더불어 맥이 느려져 구토하는 수가 있다. 임신 때도 구역질·입덧이 잘 나므로 무턱대고 위장병으로 생각할 것이 아니라 월경은 어떠했는가를 생각해 볼 일이다. 두통, 현기증이 날 때도 구역질, 구토는 일어난다.

위암, 만성위염일 경우에도 구토는 일어나지만 증상은 약한 편이다.

그 밖에 신장염, 심장병, 대사질환(代謝疾患)에서도 일어나며 특히 신장병은 본인이 모르는 사이에 걸려 있는 수가 많다. 공교롭게 감기에 걸려 신장병이 악화될 경우 계속해서 구역질, 구토가 일어날 때도 있다. 이렇게까지 되어도 본인은 복용한 감기약 탓이라고 생각하며 얼굴까지 부어도 약의 부작용이라고 믿어 버림으로써 숨은 신장병을 알아채지 못하는 수가 많다.

또 나이가 든 사람이나 신경질적인 사람은 의사가 주는 내복약의 빛깔이나 맛만 보고도 흔히 구역질을 일으킨다. 물론 위에 맞지 않는 약도 있으므로 구역질이 나는 경우도 있으나 대부분은 신경증적인 구역질이므로 이것에 신경을 쓸 필요는 없다.

곧 진정되는 구역질, 구토일 때는 문제 없으나 끈질기게 지속적일 때는 반드시 의사의 진단을 받아서 질병을 조기에 발견하도록 한다.

◪ 기침이 자주 난다

기침은 기도(氣道)의 분비물, 장해물을 제거하기 위한 생리 현상이므로 참는 것은 오히려 좋지 않다. 기침의 원인이 되는 병에는 여러 가지가 있으며 최근에는 공해와 관련해서 가벼운 감기에 걸려도 기침이 좀체로 그치지 않아서 고민하는 사람이 증가하고 있다.

이런 기침에는 특징이 있다. 낮에는 걱정할 정도가 아닌데 밤에 잠들 무렵이나 아침 기상시에 심한 기침이 연달아 나서 괴로움을 느끼게 된다. 천식에 걸리지 않았나 하고 걱정하는 사람도 있으나 이것은 천식이 아니고 상기도 (上氣道)가 평소에 나쁜 공기로 상하게 되어 점막이 과민하게 되어 있기 때문이며 일어나서 잠시동안 기침을 하고 나면 저절로 진정된다. 담배를 삼가하고 양치질을 하면 완화된다.

기침이 오래도록 계속되고 열이 있거나 담이 나오거나 흉통(胸痛)이 있거나 하면 폐렴(肺炎), 만성기관지염, 폐결핵, 폐농양(肺膿瘍), 폐회저(肺壞疽), 폐진균증, 폐디스토마, 흉막염(胸膜炎), 폐경색(肺梗塞), 폐울혈, 폐수종(肺水腫), 폐 또는 흉막의 종양(腫瘍) 등의 병이 있으므로 가볍게 생각해서는 안 된다.

보통 기침은 기도나 폐에 생긴 염증이 원인이 되어 일어난다. 단순한 감기에서도 나지만 기침의 경중, 담(가래)의 성질, 기침이 나기 시작하여 어느 정도 계속되었는가 등을 확인하여 의사와 상의해야 한다.

■ 피가 섞인 담(痰)이 나온다

가래를 뱉았더니 피가 섞여 있었다.

이런 현상이 일어나면 의사들은 그 피가 입이나 잇몸에서 나온 것은 아닐까, 코피가 목구멍으로 흘러들어가서 나온 것은 아닐까, 혹은 목구멍에서 나온 것인가, 기관지나 폐에서 나온 것인가를 확인한다.

이것을 잘 확인하여 그것이 코피나 잇몸에서 나온 것이라면 폐나 기관지의 출혈만큼 당황할 필요는 없다. 그러나 폐나 기관지에서 나온 혈담이나 각혈이라면 중대한 증상이다.

어쨌든 혈담이 나오는 원인의 많은 부분을 차지하는 것이 폐결핵이며, 최근에는 폐암으로 인한 혈담도 주의를 요하게 됐다.

폐결핵은 초기에는 아무런 증상이 없는 것도 많다. 기침도 그다지 나지 않으며, 열은 없으나 설혹 난다고 해도 미약하므로 그다지 걱정하지 않는 것 같다.

따라서 자각증상이 없기 때문에 소홀히 여기다가 결국은 큰 불행을 겪게 되는 수도 있다.

일반적으로는 가는 혈관이 침범되면 혈담(血痰)이 나오며 굵은 혈관이 침범되면 각혈(咯血)을 한다.

그 밖에 심한 기침·기관지확장증(氣管支擴張症)·폐렴(肺炎)·폐경색(肺梗塞)·폐농양(肺膿瘍)·폐(肺)디스토마증·진폐증(塵肺症)·승모판협착증(僧帽瓣狹窄症)·혈관질환 따위의 경우에도 혈담과 각혈이 일어나기 쉬우므로 이러한 질환들도 염두에 두어야 한다.

◢ 근육마비가 일어난다

신체의 일부분이 도무지 움직일 수 없도록 마비현상이 오면 생활하기가 불편할 뿐만 아니라 우선은 모양새도 좋지 않다.

근육이 있는 곳에는 어디나 운동마비가 일어날 가능성이 있다.

갑자기 마비가 일어나면 그것이 어느 정도의 마비인가를 냉정히 판단해야 한다.

전혀 움직이지 않는가, 어느 정도는 움직여지는가, 근육이 단단하게 굳어져 움직이기 어려운가, 근육이 축 늘어져 움직이지 않는가, 팔다리 중 어느 쪽이 안 움직이는가, 몸의 반쪽(반신마비)인가, 양쪽 다리 혹은 팔다리 모두가 마비됐는가를 면밀히 검사해야 한다.

그러면 마비는 어떤 원인으로 일어나는 것인가.

인간의 운동은 대뇌의 명령이 대뇌피질에서 척수전각(脊髓前角)의 통로인 추체로(錐體路)를 지나서 말초신경에 전달됨으로써 이루어진다. 그 통로 도중에서 어떤 장해가 생기면 마비가 일어나게 된다.

따라서 중추신경, 말초신경의 상해와 신경근 접합의 자극, 전달 물질의 대사(代謝)장해 혹은 신경근 자체의 상해 따위에 의해 마비가 일어난다.

그 중에서 가장 많은 것이 반신 불수라고 하겠다.

우측 반신 불수라면 뇌 속의 좌측 추체로, 좌측 반신 불수는 뇌 속의 우측 추체로의 장해에 의해 일어난다. 반신 불수를 일으키는 병으로는 뇌혈관장해 · 뇌혈전(腦血栓) 및 뇌색전(腦塞栓) · 뇌연화증(腦軟化症) 외에 뇌종양(腦腫瘍) 따위가 있다.

개중에는 간질 모양의 발작을 일으켜 반신 불수가 되었다가 단시일 내에 나았다고 해서 의사에게 가지 않는 사람이 있으나 결코 가볍게 보지 말고 진찰을 받아야 한다. 이 경우에 흔히 뇌종양 · 뇌혈관장해 따위의 경우가 많다.

뇌질환은 반드시 큰 병원에서 검사를 받아야 한다.

■ 피부 감각이 둔해진다

피부 감각이 둔해지면 지각장해가 일어난 것이다. 피부 지각에

는 촉각(觸覺)·습각(濕覺;溫覺)·냉각(冷覺)·통각(痛覺)의 세
가지가 있다.

피부 감각이 둔해진 것을 흔히 마비되다, 저리다로 표현하는 사
람이 많다.

단, 운동기능장해나 근긴장(筋緊張)에서도 저린다고 표현하는
사람이 있으므로 만일 저리는 증상이 느껴지면 그것이 지각장해
에 의한 것인가, 운동장해에 의한 것인가를 판별해야 한다. 전신
이나 수족, 혹은 근육의 일부가 마비되어 안 움직이는지, 탈력(脫
力), 근육이 위축되어 있지 않은지, 근육이 딴딴해 있지 않은지를
확인하여 그런 상태가 아닌데 마비되어 있으면 틀림없이 지각장
해로 보아야 한다.

마비의 원인으로서는 우선 중추성신경장해(혈관장해·종양·변
성−變性−중독·염증)로 판단해도 좋다.

뇌의 혈관장해로 뇌 자체에 장해가 일어나면 마비만이 아니라
운동장해를 병발한다. 마비와 동시에 현기증이 나면 뇌저(腦底)
동맥의 병으로 생각해 볼 수 있다.

뇌종양의 외배수종양(外背髓腫瘍)에서도 마비가 일어난다. 이
런 경우 초기는 자각증상으로서 동통이 일어나므로 신경통과 혼
동하기 쉽다. 단순한 신경통이라고 제멋대로 판단하면 돌이킬 수
없는 상태에 이르기 쉬우므로 주의해야 한다.

마비의 원인에는 말초신경장해(신경염·신경통·골관절병)를 들
수 있다.

이 마비는 말초신경이 뻗어 있는 방향과 일치하여 퍼지며 마침
내는 운동기능장해를 일으키거나 근육이 위축되기도 한다.

특히 신경염이 일어나는 원인을 보면 감염·중독·알레르기·

대사장해·한랭(寒冷)·비타민 결핍 따위가 있다.

최근에 드물기는 하지만 사르코이드시스·악성종양·포르필린증(症)·교원병(膠原病) 따위도 마비의 원인이 되는 것을 알게 됐다.

또 하나의 마비 원인에 혈행장해(순환장해·자율신경장해·혈관염)가 있다. 아침 잠에서 깨어났을 때 손이 마비(저림)되어 있다가 곧 회복되는 일이 있다. 특히 여성에게 많은데 이것은 수면 중 쇄골하(鎖骨下) 동맥의 압박과 상완신경총(上腕神經叢)의 압박으로 일어나므로 걱정할 것은 없다.

피부 감각이 둔해지는 증세, 즉 지각마비에는 성가신 병이 잠복하는 수가 많으므로 조심해야 한다.

◪ 몸이 붓는 듯한 느낌이다

몸이 붓는 듯한 증세, 즉 부종(浮腫)은 신체의 변조 가운데 누구나 쉽게 발견할 수 있는 증상이다. 부종을 일으키는 병의 종류는 생각보다 단순하지 않다. 아울러 통증을 일으키지 않는 수가 많기 때문에 그대로 방치했다가 위험한 상태에 빠지는 일이 있으므로 주의해야 한다.

몸이 붓는 현상을 전문 용어로 부종이라 한다. 이것은 혈관 밖에 있는 조직 사이에 있는 액체가 조직의 틈에 이상하게 괸 상태를 말한다. 전신에 괴는 경우, 얼굴이나 손·발 따위에 부분적으로 괴는 경우, 장기(臟器) 조직에 치우쳐 괴는 경우가 있다.

환자에게 부종이 나타났을 때 병명 판단의 재료로 삼는 중요 포인트는 몸의 어느 부위가 부었는가와 그 상태의 여하·색깔·부종이 나타난 시간·통증의 유무 등이다.

　피부를 손끝으로 눌러서 누른 자국이 생기면 체중이 평소보다 약 11%쯤 증가해 있다고 봐야 한다.

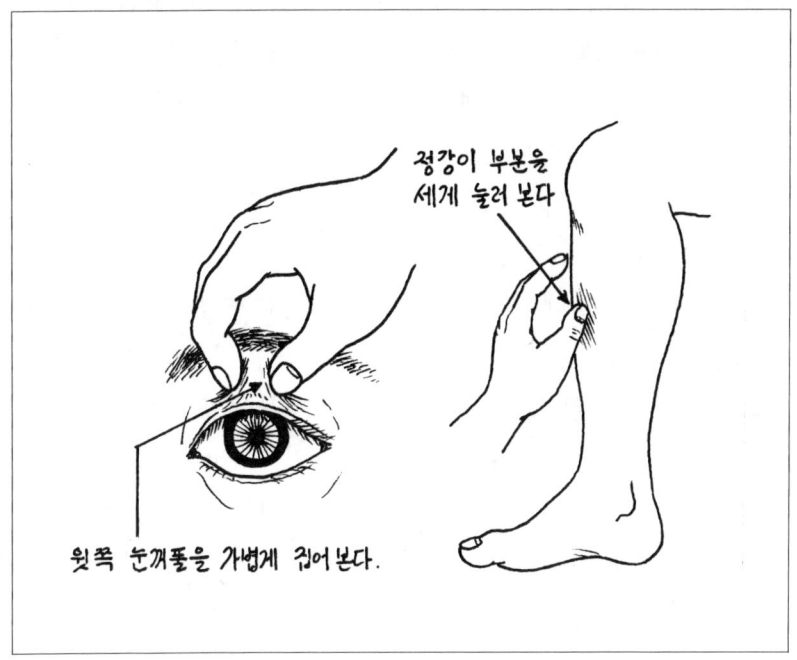

　전신에 나타나는 부종은 심부전(心不全) 때도 생기고 또 신염(腎炎)·네프로제 따위의 신장병을 앓고 있거나 결핵·암·빈혈이 심해져서 영양실조를 일으켰을 때도 일어난다.

　심장병으로 인해서 나타나는 부종은 특히 다리에 두드러지게 나타나기 때문에 저녁때가 되면 더욱 심해져서 신발이 죄일 정도로 붓는다. 숨도 가빠지고 전신에 약한 사이아노시스(청색증)가 생기며 부드러운 부종이 나타나면 심장이 몹시 약해져 있다고 봐도 좋다.

　심장병의 경우, 혈액을 밀어내는 힘이 약해져서 모세혈관에 피가 괴고 혈관에서 조직 속으로 다량의 수분이 이행(移行)하기 쉽게 되어 부종이 생긴다.

전신에 단단한 부종이 생기면 혈전성정맥염(血栓性靜脈炎)이 의심된다. 신장병에 의한 네프로제는 가벼운 부종을 수반한다. 또 부종이 말랑말랑하고 피부가 창백하면 저단백혈증(低蛋白血症)이 아닌가 조사해 봐야 한다. 이 경우 눈꺼풀이나 얼굴만 붓고 특히 기상시에 심하게 나타난다.

한쪽 수족만 부었을 때는 정맥, 임파관이 막혀 혈관운동신경에 이상이 생겼기 때문이다.

화장독으로 얼굴에 습진이 생겨 강한 알레르기 반응을 일으키면 얼굴이 부어 오른다. 부운 곳에 발적(發赤)만 생길 때는 모세혈관의 확장에 의한 것으로 판명하며 그 부분에 통증과 열기가 있다면 세균 감염에 의한 염증으로 일어난 것이라고 생각된다.

어쨌든 며칠이고 몸에 부종이 나타나는 것은 몸에 이상이 있다는 확실한 증거이다. 따라서 고통이 없다고 해서 방치하는 것은 병을 악화시켜 때를 놓치게 되는 것이므로 스스로 주의를 기울여야 한다.

◪ 살이 찌거나 야윈다

체중은 생활환경이나 일과에 따라서 조금씩 변동이 가능하기 때문에 대부분의 사람들이 걱정을 하거나 병적인 변화로까지 받아들이지는 않는다.

그러나 사람은 살이 찌는 타입이건 야위는 타입이건 성인이 되면 체중은 일정해진다. 따라서 체중에 이상이 생기면 어떤 원인이 있다고 생각해야 한다. 우선 야위는 원인부터 생각해 보자.

기분이 나쁘다, 욕지기가 난다, 삼키기가 어렵다, 배가 아프다는 등의 이유가 있으면 음식을 먹을 수 없게 되어 반드시 야윈다. 이것은 신경증(神經症)·우울증(憂鬱症)·신경성 식사부진증(神經性食思不振症) 따위의 정신신경질환(精神神經疾患)과 식도암(食道癌), 위암(胃癌) 따위의 소화기질환(消化器疾患)으로 일어난다.

또 애써서 먹어도 소화 흡수가 나쁘면 영양 섭취가 불충분하므로 야윈다. 이 경우 소화불량에 설사가 겹치면 눈에 띄게 야위게 된다.

발열, 내분비 이상, 소모성질환, 중독 따위로 말미암아 흡수된 영양물의 소비가 심해도 야윈다.

이 중에서 가장 심하게 야위게 하는 대표적인 증상이 신경성 식사부진증이다.

이것이 과로·불면·희노애락(喜怒哀樂) 따위에 의한 것일 경우 대개는 사춘기, 특히 여성에게 많다. 먹지 않으므로 나날이 수척해지는데 정신분열증의 초기나 우울증(憂鬱症)과 흡사하므로 감별진단(鑑別診斷)을 해야 한다. 중증이 되면 죽게 되므로 결코 경시해서는 안 된다.

그 밖의 야위는 병에는 결핵, 악성종양, 갑상선기능항진증(甲狀腺機能亢進症), 범하수체기능저하(汎下垂體機能低下), 당뇨병, 애디슨씨병이 있는데 특히 당뇨병과 갑상선기능항진증에 주의해야 한다.

'살이 쩐다'는 것은 몸에 지방이 지나치게 침착(沈着)하여 표준체중보다 10% 이상 더 무거운 것을 말한다. 병 때문에 살이 찌는 증후적(症候的) 비만에는 주의해야 한다.

살이 찌는 주된 병은 체질성비만·갑상선기능저하증·쿠싱증후군(症候群)·성선기능부전·거세(去勢) 따위로서 갑상선기능저하증은 진짜 비만이 아니며 수분이 몸에 이상하게 괴어 뚱뚱해지는 것이다.

그 밖에 당뇨병에 걸리면 배가 자주 고파지므로 자연히 과식하게 되어 살이 찌는 경우도 있다. 그러므로 식욕이 난다고 해서 안심해서는 안 된다.

비만 체질인 사람이 과식하여 운동부족이 되면 점점 살이 쪄서 심장에 과중한 부담이 가게 되어 혈압에도 나쁜 여향을 끼치므로 평소부터 과식이나 운동 부족이 되지 않도록 조심해야 한다.

그러나 뚱뚱하다고 해서 살이 빠지는 약을 사용하거나 극단적인 감식, 과격한 운동 따위를 하는 것도 위험하므로 가급적 피해야 한다.

◪ 배에 가스가 차듯이 팽팽해진다

단순한 비만증이라면 몸 전체가 뚱뚱해지겠지만 배가 가스가 차듯이 팽팽해지거나 불룩해지는 것은 확실히 병이다. 과식으로 배가 팽팽해지는 것은 당연한 일이며 병이라 할 수 없다. 배가 불룩해지는 원인은 여러 가지로 생각할 수 있다.

배를 두드려 보았을 때 북소리와 비슷한 소리가 났다면 이것은 장관 내에 가스가 가득 차 있는 것으로 고장(鼓腸)이라 한다. 장에는 항상 가스가 발생하고 있으며 대부분은 장에서 흡수되거나 방귀로 배출된다. 하지만 소화 불량을 일으키면 흡수, 배출이 안되어 장에 그대로 남게 된다.

이 밖에 위·십이지장궤양, 충수염(蟲垂炎) 따위의 천공(穿孔)에 의한 급성복막염으로 진료가 늦어졌을 때 장관이 마비되어 심한 고장(鼓腸)이 되는데 그렇게 되기까지는 심한 고통을 겪었을 것이다. 아픔을 참지 말고 일찌감치 외과의를 찾아가야 한다.

또 배를 두드렸을 때 딱딱한 소리가 나면 복수(腹水)가 차 있는 증거이다. 보통 복수가 있는 사람은 종아리에도 부종이 있다. 따라서 단단하고 팽팽해지는 것이 먼저인가, 종아리의 부종이 먼저인가를 아는 것이 중요하다. 복부의 부기(浮氣)를 좌시한 채 다리의 부종에만 진단이 치우친다면 복수(腹水)가 차도 시기를 놓쳐 질병의 치료가 어려워질 수 있다.

또 복수에는 몸의 위치를 바꾸면 지하수처럼 아래쪽으로 흘러가는 '여출액(濾出液)'과 흐르지 않는 '삼출액(滲出液)' 따위가 있으나 몹시 중대한 병이 원인이 되어 일어나므로 결코 얕봐서는 안된다.

배가 땡땡해지면 심리적으로 매우 불쾌해진다. 고장, 복수 이외에 급성위확장·기복(氣腹) 따위에서도 복부가 팽팽해지므로 그저 가볍게 보고 지나치지 않도록 한다.

◪ 배에 멍울이 생긴다

샤워를 하거나 옷을 갈아입던 도중에 무심코 몸의 어느 부분이 딱딱해서 만져 보니 멍울이 있다면 대개는 암이 아닐까 하고 몹시 당황하게 된다. 확실히 중병의 증상일 때도 있다. 그러나 그다지 걱정할 것도 아닌데 쓸데없이 심각하게 생각하고 두려워하는 예도 드물지 않다.

복부에 이상한 멍울이 있다고 해서 곧 중병에 걸린 것은 아니다. 특히 야윈 사람은 배꼽 아래 부분이 실룩거리면서 누르면 단단한 것이 만져지고 아픈데 이것은 복부 대동맥이 야윔으로써 두드러진 것에 불과하다.

또 수술한 자국에서 복벽에 융기(隆起)된 멍울이 생기는 수가 있는데 이것도 결코 병이 아니다.

오히려 질병에 걸렸는데도 불구하고 누워서 복부의 멍울을 손으로 누르면 부글부글 소리가 나면서 사라져 버리는 것이 있다. 헤르니아(탈장)일 때 이런 증상이 있다. 이 밖에 기침을 하거나 무거운 것을 들어올릴 때, 서혜부가 불거지거나 하면 틀림없이 헤르니아이므로 가능한 한 빠른 시일 내에 외과의사와 상의해야 한다.

그 밖에 아무리 조처를 해도 사라지지 않는 단단한 멍울이 있다면 주의해야 하며 그럴 경우엔 의사에게 세밀히 검사를 받아야 한다.

■ 땀이 많고 식은땀이 난다

몸 안에 있는 여분의 열을 평상 체온으로 되돌리기 위해 그것을 몸 밖으로 내는 생리작용의 하나로서 땀이 나게 된다.

그런데 남과 비교해서 유달리 땀을 많이 흘리는 사람이 있다. 이것이 다한증인데 다한증(多汗症)은 전신적으로 일어나는 것과 부분적으로 일어나는 것으로 나뉜다. 그런데 문제가 큰 것은 부분적인 다한증, 즉 국소성의 다한증으로 겨드랑이·손바닥·발바닥 따위의 이상 발한이다.

한편 전신성 다한증(온몸에 일어나는 다한증)의 원인이 되는 병에는 정신적인 것과 내분비장해로 인한 것이 있다. 진정제, 자율신경차단제, 자율신경조정제 따위의 치료제가 있으나 내복을 중지하면 재발하며 장기 복용하면 부작용이 많은데 어쨌든 약은 반드시 의사와 의논해서 복용해야 한다.

국소성 다한증에서 제일 흔한 것은 액와(腋窩;겨드랑이)다한증인데 이로 인한 암내 때문에 고민하는 사람이 많다.

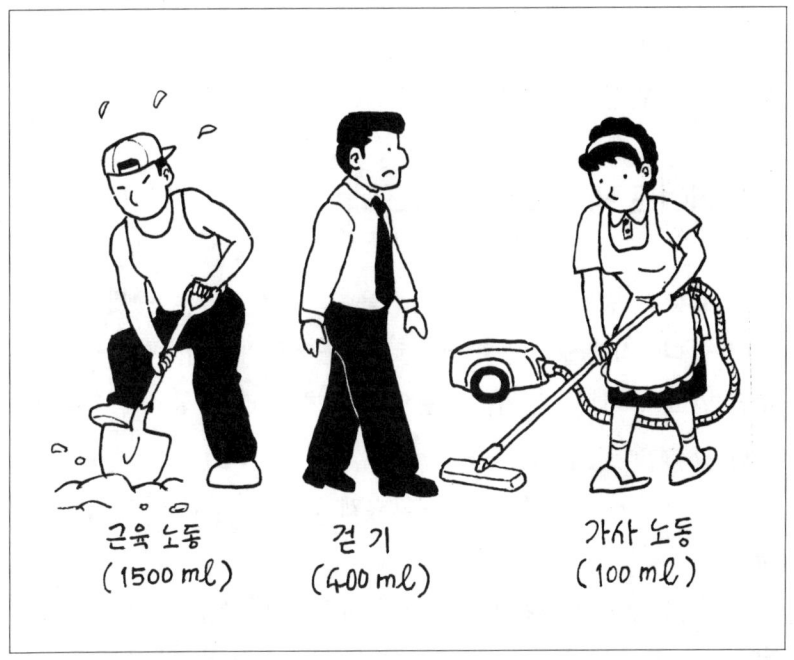

근육 노동
(1500 mℓ)

걷 기
(400 mℓ)

가사 노동
(100 mℓ)

국소성 다한증은 그 국소에 비누나 명반(明礬)으로 목욕을 한 후 2~10%의 포르말린 알콜과 5도의 나프토올 알코올 따위를 하루에 몇 차례 바르면 좋다.

암내 수술은 수술 후 흉터가 생기므로 될 수 있는 대로 안 하는 것이 좋다. 또한 적령기가 되면 땀을 많이 흘리게 되어 일시적인 암내가 날 때도 있지만 나이와 더불어 없어지는 것이 보통이다.

식은땀은 과로한 경우나 병에 걸린 후에 흘리는 수가 많다. 이것은 생리적인 원인에 의한 현상이다. 전기장판을 쓰거나 너무 두꺼운 이불을 덮고 자면 체온 조절이 안 되어 식은땀을 흘리는 수도 있다.

폐결핵으로 인한 미열로 식은땀을 흘리기도 한다. 옛날에는 식은땀을 흘리면 폐병이 아닌가 하고 걱정했으나 정신적인 원인이나 피로로 인해서도 흘리므로 식은땀이 난다고 해서 폐결핵이라고 무조건 단정하는 것은 옳지 않다.

◢ 먹어도 먹어도 배가 고프다

흔히 보면 병에 걸려 있는 사람은 그 병에 해로운 것만 찾는 경향이 있다. 식사습관이 편식으로 기울어졌다든가, 평소 안 먹던 것을 먹고 싶어한다든가, 먹는 양이 크게 달라진 경우는 주의해야 한다.

어느 가정에서나 주부들은 '그렇게 많이 먹으면 배탈나요'하고 남편이나 집안 어른들께 주의를 주고 있다.

먹고 있는 본인으로서는 아무리 먹어도 배가 차지 않으므로 하는 수 없다고 여길는지 모른다. 평소부터 소식(小食)을 했고 야윈 사람이라면 몹시 기뻐하며 몸의 상태가 좋아졌기 때문일 것이라고 많이 먹어 버린다.

그러나 실제는 위의 상태가 좋아졌기 때문에 많이 먹히는 것이 아니고 이미 위가 탈이 나 있기 때문에 먹어도 먹어도 배가 고파지는 경우가 많다. 그러다가 마침내 식욕을 잃게 되는 최악의 사태로까지 연결된다.

식욕은 심인적(心因的), 정신적인 것에도 영향을 받는다.